教育部人文社会科学规划基金项目
"'共享发展'理念下西部民族地区医疗公正的理论建构和实现路径研究"成果

生命伦理视域中的医疗公正研究

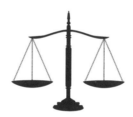

李杰——著

辽宁人民出版社

图书在版编目（CIP）数据

生命伦理视域中的医疗公正研究 / 李杰著 . —沈阳：
辽宁人民出版社，2023.8
ISBN 978-7-205-10773-4

Ⅰ．①生… Ⅱ．①李… Ⅲ．①医疗保健制度—研究—
中国 Ⅳ．① R199.2

中国国家版本馆 CIP 数据核字（2023）第 100377 号

出版发行：辽宁人民出版社
　　　　　地址：沈阳市和平区十一纬路 25 号　邮编：110003
　　　　　电话：024-23284321（邮　购）　024-23284324（发行部）
　　　　　传真：024-23284191（发行部）　024-23284304（办公室）
　　　　　http://www.lnpph.com.cn
印　　刷：辽宁新华印务有限公司
幅面尺寸：170mm×240mm
印　　张：18
字　　数：280 千字
出版时间：2023 年 8 月第 1 版
印刷时间：2023 年 8 月第 1 次印刷
责任编辑：贾　勇
装帧设计：韩　军
责任校对：吴艳杰
书　　号：ISBN 978-7-205-10773-4
定　　价：85.00 元

目　录

绪　论

社会公正是中国特色社会主义的本质要求。医疗公正则是社会公正的核心，因为医疗公正涉及人的生命和健康——人生存和发展的前提。习近平指出："共享发展着力解决社会公平正义问题。"实现医疗公正，是落实共享发展理念的应有之义。让人民共享医疗发展成果，是医学人本性的体现，也是由中国特色社会主义的本质决定的。本书立足于共享发展的现实背景，从生命伦理学的视角，挖掘中外医疗中的公正资源，探索实现我国医疗公正的理论和实践路径，为让人们共享医疗发展的成果提供理论和实践借鉴。

一、研究背景和依据

马克思说："问题就是时代的口号。"发展问题是当今人类共同面临的核心问题，人类为什么发展，该如何发展？这些有关发展的深层次问题亟待解决，这是关乎人类将向何处去的大问题。党的十八届五中全会提出了"创新、协调、绿色、开放、共享"的发展理念，为解决当前发展问题指明了方向。其中"共享"是经济社会发展的目的和归宿，是五大发展理念的落脚点。共享发展着力解决社会公平正义问题。当前中国面临的社会公平正义问题涉及许多领域，本书就医疗领域如何实现医疗公正进行探讨，这对落实共享发展理念具有一定的积极意义。

1. 共享：人类发展的根本指向

"发展""进步""越来越好"在很长一段时间一直是人们坚定的信念，尤其是近代以来，随着人类对科学技术的掌握，人们对经济和社会发展的评价与期待，就像对科技发展的评价与期待一样，是很少成为问题的。弗兰西斯·培根曾用"果实"一词描述人类的前景：它意味着人类境况的不断改善，意味着减轻人类痛苦和增进人类幸福，意味着无可争辩地普遍造福于人类。汤因比把近代晚期这种具有时代特征的乐观主义气氛称为"信仰的伟大时代之一"。然而，自20世纪以来，人们对人类进步的自然必然性和经济发展的终极价值抱有充分信心的乐观主义却从内部产生了动摇。在两次大战的硝烟和核弹的蘑菇云中，在工业的废气和城市的浓雾中，人类远景的地平线似乎开始变得模糊暗淡，开始变得成问题了。"进步""发展"这些概念，日益成为批评、争论和检审的主题。斯宾格勒预言了"西方的没落"，胡塞尔讨论了"欧洲科学危机"，卢卡奇描绘了当代世界中"理性的毁灭"，而罗素则特别引人注目地发问："人类有没有前途？"阿兰·图海纳提出"我们能否共同生存？——既彼此平等又互有差异"，梁漱溟晚年担忧"世界会好吗"？这些都是对人类文明的忧思。20世纪最重要的思想家，几乎都在这方面成为追问与反省的大师：无论是海德格尔还是雅斯贝尔斯，弗洛伊德还是弗罗姆，布洛赫还是哈贝马斯，也无论是韦伯、爱因斯坦还是D.H.劳伦斯。正像美国学者威利斯·哈曼博士在其《未来启示录》里所说的那样："我们唯一最严重的危机主要是工业社会意义上的危机。我们在解决'如何'一类的问题方面相当成功"，"但与此同时，我们对'为什么'这种具有价值含义的问题，越来越变得糊涂起来，越来越多的人意识到谁也不明白什么是值得做的。我们的发展速度越来越快，但我们却迷失了方向。"[①]

———————————

① [美] 威利斯·哈曼：《未来启示录》，徐元译，上海译文出版社1988年版，第193页。

发展迷失了方向，必须予以矫正。经济学诺贝尔奖获得者阿玛蒂亚·森提出"以自由看待发展"的主张，伦理学家罗素提出："人类种族的绵亘已经开始取决于人类能够学到的为伦理思考所支配的程度。"马克思从历史唯物主义出发，提出消除人的生存的异化状态，"把人的世界和人的关系还给人自己"。其实，这些主张都是针对这样一个事实：我们所有人都是生活在一个共在的世界。人的实存本质上就是"共存"，亚里士多德甚至认为，不仅人而且许多动物和植物的本性，都是倾向于"共同生存"的。汉娜·阿伦特说："一切人类生活都受到如此事实的制约：即人必须共同生活在一起。"人要共同生活，全体人民是"命运共同体"，应该共同享受经济社会发展带来的成果，共享是人类发展的根本指向。

共享发展乃人类之所求，更是中国特色社会主义发展的应有之义。社会主义的本质是解放生产力，发展生产力，消灭剥削，消除两极分化，最终达到共同富裕。但目前，处于转型时期的中国在许多领域还没能实现让人们共享改革发展成果。改革开放以来，我国医疗卫生事业取得了较快发展，医疗环境有了较大改善，医疗服务水平有了较大提高，但由于医疗资源的分配仍然存在不平等现象，一部分人拥有较多的医疗资源，享有较多的医疗发展带来的便利，但"老百姓看病难，看病贵"的问题没有得到根本解决，人民共享医疗发展的成果有待进一步实现。"我们所做的一切，都是为了让人民生活得更加幸福，更有尊严"，"实现发展成果由人民共享"，这是我们政府对人民的庄严承诺。兑现这一承诺，必须实现医疗公正。

2. 医疗公正：压倒一切的伦理问题

医疗公正是生命伦理学研究的重点领域。孙慕义在《后现代生命伦理学》一书中指出："医疗公正是压倒一切的伦理问题。"[①]他认为生命伦理学如果仅仅纠缠于"基因组计划""生殖性克隆和治疗性克隆"等无休止的

---

① 孙慕义：《后现代生命伦理学——关于敬畏生命的意志以及生命科学之善与恶的价值图式：生命伦理学的新原道、新原法与新原实》（上），中国社会科学出版社 2015 年版，第 22 页。

争论，将偏离生命伦理学的本真性。生命伦理学就是"伦理生命学"，它是"关于人的生命问题和人的问题的伦理学"，不仅对人的生命状态进行道德追问，还要对人的终极问题进行伦理探讨，不仅对生命科学技术带来的伦理问题进行伦理裁判，还要对生命的价值和意义进行道德哲学探究。1971年，美国学者波特出版《生命伦理学：通往未来的桥梁》，生命伦理学由此诞生。50多年来，生命伦理学在生物医学伦理学领域得到长足发展，然而，生命伦理学绝不仅仅是生物医学伦理学。波特最早界定"生命伦理学是利用生命科学以改善人们生命质量的事业，同时有助于我们确定目标，更好地理解人和世界的本质，因此它是生存科学，有助于人们对幸福和创造性的生命开出处方"。他指出：生命伦理学一方面使自己承载了过多的职能，另一方面又对健康利益公正分配关注不多甚至不闻不问。①生命伦理学固然新，但它离医学目的即追求健康与医学道德之根，即健康利益的合理追求，不是越来越近，而是越来越远。从直接的意义上说，道德安身立命的基础是利益，医学道德安身立命的基础是健康利益，因而，医学道德的科学称谓理应是健康道德，这才是其更高的成熟的理论形态。丹尼尔斯指出了一个现象：在克隆人、安乐死、流产堕胎、现代生殖技术、转基因工程、高科技延长生命技术以及器官移植等现实问题直撞哲学伦理学领域，引起了伦理学家关注研究的同时，却很少有人关注医疗保健中的问题，没有人分析医疗保健是什么类型的社会商品或商讨在它的分配中应遵循什么原则。甚至因为在哲学领域因公正、正义做了如此之多的工作，而在这个方面却存在缺陷而使人感到奇怪。丹尼尔斯在《医疗公正论》一书的前言中感叹："当我第一次对医学伦理学文献感兴趣时，我对有关医疗保健分配的哲学分析的缺乏感到震惊。"孙慕义在他的《生命伦理学的知识场域与现象学问题》一文中指出：眼下，生命伦理学除理论探索外，其首要任务是解决卫生保健事业中的不公正问题以及

---

① Rosamond Rhodes, Margaret P.B., Anita Silwers. *Medicine and Social Justice*, Oxford University Press, 2002.

医疗改革中的难题。

医疗公正之所以亟须关注，不仅是因为学术界研究的缺失，归根结底在于它对人的生存和发展的重要性，它关乎人的健康、幸福和尊严。人们常说，身体是革命的本钱，健康的身体是一个人成就事业的基础，也是一个人幸福的根基，难怪伊壁鸠鲁主张幸福是"生命的无痛苦，灵魂的无纷扰"。的确，一个人躺在医院的病榻上，正在忍受着疾病痛苦的折磨，不会有人说他是幸福的。一个人因为治疗疾病，把自己家庭甚至亲戚朋友的积蓄都花光了，这样，整个家庭甚至病人的亲戚朋友的幸福都可能化为泡影，更何况有些人得了病由于没钱就医而只能忍受疾病的煎熬。所以，身体健康是生活质量提高的标志，是生活幸福的前提。在当今人们物质生活有了提高，温饱问题基本解决的情况下，最渴望的首先就是身体的健康，免受疾病痛苦的缠绕，在此基础上，才能进一步提高生活质量，追求生活的美好和幸福。

抵御疾病，保持健康，才有生活的幸福，怎样才能抵御疾病、保持健康呢？疾病是每一个人在生活中无法预见、无法克服的偶然性不幸，这些突如其来的偶然性不幸，常常使一个人、一个家庭的所有美好梦想在一夜间灰飞烟灭。由于这样的不幸个人难以预测，也无法掌控，人们只有把减少这种不幸和偶然性的希望寄托于国家和社会，人们希望国家和社会通过制定正义的制度来排除偶然性不幸对人们生存的影响，所以，幸福离不开正义。这正是罗尔斯《正义论》在世界产生广泛和深刻影响的原因所在。罗尔斯通过"无知之幕"的设计，运用契约论的方法，论证两个正义原则，为人类社会分配社会公共资源提供了借鉴。罗尔斯认为，这两个正义原则是每一个理性人在"无知之幕"背景下都会做出的选择，因此，它也是符合人性的选择。按照这两个原则，每一个正义的社会都应该把医疗资源这类公共资源平等分配每一个社会成员。当然，平等不是平均，不是每一个人都拥有相同的医疗资源，具体如何按照正义原则分配，需要制定具体的制度和方法。但有一点是肯定的：一边是住进VIP病房、占有较多医疗资源、享受着优质医疗服务"病人"，一边是有病住不起院、痛苦无助的病人，这显然不符合正义原则。

公正的目的就是建立某种合理的或者良好的利益分配和权利划分的社会标准和制度，从而把人们之间的冲突控制在可以接受的限度内。但这还不是最后的目的，公正的最终目的是保证每个人有条件创造属于他的幸福生活。①社会的公平正义状况，影响着人们对生活满意感的评价，也广泛影响着人们的快乐感、价值感、安全感、归宿感，因而是国民幸福的重要影响因素。②医疗资源分配的正义，直接关系到人民的生命和健康，是人民幸福的基石，要使人民生活得更加幸福，必须公平分配医疗资源，让每一个社会成员病有所医。

实现医疗公正，是人民的期盼和呼唤。医疗公正关系到人民的幸福和尊严，因此，在医疗资源分配上，必须贯彻公平原则。之所以如此，首先是因为医疗资源是一种与人们的生命和健康息息相关的社会公共资源，生存权和健康权是人的基本权利。现代医疗资源关系到人的生命健康，是维护生存权的基本需要，每一个社会成员在缔结社会上的贡献都是一样的，每一个社会成员在享有的基本权利上都应完全平等。③其次，医疗资源的公平分配，直接关系到人民的生命和健康，是人民幸福的基石。最后，前面已经论证了人在尊严上是平等的，这是由人的本性所决定的。尊重人的尊严，必须实行医疗资源的公平分配。

3. 正义：现代道德的中心词

从人类伦理思想史来看，无论是古代中国，还是古希腊，美德伦理或者说德性伦理都是其占主导地位的伦理，"仁爱"一直都是古代道德的中心词。但是，近代以来，尤其是现当代，规范伦理学成为伦理学的主流，无论是康德的义务论伦理学，还是功利主义伦理学，其本质都属于规范伦理学。作为规范人们行为的正义规则就成为现代道德的中心词。罗尔斯说："正义

---

① 赵汀阳：《论可能的生活》，中国人民大学出版社 2004 年版，第 163 页。
② 韩跃红：《社会公平正义何以增进幸福》，《西部学刊》2013 年第 5 期，第 5 页。
③ 王海明：《公正平等人道：社会治理的道德原则体系》，北京大学出版社 2000 年版，第 65 页。

是社会制度的首要价值。"①休谟说："没有正义，社会立刻就会解体。"②可见，现代人对正义是多么倚重。现代道德的核心指向正义，这并非人类历史中一个独立、偶然的社会伦理事件。正如马克思、恩格斯在《反杜林论》中批判杜林关于道德真理的终极性时所说："人们自觉或不自觉地，归根到底总是从他们阶级地位所依据的实际关系中——从他们进行生产和交换的经济关系中，吸取自己的伦理观念。""一切以往的道德论归根到底都是当时的社会经济状况的产物。"③马克思、恩格斯在这里是说，道德不是一成不变的，一劳永逸的，它是在一定的社会历史背景下产生的，并随着时代的变化而变化。伦理道德的产生根源于人们的经济生活条件，现代人选择正义与当今人类的生活方式和以现代性为特征的人类总体生活境况密切相关。

现代社会与体现"人对人的依赖性"的传统社会不同，它是以"建立在商品交换价值基础上的生产为前提的"，商品交往、商品交换的普遍化，带来了个人关系、个人能力的普遍性、全面性的同时，也把人带入普遍的物化之中，这样，现代社会就进入一个以"物的依赖性为基础"的"自由市场化"社会或体现"人的独立性"的社会。文艺复兴以来，人的解放，人的独立，个人至上，以至于自我的膨胀，人们普遍相信自我主体的独立性，而忽视了历史、传统和文化的限制，把追求个人利益作为衡量社会善恶的评价标准。根据休谟的分析，由于人类资源的有限性和仁慈心的有限性，人们才会有正义的需求，如果造物主赐予人类的资源极为丰赡，假如仁慈的情感被更多地赋予人类，人类对正义的需求也就不会这么强烈。正是由于现在很多人把追逐个人私利作为唯一的目标，如何处理公众利益问题才变得非常重要且必需，正义正是适应了这一趋势，正是对现代人的"自由"与"私产"价值

---

① [美] 约翰·罗尔斯：《正义论》，何怀宏、何包钢、廖申白译，中国社会科学出版社 1988 年版，第 1 页。

② David Hume. *A Treatise of Human Nature*, Clarendon Press, 1888, p497.

③ 中共中央马克思恩格斯列宁斯大林著作编译局：《马克思恩格斯文集》第 9 卷，人民出版社 2009 年版，第 99 页。

观念要求得到保障的呼声。在休谟看来，正义乃是处理财产所有权的必要产物，正义是在人们之间的仁慈丧失其作用或不再可行的情况下保持社会和谐共处的道德原则。休谟采取自然主义经验归纳法和心理分析的方法，通过对正义的考察，得出的结论是：公共利益是正义的唯一源泉，正义是维持社会生存和发展的唯一基础，因为对社会效益、"有用性"来说，没有什么道德德性比正义更受到敬重。"有用性"是具有最强大效能的因素，最完全地控制着我们的情感。"有用性"是相当大一部分可归于人道、仁爱、友谊、公共精神以及其他这类社会性的德性的价值的源泉，也是对忠诚、正义、诚实、正直及其他值得尊敬的有用品行和准则加以道德赞许的唯一来源。① 在人们都为追逐物质利益而奔波的社会中，只有正义才能给这个社会带来最大的"有用性"，所以，休谟认为，当今社会一旦没有了正义，社会将不复存在。可见当今社会人们对正义的依赖程度是何等之大。

斯密从经济学的视角，得出了与休谟类似的结论。斯密认为仁慈和正义都是一个社会赖以存在的德性，没有了仁慈，社会还可以存在于一种不令人愉快的状态中，但是，一旦不义行为在一个社会盛行，那将一定会彻底毁掉这个社会。② 所以，正义是支撑人类社会整个大厦的主要支柱，只有遵守正义法则，社会才能存在和发展。在斯密看来，现代社会是一个商业社会，人的本性是"自利（利己）"的，他从"经济人"的假设出发，每个人在经济利益的驱动下，会激发人的潜在的一种创造欲望和创新能力，它驱使个体在市场中互利交换，从而增进社会福利。并且，斯密强调这只"看不见的手"能够自发地、令人始料未及地协调人们在劳动分工、资本积累、世界贸易、公共工程、国民教育等活动中的"私利"与"公益"的行为，但是，这种市场的自发调解功能并非万能的，斯密指出，资本主义的市场经济规则和私有财产制度是建立在不公平的假设基础上的，"经济人"追求利益最大化的客

---

① ［英］休谟：《道德原则研究》，曾晓平译，商务印书馆2001年版，第55页。
② ［英］亚当·斯密：《道德情操论》，蒋自强等译，胡企林校，商务印书馆1997年版，第106页。

观效果带来了贫富分化的不平等情形："富裕奢侈的商人"根本不需要劳动，这些商人"除了指手画脚什么也不做"，但他们却过着比那些艰辛劳作的劳动者"更安逸、阔绰、自在的生活"；而可怜的劳动工人"经常在恶劣天气"下"从事艰辛的劳动"，正是这些穷苦劳工的辛勤劳动，"为整个社会提供了支持，为社会其他人提供了舒适和方便"，但"所得到的份额却最少"。穷人吃苦而为富人提供奢侈享受，吝啬鬼和恶棍能够拥有大量财产，而艰苦劳动的人几乎一无所有。斯密在《国富论》中，用大量的事实深刻地揭露和批判了资本家对工人的压迫和剥削，深刻地揭露和批判了资本主义现实社会中贫富分化的不合理性，他认为这种让人难以接受的、不平等的颠倒关系是荒唐的，也是不道德的。因为尽管商业社会中最穷的人也比平等部落中最富有的人生活得更好，但是，这种私有财产制度是建立在不公平的假设基础之上的，它保护的主要是富人的利益。当人们意识到这种财产权利制度在总体上保护了社会上每个人的自由，并且长期以来比生活在平等分配财富的社会更美好，人们才能接受这种财产权利制度的合理性。斯密把这种穷人吃苦、保护了富人财富的现象称为"正义的悖论"。斯密在《道德情操论》中进一步强调，只有让社会创造的大量财富真正分流到人民大众的手中，这个社会才是符合道义的，才是正义的。否则，如果这个社会经济发展成果不能为人民大众所分享，社会财富不能真正分流到人民大众手中，这个社会的道义性就是值得怀疑的，它将是不得人心的，人民大众也必将会唾弃这样的社会，这个社会的生机也将会停止。所以，斯密说：正义才是社会存在的支柱和稳固的基石，如果这根支柱一旦松动和坍塌，那么，整个社会必将迅速走向瓦解和崩裂。①

休谟、斯密"首次把穷人的痛苦作为财产权合理性的问题提了出来"②，这就是正义问题成为现代道德中心词的导火索。有的人提出废除私

---

① [英] 亚当·斯密：《道德情操论》，蒋自强等译，胡企林校，商务印书馆1997年版，第106页。
② [美] 塞缪尔·弗莱施哈克尔：《分配正义简史》，吴万伟译，译林出版社2010年版，第59页。

有制，废除这种财产制度，才能真正实现正义的社会，马克思主义者就是如此。罗尔斯在对休谟、斯密提出的这种正义本身之悖谬性的认知基础上提出了自己的《正义论》，这本著作使罗尔斯一举成名，其核心思想其实是证明了一种不平等的合理性："当穷人在不平等制度下比财富平均分配制度下可以生活得更好时，而且只有在这种情况下，不平等才是可以接受的。"①难怪罗尔斯称自己的理论是一种善的弱化理论。罗尔斯这本书问世以后，产生了非凡的影响，正如万俊人所言："《正义论》以'石破天惊'之举创造了西方政治哲学和道德哲学史上'罗尔斯产业'。"②罗尔斯没想到的是这本著作成为挑战的烽火之地，有来自自由主义内部的批评和挑战，如激进自由主义者诺齐克等人；也有来自哲学、法学、经济学、社会学、伦理学等多学科的交叉批评，如哈特、德沃金、内格尔等人；更有来自反自由主义的批评，如美金泰尔、泰勒、桑德尔、沃尔泽等人；可以说是一石激起千层浪。罗尔斯提出正义问题之所以广受关注，其实质是"经济人"社会的核心问题：这一问题就是自从休谟、斯密把穷人的苦痛作为"财产权合理性"的问题，"正义何为"持续拷问着每一个理性"经济人"心中处理"资本与权利"关系的固守原则，现代各种版本的"正义论"出现，比如作为权利的正义、作为平等的正义、作为公平的正义、作为德性的正义，等等，这些正义理论的提出和践履，表征着现代人的道德重塑和价值权重，也表明正义问题已成为现代道德的中心词语。③正义问题之所以成为现代道德的核心指向，实际上是"物的依赖性为基础"的"自由市场化"社会这一现实决定的，人们对各自自我利益的追逐，如果没有正义原则，就无法得到保障，社会就无法有秩序地正常运转。

---

① ［美］塞缪尔·弗莱施哈克尔：《分配正义简史》，吴万伟译，译林出版社2010年版，第54—55页。

② 万俊人：《政治自由主义：批判与辩护》，广东人民出版社2003年版，第2页。

③ 常江：《仁爱与正义：当代中国社会伦理的"中和之道"》，《哲学研究》2014年第2期，第99—105页。

本书立足于共享发展的重大现实背景，基于正义成为现代道德中心词的伦理事实，着眼于生命伦理学当下关切的问题，围绕"让人民（弱者）共享医疗发展的成果、把人的世界还给人自己"这一主题，坚持马克思主义理论和方法，从我国医疗现实出发，运用理论与实际相结合、历史与逻辑相统一的方法，首先从我国整体的医疗现实出发，对我国当下的医疗现状进行调查、分析总结，对医疗不公正的事实进行认真分析，找出其存在的原因；然后从生命伦理学的视角系统阐述马克思主义公正理论、中国传统公正（包括医疗公正）思想和西方公正理论（医疗公正理论），结合当代我国现实，进行深入、辩证思考，探寻实现我国医疗公正的新理论、原则；最后，在上述研究的基础上，探索实现我国医疗公正之路。本研究旨趣在于从理论上探索医疗公正蕴涵的生命伦理意蕴，挖掘中外医疗公正的资源，探寻解决当前我国医疗公正的理论和路径，以丰富马克思主义公正理论，也有利于拓展中国特色社会主义理论的内涵，对深化医药卫生体制改革、建立基本医疗卫生制度和现代医院管理制度提供有益的借鉴。

二、研究价值

问题是研究的出发点。本书从我国当前面临的问题出发，在当前，公平正义是中国发展所要解决的关键问题。"正义"从来都是弱者的呼唤，是弱者所发出的要求同等对待的呼唤。处于疾病中的病人是社会中的弱者，他们强烈渴望医疗正义。医疗领域的不公正关系到人们的生命、健康和尊严，此问题不解决，将影响其他领域的建设和发展，进而影响整个国家的发展。本研究的理论和实际应用价值如下。

1. 理论价值：实现医疗公正，不仅依靠具体的实践路径，更需要一定的理论支撑。本书的研究从现实出发，坚持问题导向，运用马克思主义公正理论和中国传统公正思想，并借鉴国外医疗公正的理论，在此基础上，探索我国医疗公正的实现之路，对构建我国生命伦理学理论具有重要意义。公平正义是马克思主义的核心价值，是中国特色社会主义的本质内涵。本书的研究不仅有利于丰富马克思主义公正理论，也有利于拓展中国特色社会主义理论的内涵。

2. 实践价值：本书的研究立足于现实，通过对我国医疗现状的调查，从实证出发进行分析研究，探索实现医疗公正的途径，对国家的稳定和发展、增强民族团结、缓解医患关系，都具有积极意义。"共享"是公正的要求，对医疗公正的探索，有利于人民共享医疗发展的果实，对深化医药卫生体制改革、建立基本医疗卫生制度和现代医院管理制度有着重要的实际应用价值。

三、研究目标与研究方法

1. 研究目标

本书立足于当代中国医疗现状，以马克思主义理论为指导，突出中国特色社会主义社会建设和社会治理中公平正义问题的重要性。坚持以问题为导向，在对国内外公正思想和医疗公正理论分析研究的基础上，对实现医疗公正进行探索性理论和实践研究，综合运用政治学、社会学、伦理学等多学科理论与方法开辟研究的新路径，深入挖掘儒家思想中的公正资源对构建我国当代生命伦理学理论和处理当今生命伦理问题的贡献，探索马克思主义社会公正观及其对解决我国医疗公正问题的意义，借鉴西方医疗公正理论，从而针对性地提出我国实现医疗公正的理论和路径，"把人的世界还给人自己"，为全体人民共享医疗发展成果提供有效的理论支撑，为我国正在进行的医药体制改革以及基本医疗制度和现代医疗管理制度的建立引导方向。

2. 研究方法

本课题研究将综合运用政治学、伦理学、社会学、教育学、管理学等多学科的理论和方法，采取理论与实际相结合、逻辑与历史相统一等多种方法进行研究。

（1）规范研究与实证调查相结合。既注重从学理上剖析"中西马"公正理论问题，为实现我国西部民族地区医疗公正研究探索新的理论路径，又重视定量研究，抽样调查不同地区（城市和乡村）、不同类型群体（公务员、教师、农民工和学生等），采取问卷调查、深度访谈、专家咨询等多种方式来进行调研，获取第一手资料，用数据分析现状，说明问题。

（2）理论与实践相结合的方法。本课题的研究中在对"中西马"公正理论进行辩证考察的基础上，把它与我国西部民族地区医疗实际相结合，注重实事求是，而不是生搬硬套。

（3）多学科交叉渗透的研究方法。本课题涉及政治学、伦理学、法学、管理学等多学科，在研究中将综合运用相关学科的方法。

四、研究路向

关于医疗公正的相关研究，国内外积累了丰富的研究成果，具体如下。

（一）国内研究现状

1. 关于医疗公正的研究

孙慕义在他的《后现代卫生经济伦理学》一书中详细阐述了医疗公正研究的重要性及医疗资源公正分配的思想；邱仁宗、刘俊香、龚群、曹永福、肖巍、郑大喜、陆爱勇等学者撰文对医疗改革、医疗保健制度中的伦理难题，以及实现医疗公正的伦理基础进行了深入探讨；杜治政从医学整合的视角对医疗公正进行了新的探索；王云岭从儒家医疗正义观的视角出发，对我国医疗保障制度面临的道德风险与防范进行了研究；何伦对中国多元化医疗公正的选择进行了深入的探索；李瑞全在《台湾医疗健保制度之公平性：一个初步分析》一文中运用丹尼尔斯医疗保健公正理论对台湾医疗健保制度的公平性进行了较为细致的分析；陈俊、朱伟、贺买宏等学者从不同的视角对医疗资源的分配正义问题进行了探讨；刘典恩对我国医疗不公平及其原因进行了探讨。张艳梅在《医疗保健公正研究》中详细阐释了西方的医疗公正理论；香港学者范瑞平在《当代儒家生命伦理学》中对儒家医疗公正思想进行了研究；还有关于民族地区医疗资源分配问题的研究，这方面的研究成果极少，仅有李晓蓉等学者的《西部边疆少数民族地区医疗资源配置现状及问题研究——以云南省为例》，该文以云南省为例，对西部边疆少数民族地区的医疗资源配置现状及问题进行了研究；刘扬在《少数民族地区医疗保障制度问题研究及完善建议》一文中提出了建立城乡一体化的医疗保障制度的设想；张实的《少数民族地区医疗体系的文化研究》一文，从医学与社会文化相结合的视角对少数民族地区存在的自然医疗、拟人医疗和现代医疗三种不同的医疗体系进行了调查和分析，并对三种医疗体系共存的现象、原因进行了文化阐释。国内医疗公正研究正在经历从国外理论的引进到对本民族传统文化的挖掘，从发达地区到边疆民族地区的趋势。

2. 关于共享发展的研究

陈独秀早在1916年就提出了"伦理的觉悟为吾人最后觉悟之最后觉悟"的主张，也就是说，国人只有学会用伦理的思维来对待社会发展，国家才有出路。发展实践催生新的发展理念。改革开放以来，随着我国经济社会的不断发展，共享发展的理念逐渐成为国内学者关注的热点。丰子义在《发展的呼唤与回应：哲学视野中的社会发展》一书中较早从哲学层面对共享发展思想进行了阐述，他指出："一种发展理念反映着一种时代精神、实践理性和价值取向，它引导着一个国家、民族的发展潮流，对社会发展产生重大而深远的影响。"樊浩在《伦理，"存在"吗?》一文中指出当前中国缺伦理、没精神，提出重建伦理秩序的思想。吴忠民在《社会公正论》一书中对社会公正的理论和实践进行了详细论述，他提出了"共享发展是公平正义的内在要求"的思想。姚大志在《平等如何能够加以证明》《分配正义：从弱势群体的观点看》《分配正义的原则：平等、需要和应得——以沃尔策为例》等多篇文章中对分配正义进行了较为全面的研究，提出"共享是分配正义的内在要求"的观点。向玉乔在《社会制度实现分配正义的基本原则及价值维度》《论分配正义的价值维度》等文章中从伦理的视角对实现分配正义的原则和根本途径进行了较为深入的研究，提出了"共享发展是分配正义的价值"的思想。陈金龙在《五大发展理念的多维审视》一文中对党的十八届五中全会提出的五大发展理念的内涵进行了深刻阐述，等等。

（二）国外研究现状

国外在医疗公正研究方面代表性观点主要有：其一，功利主义医疗公正思想。该观点认为因为资源是有限的，所以拯救生命和增进健康的手段不可能人人都能享有，医疗资源分配只有增进人类的福利利益才能得到保护和支持。比彻姆和丘卓斯合著的《生命伦理学原则》一书是这种观点的代表。其二，极端自由主义医疗公正思想。该观点以诺齐克为代表。该观点坚持最弱意义的国家的观点，认为国家最重要的功能就是保障人民的自由，他们极其重视自由选择的价值，认为政府没有责任保证经济困难的人得到足够的医疗服务。他们主张将医疗服务商品化，按支付能力分配，由市场来解决分配问题。其三，平等主义医疗公正思想。这一理论最有影响力的代表是罗尔斯，丹尼尔斯在《医疗公正论》中提出：医疗保健不仅是一种福利，而且是一种权利，每个人都能享有公平均等的机会，而医疗制度的安排是使每个人达到公平均等机会的一个重要条件。这是罗尔斯公正思想在医疗公正领域的运用。沃尔泽认为，医疗保健不是奢侈品，并且医疗保健是一种社会认可的需要，只要共同体向这项供给投资，那么就不应有差异。在医疗保健领域，应该坚持各尽所能，按其获得社会承认的需要进行分配。

在人类共享发展方面，亚里士多德在《政治学》中就论述了人天生就是政治动物的思想，所谓政治动物，乃是指人是过"共同的生活"，离开共同生活，人就不能生存，所以，人的实存本质就是"共存"。亚里士多德的看法是，不仅人而且许多动物和植物的本性，都是倾向于"共同生存"的。汉娜·阿伦特在《人的条件》《公共领域和私人领域》中深刻阐述了人的共在性思想，她指出："一切人类生活都受到如此事实的制约：即人必须共同生活在一起。"罗素在《伦理学和政治学中的人类社会》中指出："人类种族的绵亘已经开始取决于人类能够学到的为伦理思考所支配的程度。我们也必须思考为什么人们迄今为止运用他们的知识创造出这样一个世界：只有少数人才能享受。"他不仅忧思人类的发展前途，而且提出了人类共存、共同发展的思想。

五、主要创新之处

1. 从学术思想来看，公正从来都是弱者的呼声，医疗公正是对人的生命、健康和尊严的尊重，本书紧紧围绕"让人民（弱者）共享医疗发展的成果，把人的世界还给人自己"这一核心思想，开展研究，具有鲜明的思想性。

2. 从学术观点上看，本书始终坚持"实现医疗公正，不仅需要理论的支撑，也需要实践路径的探索"的观点，克服了以往在这方面的研究上"理论与实践相分离"的现象。

3. 在研究方法上，本书根据所研究的内容涉及伦理学、政治学、社会学、法学等多学科的特点，在坚持理论与实际相结合、历史与逻辑相统一的方法论基础上，综合运用多学科交叉渗透的研究方法，开展研究，增强了研究的针对性和可靠性。

第一章　生命伦理学与医疗公正

生命伦理学（bioethics）一词源于两个希腊词"bios（生命）"和"ethika（伦理学）"。它是20世纪六七十年代兴起的一门新兴学科，它是一门关于生命科学与伦理学的交叉学科，是把生命科学与价值联结在一起的桥梁。1971年，美国学者波特出版《生命伦理学：通往未来的桥梁》，学术界把它作为生命伦理学诞生的标志。在这本书中，波特把生命伦理学界定为："生命伦理学是利用生命科学以改善人们生命质量的事业，同时有助于我们确定目标，更好地理解人和世界的本质，因此它是生存科学，有助于人们对幸福和创造性的生命开出处方。"[1]可见，生命伦理学的最终目的是为了增进人类的幸福。人类对幸福的追求最初集中在生存的基本需求上，如衣食的满足、生命的保全等方面，远古人类能够生存下来，活着不饿死就觉得是幸福。在当今，随着人类的创造性的发挥，人类科技日新月异，人类的整体物质文化生活都有了很大提高，尤其对当下的中国，国民的温饱问题已经解决，生活水平基本达到了"小康"，人们对幸福的追求更多的是体现在对尊严、平等、公正的要求上。公正涉及政治、经济、医疗、教育、社会等诸多领域，其中医疗公正直接关系到人的生命和

---

[1] 施卫星：《生物医学伦理学概述》，浙江教育出版社2010年版，第26页。

尊严，最需要得到解决。本章将从生命伦理学的视角出发，在深刻阐明伦理学、生命伦理学、医学伦理学与医学这些相关学科的性质、关联的基础上，着重探索生命伦理学视域下的医疗公正的内涵和本质，以及医疗公正的生命伦理意蕴。

第一节　生命伦理学的诞生

一、生命伦理学诞生的历史背景

生命伦理学也就是探究生命的伦理科学，所谓伦理，即人伦之理，也就是做人的道理。作为一门新兴的学科诞生不是偶然的，生命伦理学的产生有其历史背景，是多种因素共同作用的结果。

首先，生命科学尤其是医学高科技的出现是生命伦理学产生的主要因素。近代医学科学是伴随着文艺复兴运动和科技革命一起出现的，文艺复兴吹响了人的解放的号角，促进了人的觉醒和人对自然的征服、主宰。工业革命以来，人类科技革命层出不穷，科学技术突飞猛进，作为研究人类生命的医学科学也取得了惊人的进步，伴随着现代生命科学研究的深入，生物技术的发展，人的生命体及其活动越来越受到生物医学技术的介入、干预或操纵，体外受精、试管婴儿、人工流产、克隆人等现代生殖技术、转基因工程、高科技延长生命技术以及器官移植等现代医学高新技术不断涌现，在工业化、科学化现代背景下，医学科学同样把人标准化、定量化、产品化，医学出现非人性化，尤其是医学的高科技引发的伦理的困惑，比如生命维持技术带来的人的本体论问题，人工授精、代孕、克隆人等伦理的难题，这些现实问题使传统伦理学面临新的挑战，为了应对这一挑战，以人的生殖、生育、医疗保健、人体实验，直到临终与死亡，其间发生的种种伦理问题予以高度关注的生命伦理学就应运而生了，以致成为时代的显学。所以，邱仁宗说："生命伦理学的产生是应解决先进的技术应用于生命科学和医疗保健领域而产生的伦理难题这一需要而产生的。"①

从一定意义上说，生命伦理学产生又有一定的必然性。因为科学不能解决人的意义问题，科学尤其是生命医学科学越发展，人们对人存在的意义和价值的思考越强烈。科学不是万能的，人类近代以来的历史是科学飞速发展的历史，同时也是对科学的认识不断深化的历史。文艺复兴以来，人们当初把科学神化，鼓吹科学能够解决人类的一切问题，诸如"知识就是力量"，"给我一个支点，我就能撬起整个地球"，一时间机械决定论支配了人们的大脑。正如科学社会学家约瑟夫·本·戴维在其《科学家在社会中的角色》所说："唯科学主义运动的参加者是这样一群人，他们相信科学是求得真理和有效地控制自然界以及个人及其所在社会中问题的一种正确途径，即使这些人可能并不懂科学。"②海德格尔曾说，被理性宰制的科学不会思想，他说："唯当我们体会到，千百年来被人们颂扬不绝的理性乃是思想的最冥顽的敌人，这时候，思想才能启程。"③也就是说，科学理性只顾事实，不言"意义"和"价值"。关于科学对人生意义的遮蔽，胡塞尔在其《欧洲科学的危机和超验现象学》中指出："19世纪后半叶，现代人的整个世界观唯一受实证科学的支配，并且唯一被科学造成的'繁荣'迷惑，这种唯一性意味着人们以冷漠的态度避开了对真正的人性具有决定意义的问题。单纯注重事实的科学，造就单纯注重事实的人……我们听到人们说，在我们生存的危急时刻，这种科学什么也没有告诉我们。它从原则上排除的正是对于在我们这个不幸时代听由命运攸关的根本变革所支配的人们来说十分紧迫的问题：即关于这整个的人的生存有意义与无意义的问题。单纯关于物体的科学显然

---

① 冯泽永：《医学伦理学与生命伦理学的联系与区别》，《医学与哲学》2020年第41卷第19期（总第654期），第14页。

② ［美］约瑟夫·本·戴维：《科学家在社会中的角色》，赵佳苓译，四川人民出版社1988年版，第151页。

③ ［德］海德格尔：《林中路》，孙周兴译，上海译文出版社2008年版，第241页。

什么也不能说，它甚至不考虑一切主观的东西。"①维特根斯坦也曾指出："我们觉得即使一切可能的科学问题都能解答，我们的生命问题仍然没有触及到。"② 科学对关于人的意义和价值问题什么都没说，什么也说不清。但是，人是追求意义的存在，正如韦伯所言："人是悬挂在自己编织的意义之网上的动物。"没有了意义和价值，人生一片真空，这不是人之所求，也不是人之所是，所以，科学必然要与价值联姻，这是人性的必然。陀思妥耶夫斯基说："你怎么会如此确信理性与数学，认为由它们作保不违背人类正当利益的行为就真正必定有益于人类，并且是人类的一种定律呢？……它可能是逻辑定律，但不是人性定律。"③ "逻辑定律"而非"人性定律"，这是两种完全不同的定律，两者不可互相代替。当"逻辑定律"变成支配人的一切的信条时，"人性定律"也就丧失自己最后的地盘。应该说生命伦理学的产生是内在自生的，而不是外部强加的。正是由于生命科学、生物技术、医学实践自身的发展，提出了一系列诸如会不会重组出"超级生命"、如何保护基因隐私、防止基因歧视等伦理问题，才促使生命伦理学的应运而生。也就是说，现代生命科学的发展几乎不由自主地突破了原先泾渭分明的"自然哲学"与"道德哲学"的界限，使科学与价值联结在一起。④正是在这个意义上，斯蒂芬·图尔明说，医学挽救了哲学。他说："医学可能通过把哲学从对抗伦理学非真实世界的全神贯注中拉出来从而挽救了哲学的生命。"⑤生命伦理学适应了时代科学的发展，彰显了其自身的价值，使其成为时代的显学。

---

① [德] 胡塞尔：《欧洲科学的危机和超验现象学》，张庆熊译，上海译文出版社 1988 年版，第 5—6 页。
② [奥] 维特根斯坦：《逻辑哲学论》，韩林合译，商务印书馆 2019 年版，第 52 页。
③ [美] 考夫曼：《存在主义：从陀斯妥也夫斯基到沙特》，陈鼓应等译，商务印书馆 1987 年版，第 73 页。
④ 沈铭贤：《好的伦理评审：人文关怀加上吹毛求疵》，《中国医学伦理学》2007 年第 4 期，第 4 页。
⑤ [美] 约瑟夫·P.德马科、[美] 理查德·M.福克斯：《现代世界伦理学新趋向》，石毓彬、廖申白、程立显等译，中国青年出版社 1990 年版，第 176 页。

其次，公众对个人权利、社会公正和环境问题的关注，是生命伦理学产生的重要因素。20世纪60年代末美国爆发了始于对低劣食物抗议的消费者权益运动，这一运动迅速扩展和蔓延到其他领域和地区，这一运动对医疗领域的直接影响就是70年代兴起了病人权利运动，病人把自己看成消费者，争取更多的权利，在这一运动的推动下，1973年，美国通过了《病人权利法案》。这一时期也爆发了妇女争取自己权利的运动，这些权利涉及对女患者的关心、人工流产、生育控制等问题，与此同时，生态运动把人们的注意力引向对环境污染、生活质量问题的关注，《寂静的春天》是美国海洋生物学家R·卡逊的作品，该书1962年出版，引起了强烈的反响，作者抱着"拯救这个美丽的世界"的信念，"饱受一系列病痛的折磨"，不畏反对者的攻击，以非凡的勇气指出工业社会对大自然的极端不负责任，该书架起了被斯诺称为"两种文化"的桥梁，时至今日，该书的价值和影响已经远远超过了那个时代。1972年英国经济学家B.沃德和美国生物学家R.杜博斯出版了《只有一个地球》，该书的副标题为"对一个小小行星的关怀和维护"，该书介绍了地球的有关知识，是一本讨论全球环境问题的著作，呼吁人类应该珍惜资源，保护地球家园，因为人类"只有一个地球"，还有罗马俱乐部提出的"增长极限理论"，这些生态运动引起了人们对医学在维护人类的健康的角色的思考，正是这一系列的运动的兴起促使人们思考在生命伦理学领域的权利问题，这一领域涉及人类生命、生命过程和生命质量的医学伦理新课题无不与人的权利密切相关。比如，关于克隆人、安乐死、堕胎、脑死亡等诸多问题的争论，实际上都是对权利的争论，在堕胎问题上会涉及妇女的生育权（或隐私权）与胎儿的生命权的冲突，克隆人、安乐死、脑死亡等涉及人的尊严权利问题，在医患关系中会涉及医生的权利与患者的权利冲突，在医疗资源的分配中会涉及参与分配各方的权利冲突，青少年患者自主权与父母同意权的冲突问题，还有目前全球注目的人类基因组研究与遗传服务中涉及的不受伤害、不受歧视、隐私与保密、知情同意等伦理与人的基本权利问题，等等。生命伦理学的诞生与以上这些权利运动密不可分，正是这些权利问题的亟待解决，催动了生命伦理学的诞生。

最后，多元文化的事实是生命伦理学产生的社会背景。"生命伦理遭遇后现代"，生命伦理学诞生于后现代时代的文化背景下，多元文化的并存是后现代的一个事实。后现代文化建立在对现代性文化解构的基础上，现代性文化是一种标准化、工具化、操作化、整体化的文化。工具理性对价值理性的僭越是现代性文化的显著特征。这一特征的文化带来的后果是：工具理性与价值理性的和谐被打破，导致由一种科技理性为主导的工具理性在社会上占主导地位，对物质财富的追求成为人们的唯一目标，这引起了韦伯对现代性理性化的深深隐忧：原来对圣徒来说，对物质财富的关注应是一件"可以随时甩掉的轻飘飘的外套"，而现在这件外套已不再是想象中的轻便，而是"一件钢铁般坚硬的外壳"——人被困在巨大的现代性铁笼之中：狭隘的专家没有头脑，寻欢作乐者没有心肝；在这个虚无者的想象中，它幻想着自己已经攀上了人类前所未至的高峰。用马克思的话说就是："物的世界增值同人的世界贬值成正比。"①按照贝尔等人的观点，"宗教冲动力"（价值理性）与"经济冲动力"（工具理性）这两种相互制约的因素保持必要的张力，才能为现代性秩序的良好运行保驾护航，"宗教冲动力"为"经济冲动力"提供"神圣意义"与"终极目的"，"经济冲动力"则为"宗教冲动力"提供实现途径，两者相互支撑、相互配合、相互依赖，共同为现代价值秩序提供合法化基础。但是，后来随着科技的突飞猛进，"经济冲动力"逐渐占据了主导地位，由此带来的消费主义越来越成为压倒一切的力量，而"宗教冲动力"所代表的超验的、神圣的意义维度则日益萎缩，现代价值秩序被"经济冲动力"控制和支配。在工具理性的绝对统治之下，整个世界就成了一个"物化"的世界（卢卡奇）、"生活世界"被"殖民化"（哈贝马斯），社会成为"一个管理着人所创造的机器技术的复杂的社会机器"（弗

---

① ［德］马克思：《1844 年经济学哲学手稿》，载《马克思恩格斯全集》第 3 卷，人民出版社 2002 年版，第 267 页。

洛姆），在这个物化的世界生活着的人就成为由商品逻辑控制的、失去了超越性和乌托邦精神的"单向度的人"（马尔库塞）；这样的一个世界凸显的是一个"物"的世界、"事实"的世界和"工具"的世界，是一个人生的意义和价值失落的世界，生活世界遗忘的世界，存在被遗忘的世界，在这个世界上，"生命成了由无数短暂快感拼合起来的一堆碎片"①。为了从"人"的哲学高度、从对生命的终极关怀上审视生命，为了维护"人的意义"，"以免生物技术把人贬低为它的单纯的生物学基质"，生命伦理学就承担起了这一神圣使命。

后现代文化具有解构性、平面性、多元性等特征。20世纪以来，被称为一个相对主义的时代②，科学方法的影响和这个都市社会工业的发展，使一切具有绝对价值的信仰被"现代性的酸"溶化，都发生了动摇。这一特征在伦理学领域表现得尤为明显。韦斯特马克说，伦理学是建立在以善报善、以恶对恶的基本感情冲动上面的，他把一个人的感情对事物的反应作为评判善恶的标准，即一个人称为好的事物是因为该事物引起了他的赞成的感情，而被认为是坏的事物则是因为该事物引起了他的不赞成的感情。迪尔凯姆说，人类行为的各种事实比伦理学理论更为重要。他认为一个人应首先知道人们在实际上是怎样行动的，然后才有可能对他们"该怎样行动"发表有意义的议论。迪尔凯姆断言，这一点正是大多数哲学家所忽视的方面，他们提出了伦理规范，却很少论及人的实际本性和人的实际行为。迪尔凯姆提出，行为是好或是不好的那种赞成或不赞成的感情是由社会整体的舆论决定的，而不是由社会中的个人意志决定的。在他看来，道德价值的最高权威是来自一个人碰巧生活于其中的那个特定的社会。各种各样的道德约束之所以必须遵守，正是由于它们来自社会而不是仅仅来自个人。迪尔凯姆认为，这些约束总是

① 孙慕义：《后现代生命伦理学——关于敬畏生命的意志以及生命科学之善与恶的价值图式：生命伦理学的新原道、新原法与新原实》（上），中国社会科学出版社2015年版，第5页。

② ［美］L.J.宾克莱：《理想的冲突——西方社会中变化着的价值观念》，马元德等译，商务印书馆1986年版，第6页。

相对的，因为超出那些特定的社会这些约束就没有效力了。恩格尔哈特在其《生命伦理学基础》一书中也曾指出："现代的希望一直是试图发现一种标准的、充满内容的道德。这种道德不仅是程序性的，而且应该对道德异乡人——不同道德共同体的成员——具有约束力。"然而，恩格尔哈特认识到"发现一种唯一正确的、标准的、充满内容的伦理学是不可能的"[①]。这就是后现代道德面临的困境。面对文化多元的事实，尤其是在当前医学技术飞速发展的背景下，器官移植、输氧治疗和大量的新药已经有可能维持一个10年前就可能自然死亡的人的生命。一些人想活下去，一些人想死去，而另一些人，例如未足月的婴儿和昏迷者，则不能说明是想活下去还是想死去。随着这些情况越来越为公众所了解，我们被出处不同的极大量的个人差别、特质和需要困扰着，这些个人的差别、特质和需要使得用一个一般理论来做决定和说明大成问题。[②]在生命伦理领域，伦理冲突更加突出，一些疑难问题无法达成一致的意见，比如像关于人类生命的开端、堕胎等伦理问题的争论，面对这些伦理难题，传统伦理学束手无策，急需找到一种新的方式来解决这些争论，生命伦理学就是在这种背景下诞生的。

二、生命伦理学的诞生

在上述大背景下，生命伦理学的诞生成为必然的趋势，医疗实践领域的一些丑闻的出现更加催生了生命伦理学的诞生。比如，第二次世界大战期间，纳粹分子借用科学实验和优生学之名，杀死600万犹太人、战俘以及其他无辜者用于人体试验，负责这次实验的人员有纳粹官员、高级教授和医学专家。二战结束后，对此事件进行审判，诞生了1946年的《纽伦堡法典》。这部法典是纽伦堡军事法庭决议的一部分，也是血的教训的总结，该《法典》对人体试验提出十条声明。1964年第十八届世界卫生大会在芬兰首府赫尔

---

① [美] 恩格尔哈特：《生命伦理学基础》，范瑞平译，北京大学出版社 2006 年版，第 1 页。
② [美] 约瑟夫·P. 德马科、[美] 理查德·M. 福克斯：《现代世界伦理学新趋向》，石毓彬等译，中国青年出版社 1990 年版，第 164 页。

辛基召开，会议通过了《赫尔辛基宣言》，这个宣言以后又进行了多次修订，该宣言提出了十二条人体试验的基本原则，以便区分必须履行的和被禁止的行为规范，这些规范和原则都为生命伦理学基本原则的确立提供了基础和前提。

生命伦理学的诞生是多种因素共同作用的结果。其诞生的标志性事件主要有1969年美国成立了社会、伦理学和生命科学研究所，后来该研究所在1971年更名为哈斯廷斯研究中心，还有1971年美国成立的肯尼迪研究所，1978年这个研究所组织编写的《生命伦理学百科全书》出版。此后，北美、欧洲、亚洲等国家越来越多的生命伦理学研究中心纷纷建立，随之而来的国际生命伦理学研究的学术会议不断举办，大量的论文、专著不断涌现，引发医学界、哲学界以及司法和立法部门、新闻媒介、社会大众的广泛关注。在生命伦理学诞生之初，欧洲也做了大量的工作，1963年英国成立了医学伦理学会和医学伦理学研究所，后来，在1985年创办《医学伦理学简报》，德国、苏联、南欧也有一定的贡献。20世纪八九十年代，亚洲、非洲的生命伦理学也渐渐发展起来。

第二节　生命伦理学回答"人是什么、人是谁"的问题

为了应对生命科技的发展、医学高技术带来的伦理困惑而产生的生命伦理学不断发展，乃至成为时代的显学，不是偶然的。一方面是由于长期以来哲学伦理学追求形而上的生命终极问题没有一个满意的答案，使人们对形而上学失去了信心，所以，生命伦理学的诞生一定意义上挽救了哲学形而上学；另一方面是因为生命伦理学直击现代性问题：人迷失了方向。生命伦理学直接遭遇后现代，它不仅肩负着解答生命科技带来的伦理困惑，更要回答当代生命面临的深层次问题：生命到底是什么（人是什么）？生命该如何对待（人是谁）？"人是什么"的问题直接影响到人自身，影响到人的行为。长期以来，伦理学一直在探究"人应该做什么"，殊不知只有弄清"人是什

么"，才可能真正找到"人应该做什么"的根据。比如，如果认为人对人就如同狼对狼，这种关于人的认识就会导致人与人彼此进行无休止的斗争，那样，人就会极端卑鄙，就会变得残酷无情，尔虞我诈。再如，如果认为"人是机器"，那么，人就会像工具一样被对待，人无任何尊严可言。所以，"人是什么"的问题是伦理学的元问题，它比"人应该做什么"更有意义，更有助于解决伦理道德价值问题。①如果说"人是什么"的问题是在探求人不同于物的本质，"人是谁"则是探求"人怎样才能成为人"的问题，是探求"人应该做什么的问题"，这问题是一个价值问题，因为它是从人的角度和人的标准出发追问人的问题，而不是从物的角度出发来探究人的问题。这个问题蕴含着人的历史维度，即指向人从哪里来，将到哪里去，同时，这一问题又内含人的目的论向度，即指向着做人意味着什么，也就是在探求一个人在万物秩序中所处地位的问题。"人是什么"和"人是谁"这两个问题彼此相连，必不可分，前后相继。前一个问题是后一个问题的前提，后一个问题是在前一个问题基础上的深化，这两个问题是探讨人的问题首先要弄清的问题。

一、人是一个自然生命的存在

生命伦理学研究生命的伦理之学，要想解决生命高科技带来的伦理难题，首先必须从本体论上理解人到底是什么的问题。因此，"人是什么"就成为生命伦理学的阿基米德点。卡西尔说："认识自我是哲学最高的目标，在各种不同哲学派别之间的一切争论中，这个目标始终未被改变和动摇过：它已被证明是阿基米德点，是一切思潮的牢固不可动摇的中心。"②蒙田说："世界上最重要的事情就是认识自我。"自从苏格拉底把古希腊哲学从天上拉回人间，人们就踏上了对人本身的漫漫探索之路，苏格拉底提出了"认识

① [美] 赫舍尔：《人是谁》，隗仁莲译，贵州人民出版社1994年版，第4页。
② [德] 恩斯特·卡西尔：《人论》，甘阳译，上海译文出版社2004年版，第3页。

你自己"的命题，这一命题至今仍未得到一个令人满意的回答，就像有一个斯芬克斯之谜一样。正像卡西尔所说："在历史上没有任何一个时代像当前这样人对于人自身的认识更加困惑不解。"[1]苏格拉底认为，研究人绝不可能用探测物理事物的本性的方法，而是要用对话辩证的方法，他对人的研究得出的结论：人被宣称为应当是不断探究他自身的存在物——一个在他存在的每时每刻都必须查问和审视他的生存状况的存在物。[2]也就是说，人是一个要不断反思自己的存在物，"未经审查的生活是不值得一过的"；亚里士多德对人的认识是"人是理性的动物"，"人天生是政治的存在物"；帕斯卡说"人是池塘边一颗能思想的苇草"，思想造就了人的伟大；拉美利特说"人是机器"，人就像是一台机器一样，人体的各个器官就如同机器的各个部件，各个部件负责各自的功能；康德毕生致力于人的研究，提出三大问题："我（人类）能认识什么？""我能希望什么？""我应该做什么？"这也是康德著名的三大批判要回答的问题。《纯粹理性批判》回答了第一个问题及休谟问题，为理性划清了界限，《实践理性批判》回答了第二个问题及第三个问题的部分，指出了人是有限的理性存在，必须遵守理性立法——绝对命令，在《判断力批判》里，康德预设了上帝的存在，解决了福祸一致、配享幸福的问题。三大批判围绕一个中心问题——人是什么？卡西尔在晚年致力于人的问题研究，在其最后一部著作《人论：人类文化哲学导论》中对"人是什么"得出的结论是："人是文化的符号。"神话、宗教、科学、哲学、艺术、语言都是人创造的文化符号，人是一个创造性的存在，人的本性在于指向未来性。这一点与存在主义者对人的认识十分相似，存在主义认为"存在先于本质"，他们把人的存在看作第一位的重要，人的本质是不确定的，是指向未来的，萨特认为人的本质是自由的选择，然后承担其责任。尼采说："人是尚未决定的动物。"上述这些关于人的定义的回答大多是从

---

① ［德］恩斯特·卡西尔：《人论》，甘阳译，上海译文出版社2004年版，第2页。
② ［德］恩斯特·卡西尔：《人论》，甘阳译，上海译文出版社2004年版，第9页。

人的事实性、生物性的视角来定义人，并把人作为空间中的一个（存在）物来对"人是什么"这一问题的回答。这些答案仅停留在"思想""文化"的层次，尚未触及"哲学——形而上学"之根基。海德格尔对此进行了深入的批判。海氏首先把"在"与"在者"区分开，他说以往这些对人的追问，都是在问"人是什么"？并依此问题所框定的方式给人下定义，这种对人作出概念的规定只是从存在者的角度对人的定义，从未涉及存在。这种从客体的角度去理解人、把握人的方式，只关注存在着的事物，实际上遗忘了存在者的存在。赫舍尔对这种关于人的定义也进行了深刻的批判，他说：那种把人的本质只看作自然事物的一部分的观点，是对人的误解，导致这种误解（而不是无知）的根本原因在于："近代传统哲学是从知识出发来说明人，而不是从人出发来说明人。那就会把人看作理智实体（笛卡尔）、制造工具（富兰克林）、生物本能（达尔文）、权力意志（尼采）或心理能量（弗洛伊德）。"[①]

二、人是一个精神生命的存在

自然生命的存在是所有生物的共同特征，人之所以为人在于人自身的独特性——人是一个精神生命的存在。这里的"精神"是指人的心灵、性情、感情的综合体，用梁漱溟的话说即是指"离身体颇远的人心活动"[②]。中国传统思想对人的认识，更突出精神生命的存在。身与心的关系是中国传统思想家认识人的问题的主要视角。大多思想家认为身是心的载体，人之所以为人在于心。

孟子认为心是思的器官，它不同于耳目等感官。他说："耳目之官不思，而蔽于物。物交物，则引之而已矣。心之官则思，思则得之，不思则不得也。此天之所与我者。"（《孟子·告子章句上》）意思是说，心源于

---

① [美]赫舍尔：《人是谁》，隗仁莲译，贵州人民出版社1994年版，第6页。
② 梁漱溟：《人心与人生》，上海人民出版社2005年版，第103页。

天，心的官能是思，不思心则亡。孟子还把心与性联系起来，从心与性的关系来认识心，他认为人之本性在于仁义礼智四端，这四端都包含在人之心中。他说："君子所性，仁义礼智根于心。""尽其心者，知其性也，知其性则知天矣。"（《孟子·尽心上》）性在于心，孟子所谓的心即人的善良的本心，在孟子看来，"为学之道无它，求其放心而已"，这里的"放心"即由于受物欲的诱惑而丢失的善良的本心，孟子主张做学问就是找回丢失的本心。孟子特别强调修身养性，孟子认为，作为人的自然之身是人之"小者"，因为身不能抵制物欲的诱惑，需要经常"修"，而作为人之性之端是人之"大者"，但是，性之端是善的，不能保证其永远善，所以，性需要"养"，养其小者为小人，养其大者为大人。"先立乎其大者，则其小者弗能夺也。此为大人而已矣。"（《孟子·告子章句上》）可见，"大人"与"小人"的区别就在于其所养有所不同而已。大人即真正的人，君子是重视"养心"的人，小人是只重视身体的人。

荀子在先秦思想家中对心的论述也颇为详尽，他的主要观点是心能制欲，能主宰身。"心者形之君也，而神明之主也，出令而无所受令。自禁也，自使也；自夺也，自取也；自行也，自止也。故口可劫而使墨云，形可劫而使诎申，心不可劫而使易意；是之则受，非之则辞。故曰：心容其择也。"（《荀子·解蔽》）此段主要是说心具有自主性，能自做主宰，不受外力所制，有抉择的自由，即自由意志。关于心对欲的宰制，荀子有过精彩的论述，他说："人之所欲生甚矣，人之所恶死甚矣，然而人有从生成死者，非不欲生而欲死也，不可以生而可以死也。"（《荀子·正名》）人虽然欲生恶死，但是人由于人之欲受到心的节制，人能舍生而去死。历史上从来不乏舍生取义、杀身成仁者，就是明证。荀子还特别主张化性起伪，即由于人心的力量十分强大，人能够通过后天的学习、培养，改变原来的本然之性，而养成人的应然之性。所谓本然之性即是指"目好色、耳好声、口好味、心好利、骨体肤理好愉佚"（《荀子·性恶》），应然之性即是指人的善良本心。这里荀子的主张与孟子的观点相似。孟子说："口之于味也，目之于色也，耳之于声也，鼻之于臭也，四肢之于安佚也，性也，有命焉，君子不谓性也。仁之于父子也，义之于君臣也，礼之于宾主也，知之于贤者也，圣人之于天道也，命也，有性焉，君子不谓命也。"（《孟子·尽心章句下》）口之于味、目之于色、耳之于声、鼻之于嗅、四肢之于安逸，都是人之自然本性，仁、义、礼、智，都是人之应然本性，由于人心的自由主宰，人能够避开自然本能欲望，而追求人之为人应该具有的人性。在荀子看来，天下万物人最为贵。他说："水火有气而无生，草木有生而无知，禽兽有知而无义；人有气、有生、有知，亦且有义，故最为天下贵。"人之所以为贵，就在于其有知、情、义，即有精神、有心。

到了宋明理学时期，关于身心、心性之关系的讨论更为深入。张横渠认为心是统率性情的，他说："心统性情者也。"（《张子语录》）程伊川认为心、性、命是一体的，他说："性之本谓之命，性之自然者谓之天，性之有形者谓之心，性之有动者谓之情。凡此数者皆一也。"（《二程遗书》卷二十五）他又说："在天为命，在人为性，主于身为心，其实一也。"（《二程遗书》卷十八）理学集大成者朱熹此方面论述颇为详尽。朱熹关于心的论述颇丰，张岱年把它归结为四点：一、心之特质是知觉，乃理与气合而后有；二、心是身的主宰；三、心统性情；四、人心与道心。①不同于二程和朱熹的理学，陆象山、王阳明等走出了一条心学之路。陆象山是心学开山人物，他认为心即性即理。在天为性，在人为心，理在心中。陆象山的心学思想到了王阳明，得到很好的发展。王阳明说："身之主宰便是心，心之所发便是意，意之本体便是知，意之所在便是物。"（《传习录》）"心即理，性即理。"（《传习录》）"虚灵不昧，众理具而万事出。心外无理，心外无事。"（《传习录》）王阳明认为：天地万物与人原是一体的，其发窍之最精处是人心一点灵明，风雨雷露日月星辰，草木禽兽木石山川，与人原只一体。万物是相通的。总之，在儒家看来，心是人之

---

① 张岱年：《中国哲学大纲》，商务印书馆 2021 年版，第 378 页。

为人的根本，儒家对人的生命的认识无不重视"心"，通过人心体认万物，达到万物一体的境界。

最后的儒家梁漱溟有一本书叫《人心与人生》，专门从人心来论人生。在这本书里，梁漱溟所谈的人心不仅仅是指现实生活上起作用的人心，更是从形而上宇宙本体的高度来谈人心。他开宗明义指出：人之所以为人在其心；心之所以为心在其自觉。他说："何谓心？心非一物也；其义则主宰之义也。主谓主动；宰谓宰制。对物而言，则曰宰制；从自体言之，则曰主动；其实一义也。心之与物，其犹前之与后，上之与下，左之与右，要必相对待而有见焉。如非然也，心物其一而已矣，无可分立者。"①梁漱溟说人心具有主动性、灵活性和计划性的特点，接着梁漱溟从毛泽东的《抗日游击战争的战略问题》和《论持久战》两篇文章中一一列举、阐述人心的上述特点。梁漱溟在这本书里的总的观点是：生命与心同义，心是自由自觉和向上无对的，作为一生命本性的人也应是自由自觉和向上无对的，因而人生的道路就应该由有对的西方人生通向无对的中国儒家。这里关键是对"无对"的理解，"无对"就是绝对、无限之意，绝对就是无条件地适用于万物，成为万物之体，就是宇宙本体、太极，浑一无对。"无对者，谓超离乎利用与反抗而归于浑全之宇宙一体也。"朱熹说："唯心无对。"②因为心能知一切，所以可谓无对。人之为人在于人心，人心又是无对的，所以，人心与物不同，物都是有对的，如有阴就有阳，有善就有恶，有大就有小，有高就有低，等等。人心无对，能够视万物为一体，能够达到民胞物与、天人一体的境界。在此人的精神生命达到圆满的状态。难怪人们说儒家文化是一种早熟的文化。钱穆逝世一周后，其生前的最后一篇文章即《中国文化对人类未来可有的贡献》在台北《联合报》副刊刊登，在这篇文章里，钱老说："我深信中国文化对世界人类未来求生存之贡献……中国文化过去最伟大的贡献，

---

① 梁漱溟：《人心与人生》，上海人民出版社 2005 年版，第 26 页。
② 张岱年：《中国哲学大纲》，商务印书馆 2021 年版，第 379 页。

在于对'天人'关系的研究……我曾说'天人合一'论，是中国文化对人类最大的贡献。"天人合一观念是古代中国人的人文观，也是其天文观，亦是古代中国人的一种宗教信仰，代表了古代中国文化的最高境界。梁漱溟在谈到这一方面思想时说得更中肯，他在《中国文化要义》中指出："除非中国人白活了，中国文化对于人类文明的贡献就是认识了人——人之所以为人就在于人的无对性。"这里"人的无对性"就是人的无限性、绝对性、超万物之有对性，即是钱穆所说的"天人合一"之观念。中华文化屡仆屡起，绵延数千年而不断，就在于其天人合一之精神，这一精神不违背天，也不违背自然，又能与天命自然融和一体，它代表了世界文化之归趋。

中国古人把生命看成一种精神的存在，并以此指导着自己的生活。所以，中国古人十分重视精神的生活。正如辜鸿铭在其《中国人的精神》中所说："中国人的全部生活就是一种精神生活——并非来自身体器官的感觉，也不是你所说的源于神经系统的激情，而是出于真挚情感和友爱之情的感情，它来自我们本性的最深处——精神或者灵魂深处。"[1]所以，人之所以为人贵在其精神，如果一个人丧失了"精神"，也就失去了其为人的根本。精神生活是人之为人的真正生活，人活着，不是为了吃饭，而吃饭是为了更好地活着，口腹之乐，只是短暂的，只有精神之乐才能长久，才是真正的快乐。人是追求意义的存在，是"悬挂在意义之网上的动物"（韦伯），所谓意义，也就是精神的满足。中国没有产生正式的宗教，中国古人的生活方式是靠哲学来塑造的，这种哲学就是一种精神哲学，是一种人生的哲学，是"生命之学"（牟宗三），这种哲学支撑着中国人的信仰，孔子的得意门生颜回就是这种信仰的代表，他能够过着无忧的生活："一箪食，一瓢饮，在陋巷，人不堪其忧，而回不改其乐。"中国人的哲学不是超然于人类社会生活之外的玄思和遐想，也不是远离生活的僵死的教条和冰冷的逻辑，它是求索生活的意义和阐发人生的价值的渴望，是追求理想的生活和阐发生活的理

---

[1] 辜鸿铭：《中国人的精神》，青岛出版社 2020 年版，第 22 页。

想的渴望。它是"作为人类心灵的最深层的伟大创造"[1]，这种哲学的目的是"使人作为人而成为人"（冯友兰），而不是使人成为某种人，因为它是寻求"意义"的学问，是"意义"的"普照光"[2]。这种哲学的宗旨是使人的精神境界不断得到升华。在这个意义上，哲学乃精神境界之提升的学问。就是这样的哲学塑造了中国人的生活，"中国人的生活是一种心灵的体验"[3]。我们可以说，哲学是充满灵性的，是精神性的，中国人就是依靠信仰这种哲学来生活的，正像费希特在《知识学第一导论》中所说："一个人之所以选择某种哲学，正因为他是这种人，因为一种哲学体系决非人们可以恣意取舍的无生命的家什，它因掌握它的人的精神而充满灵性。"中国人选择了中国哲学作为安身立命的依据，过着一种精神性的生活，哲学与生活融为一体，充分表征了人的精神性生命的存在。

在西方，作为精神性生命存在的人，主要是通过宗教和哲学来显现的。西方提到人的概念，主要有三种观念：其一就是基督教传统关于亚当、夏娃，关于上帝创世、天堂和堕落的概念；其二是希腊古典文化传统关于"理性""罗格斯"的概念，即认为人之为人的本质在于人有理性；其三是自然科学的传统关于人的生物、心理等动物性的观念。这三种关于人的观念，除了自然科学的观念外，其他两种（神学的和哲学的）观念都是对人的精神性的认识。各种宗教都是对人们的精神的慰藉，佛教信奉生死轮回、善有善报恶有恶报，基督教在人的死后设置了天堂和地狱，它宣称只要你信仰上帝，认真赎罪，你的灵魂就可以得到拯救，就可以进入天堂，宗教的精神性是显而易见的，这里仅就西方哲学上关于人的精神性认识加以论证。

如果说中国哲学认识人是从身与心的关系开始的，西方哲学则是从灵魂和肉体的关系开始的。罗素在其《西方哲学史》中说：在西方"心与物的

---

① 孙正聿：《哲学通论》，复旦大学出版社 2007 年版，第 5 页。
② 孙正聿：《哲学通论》，复旦大学出版社 2007 年版，第 202 页。
③ 辜鸿铭：《中国人的精神》，青岛出版社 2020 年版，第 27 页。

区别有着一种宗教上的根源，并且是从灵魂和肉体的区别开始的"①。在希腊文中，"灵魂"这个词是用psyche来表达的，它的原意是同呼吸功能相关的"气"，与它基本同义的还有一个词叫thymos，这个词在《希英大辞典》里解释为"作为生命资源的灵气、精气，特指强烈的感情和情绪"②。如同中国俗语所说"生命就是一口气"。希腊人最初为能把精神和物质区分，往往把灵魂也作为一种物质的东西。例如，米利都学派的泰勒斯把磁铁吸物认为是灵魂的缘故，阿那克西美尼认为灵魂由精细的气构成，毕泰戈拉学派认为灵魂像尘埃，赫拉克利特坚持灵魂像一团火，原子论者德谟克利特从唯物论的角度来认识灵魂，他将灵魂与身体、灵魂和努斯统一起来，都称作原子。他认为，身体和灵魂的本原是统一的，都是原子，但是，灵魂是一种精致的圆形的原子。人的生命就是由身体的原子和灵魂的原子的组合体。西方哲学史上，最早详细论述灵魂与肉体的关系的是苏格拉底。苏格拉底认为，人要"认识你自己"，就是认识自己的灵魂。苏格拉底警告人们必须关心自己的灵魂，而不是去关心自己的肉体和其他财产，苏格拉底并且认为身体是获取知识的障碍，他说，只有当心灵沉潜于身体之中并不为声色苦乐所缠绕时，即摒弃肉体而向往真理的时候，这时的思想才是最好的，这才是真正的哲学家的思想，才能获得绝对的善、绝对的正义和绝对的美的知识，当然，这些知识都是肉眼看不到的，这些观念奠定了柏拉图"相"论的前提。苏格拉底还认为灵魂是肉体的统治者，他说，灵魂与肉体的关系是使用工具和工具的关系，就如同鞋匠用来造鞋的工具和使用工具的鞋匠之间的关系，也正如演奏竖琴的人与他演奏的竖琴之间的关系一样。柏拉图对话中有两篇《阿尔基比亚德篇》，被称为"I"和"II"篇，《阿尔基比亚德I篇》的副标题是"论人的本性"，在这篇对话中，苏格拉底将人分为三个部分：灵魂、肉体以及由这两者结合的整体。他说肉体不能统治它自身，肉体与灵魂

---

① ［英］罗素：《西方哲学史》，何兆武、［英］李约瑟译，商务印书馆2018年版，第170页。
② 汪子嵩等：《希腊哲学史》第一卷，人民出版社2014年版，第504页。

的结合体也不能有统治原则，因为其中之一是被统治的对象，所以不能参与统治，最后苏格拉底得出结论："人只能是灵魂。"认识人就是要认识你的灵魂。到了柏拉图，对灵魂的认识上升到了理念的高度。在柏拉图看来，灵魂就如同人的眼睛，能看到被真理和存在所照耀的东西，并且闪烁着理智的光芒。在《理想国》里，柏拉图讲了一个洞穴的比喻，一群囚犯被关在洞穴里，他们被锁着，只能看到一个方向，在他们的前面是一面墙，他们与墙之间什么东西都没有，他们的背后有一堆燃烧着的火焰，火光的影子投射到墙上，他们看到的只能是这些影子，他们以为这些影子是真实的存在，对实际上造成这些影子的东西，他们毫无概念。最后有一个囚犯逃出了洞穴来到光天化日之下，第一次看到真实的事物，才觉察到此前他一直被影像欺骗着。柏拉图说，最后逃出的这个人如果做卫国的哲学家，他就会回到洞穴，把那些囚犯救出来，把真理教给他们，指示给他们出来的道路。但是他想说服他们是十分困难的，因为离开了阳光，他看到的影子还不如其他人看得清楚，而在其他人看来，他仿佛比逃出去之前还要愚蠢。这个隐喻暗示着灵魂就如同阳光一样，人的本性在于灵魂，唯有灵魂才能使人看清真理，认清真相，失去了灵魂，一切都黯然失色。柏拉图在《斐多篇》里专门讨论了人的灵魂问题。"灵魂"在这里被柏拉图赋予了超出经验观察的内在主体的内涵，他说："每个人除了诸神还拥有一样最神圣的东西，而且这样神圣的东西确实是他自己的，这就是他们的灵魂。"作为神圣之物的"灵魂"被柏拉图划分为理智、激情和欲望三个部分的结构。理智是灵魂的本质部分，"激情"和"欲望"是作为理性的灵魂在与肉体纠缠在一起的时候才带来的东西，是后来才出现的，它们是灵魂的非理性部分，并不属于灵魂的本质。柏拉图指出肉体会玷污灵魂，因为肉体有无数的欲望、需求和疾病以及情感、恐惧、冲动的激情等，这些都妨碍人们认识真理，如果灵魂和肉体缠在一起的时候，就不会有纯粹的知识。苏格拉底认为肉体的欲望尤其是对金钱财富的欲望是一切斗争的根源，让人成为财富的奴隶。一个哲学家是不会关心饮食、男女之乐的，对于一切漂亮的衣物以及其他肉体的享乐，他们概不重视而且加以蔑视，他们不关心自己的肉体，尽其所能专心致志于灵魂。哲学家就是要永远寻求灵魂的解脱之路，哲学就是训练死亡，死亡就是灵魂与肉体的分离，在解脱了肉体的愚蠢之后，人们才会纯洁，才会达到灵魂的"净化"。苏格拉底之所以没有接受他的一些朋友和弟子们劝说要他逃走的安排，而最终决定留下来甘心接受死刑，就是因为他认为死亡是神灵的召唤，他并不感到忧戚，他愿意"离弃身体而转向灵魂"。在柏拉图那里，"灵魂不朽"实际上就是"理性不朽"，只有灵魂，只有精神，才是人的真正的存在。这正验证了西方的一句谚语：人宁愿做一个痛苦的苏格拉底，而不愿做一头快乐的猪。之所以如此，是因为人不同于物，人是追求意义的存在。亚里士多德进一步从实体概念出发将"灵魂"提出来探究其属性，灵魂问题是亚里士多德哲学的重要论题。在亚里士多德著作中，与灵魂问题相关的有《论灵魂》《论记忆》《论感觉及其对象》《论生命的长短》等。在《论灵魂》的第一卷中论述了灵魂学科对象及其地位，详细介绍了在他之前的哲学家关于灵魂的各种观点。亚里士多德把它归结为三种：第一种观点认为灵魂是独立运动的本体；第二种观点主张灵魂是一种和谐；第三种观点认为灵魂是由元素构成的。①亚里士多德本人关于灵魂的观点主要集中在以下方面：第一，灵魂这门学科的主要任务是研究灵魂"是什么"以及它的属性和功能；第二，灵魂是自然运动的本原，特别是生物运动的本原；第三，灵魂是一个统一的，但可以划分为各个部分的本体，由低到高包括营养的灵魂、繁殖的灵魂、运动的灵魂、感性的灵魂、被动的灵魂、主动的心灵的灵魂。②在亚里士多德看来，灵魂具有本体的地位，亚里士多德的灵魂思想后来被基督教继承和发挥。

近代以来，自从笛卡尔开辟了"我思"的哲学，主体性哲学得到充分彰显。这一哲学突出人的主体性、思想性和精神性的内涵。笛卡尔《第一

---

① 汪子嵩等：《希腊哲学史》第三卷，人民出版社 2014 年版，第 506—507 页。
② 汪子嵩等：《希腊哲学史》第三卷，人民出版社 2014 年版，第 506—507 页。

哲学沉思集》的副标题就是要论证"上帝存在"和"人类灵魂与身体的区分"，笛卡尔坚持心物二元论的观点，主张精神、灵魂是不朽的，虽然身体会消亡，但灵魂依然存在。康德在《纯粹理性批判》里解答了理性如何可能的问题，即自然科学如何可能的问题，为理性划清了界限，指出理性只能被限制在现象界，不能僭越而进入本体界。但在形而上学领域，他为了证明德福一致的道理又不得不预设了上帝存在、灵魂不朽和意志自由，给信仰留出了地盘。看来人是不能脱离精神而存在的。黑格尔建立的庞大哲学体系是以绝对精神为指向。随着近代科学的飞速前进，给人们带来了一个物质昌明的时代，也是一个物欲膨胀的时代，人的精神失落、自我迷失的时代，于是，现代、后现代哲学便走向"主体性的黄昏"，开始寻找人们失落的精神家园。正像黑格尔《在柏林大学开讲词》中所感叹："时代的艰苦，使人对于日常生活的琐事予以太大的重视……致使我们精神上的内心生活不能赢得宁静。世界精神太忙碌于现实，太驰骛于外界，而不遑回到内心，转回自身，以徜徉自怡于自己原有的家园中。"①是的，时至今日，整个世界都在忙碌于物质的繁荣，"这是一个极好的时代，又是一个极坏的时代"。物质富足肯定比无衣无食、衣不蔽体的生活好，但是，当一个人只是一味地追求物质的昌盛，而忘记了自己是谁，忘记了自己的本质，遗忘了自己内心的强大，迷失了做人的方向时，这个人就成为一个"单向度的人"，是无比痛苦的，也是没有前途的。自从尼采喊出"上帝死了"以来，西方世界人的精神世界面临坍塌。第一次世界大战后，价值虚无主义、历史相对主义成为人们对这个世界的时髦观念，为拯救这个价值倾覆、人欲横流的时代，承担起时代的使命，澄清欧洲精神价值的迷雾，一个西方著名的人物出现在历史的大潮之中，这个人就是西方哲学家、现象学第二届泰斗、社会学家、哲学人类学奠基人、天主教思想家、现代基督教位格主义和基督教社会主义代表舍勒。他倾其毕生的经历致力于寻找"人在宇宙中的位置"，他说："'人是什么？

---

① ［德］黑格尔：《小逻辑》，贺麟译，商务印书馆 2020 年版，第 30 页。

人在存在中的地位是什么？'就是我探索的最根本的哲学问题。"①舍勒认为，决定人的本质的原则是"精神"。在他看来，以往对人的本质的认识，无论是说"人是一个理性的动物"，"人是一个能制造工具的动物"，还是说"人是一个机器"等论述，都建立在一个根本性的错误之上，即"把人的本质及其价值视为一种自然事实的延伸"。人的位置绝不能定位在自然生命之中，因为人绝非一个"物"，而是一个"趋向"，一个超越自身的精神存在。

三、人是一个社会生命的存在

马克思和恩格斯对人的认识，从现实的活动着的人出发，在批判抽象的人的观点基础上，提出了他们关于人的观点。首先强调人是一个自然存在，他们认为："全部人类历史的第一个前提无疑是有生命的个人的存在。因此，第一个需要确定的事实就是这些人的肉体组织以及受肉体组织制约的他们与自然界的关系。"②自然存在是人存在的一个事实，但是，自然存在的事实并不能把人和动物区分开，马克思、恩格斯接着又说："当人开始生产自己的生产资料，即迈出由他们的肉体组织所决定的这一步的时候，人本身就把自己和动物区别开了。"③物质资料的生产活动是人存在的前提，这种活动是人的自为的活动，是有意识的活动，这种活动不仅体现了"物的尺度"，而且体现了"美的尺度"，在从事这种活动中，人们之间就结成各种各样的关系，所以，人又不是过着离群索居、与世隔绝的生活。正因为此，马克思、恩格斯说："人的本质不是单个人所固有的抽象物，在其现实性上，它

---

① [德]舍勒：《人在宇宙中的地位》，李伯杰译，刘小枫校，贵州人民出版社2000年版，第2页。

② 中共中央马克思恩格斯列宁斯大林著作编译局：《马克思恩格斯文集》第1卷，人民出版社2009年版，第519页。

③ 中共中央马克思恩格斯列宁斯大林著作编译局：《马克思恩格斯文集》第1卷，人民出版社2009年版，第519页。

是一切社会关系的总和。"①社会性是人的本质属性，人是"类存在"，"人是人的最高本质"，"类生活"是人的本质生活。马克思、恩格斯批判资本主义私有制基础上的异化劳动使人的本质发生了异化，只有消灭私有制，建立公有制的社会，才能消除异化，才能真正把"人的世界还给人"，才能真正实现人的自由全面发展，才能过上真正的人的生活。是的，个体的力量是微不足道的，孤立的个人在世上是难以存在的，荀子都曾经讲过："人力不如牛，奔不若马，而牛马为用，何也?曰：人能群，彼不能群也。"（《荀子·王制篇》）"能群"就是人的本真存在方式，即能进行社会化的结合。否则，如果人类本着以各自利益为重，不为人类的整体利益考虑，人类是没有前途的，两次世界大战已经表明：人类若想在地球上长期存在下去，必须互相合作，互相关注整体的利益，必须从人类命运共同体的视角考虑人类的未来和希望。罗素告诫人们：人类种族的绵亘取决于人类何时能够伦理地思考。所谓伦理地思考，也就是从人类整体的角度来思考人类的问题，而不是从原子式的、孤立的个人的视角思考人类问题。无独有偶，五四运动前夕，陈独秀也发出感叹："伦理觉悟乃吾人最后觉悟之最后觉悟。"此番感叹也是切中时弊、振聋发聩的，如果没有五四先驱者的伦理觉悟，没有他们从国家、民族的前途整体利益的思考，舍弃"小我"，为了"大我"，对当时中国社会的彻底改造，中国也不会有翻天覆地的变化，伦理觉悟就是要学会伦理地思考，学会从人类整体利益出发思考，此乃整个人类的前途之所冀，是人本质所决定的。罗素的警告和陈独秀的感叹共同道出了人的类存在本质，社会性乃人类真正之属性。荀子从朴素观察中得到了关于人的社会性特质，马克思、恩格斯通过对现实的人的特殊本质的深刻把握，揭示了人的两重性：自然属性和社会属性。而人的本质在于其社会性。罗素和陈独秀的忧虑深深道出了人之为人的本性——社会性。后现代结构主义者福柯说，世界

---

① 中共中央马克思恩格斯列宁斯大林著作编译局：《马克思恩格斯文集》第1卷，人民出版社2009年版，第501页。

开始的时候不需要人，结束的时候也不需要人。尽管世界不需要人，但是，人却需要"世界"，"人是名副其实的社会存在物"。人与社会同在，社会乃人的社会，没有人就没有社会；人乃社会的人，离开了社会，人什么都不是。总之，人不仅仅是一个自然存在，更是一个自为的存在，人是一个自在自为的存在，人与物的区分恰恰在于人的自为性，人的自为性也为人的社会性提供了前提保证。

四、人的生命存在具有目的性、生成性和价值性

人的生命存在是自为的存在，这是人不同于物的存在方式的最大区别，人之外的其他物的存在都是自在的存在，只有人有意识、有目的、有主动性。创造性是人的活动的最主要的体现。人生在世不是赤裸裸地来，又赤裸裸地去，中国古人强调人的三不朽：立德、立功、立言。不论做什么，人不能白白地来到这个世界上，白白地消耗能量，维持生命以至结束，一个人无论有多大能力，他都会尽己所能为这个社会、为人类种族的延续和发展作出力所能及的贡献，这样的人生才是人要过的真正的生活。人的目的性和有意识性的活动，决定了人的生命过程又是追求价值的过程。人是一切价值的尺度。万物因人而有意义，如果没有人类，那曾经回荡过牧童的悠悠笛声的小溪，那曾留下过情侣足迹的林间小道，那山川草木、日月星辰，除了"存在"，还有什么意义？就如同王阳明所说："未见花时，花与汝心同寂；见花时，花与汝心一时明白。"当你未见到花时，花当然也是存在的，但没有人去欣赏，花的存在如同不在，因为对于人来说，此时花的存在没有价值。人在，花开才有意义。世间万物，一切美丑与善恶，悲欢与离合皆因有人这"万物之灵"的存在。归根到底，人总是要追求有价值、有意义的人生，所以，人生具有价值性和目的性。同时，人生又具有生成性。人在追求价值、意义和目的的过程中，总是在不断地在创造，不断地改变昨天的自我，产生未来的自我。《易经》讲人生的真谛在"变易"，是非常深刻的。在这个意义上，人是面向未来的存在，从一定意义上来看，存在主义者坚持存在先于

本质，在人的不断创造这一点上是正确的，正是面向未来的不断创造性这一点说明了人的生成性，但生成性不能代替人的本质性，两者不可同日而语。

总之，人的生命存在有三种基本的存在方式：肉体自然生命、思想精神生命和社会生命。自然生命的存在是人与物所共有的存在方式，但人的存在又不同于一般的物的自然存在，人之外的其他物仅有自然的生命存在，而人却不同，除了自然生命存在，还具有超自然的价值生命，是自然生命和价值生命的统一，精神生命和社会生命是人的价值生命的体现，自然生命是价值生命的载体，价值生命是自然生命的灵魂，舍弃二者中的任何一个，生命都是不完整的。所以，人不仅仅是一个生物——物理性的存在，更是一个伦理——价值性的存在。

人的生命存在是生命伦理学研究的原点，只有从全面的、整体的观点出发，才能对人有一个真正的认识。只有真正认识了人、了解了人，生命伦理学在面临生命伦理疑难问题时才可能做出符合人性的回答。

第三节　生命伦理学与医学、伦理学和医学伦理学

一、医学与伦理学

（一）医学是一门博学而人道的职业

医学"由于最初需要解释人体发生的各种现象和以人类心灵为主题进行最初的辛勤探索而成为科学"[1]。医学的目的在于增进人类的健康，减轻疾病给人们带来的痛苦，其本质是人性的，即它是以人为本的。人本性是医学的根本属性。

医学是科学，具有科学的一般属性。广义的科学包括关于自然界、社会和人的研究，也就是说，科学包括自然科学和人文社会科学，无论是自然科

---

[1]［意］卡斯蒂廖尼：《医学史》（上卷），程之范译，广西师范大学出版社2003年版，第8页。

学也好，人文社会科学也好，都是关于人的科学。马克思早在《1844年经济学哲学手稿》中指出，自然科学通过工业日益在实践上进入人的生活、改造人的生活，并为人的解放做准备，因此自然科学将成为人的科学的基础。他预言："自然科学往后将包括关于人的科学，正像关于人的科学包括自然科学一样：这将是一门科学。"①休谟说："一切科学对于人性总是或多或少地有些关系，任何科学不论似乎与人性离得多远，它们总是会通过这样或那样的途径回到人性，即使数学、自然哲学和自然宗教，也都是在某种程度上依靠于人的科学。"②科学发现始于人，科学运用离不开人，科学永远是为人服务的，从它的诞生到成熟都彻底是人性的。只不过"它的人性是暗含的"。对此萨顿有深刻的研究，他认为科学如同艺术或宗教一样具有人性。尽管科学的结果总是抽象的，但是，"一旦你研究了它们的起源和发展，这种理论就像帕特农神庙一样变得具有人性了，而且极为富有人性。实际上，两者都由人所建立，本来就是人类几乎独有的成就。由于它们的人性，它们以天然物体不可能有的方式触动我们的心"③。所以，科学不仅仅具有工具价值或技术价值，更具有丰富的文化价值，即科学的思想价值、智力价值、精神价值和审美价值，也就是对人的生存、发展、自由和解放意义和价值。④一方面，无论自然科学，还是人文社会科学，从根本上说，都是应用科学方法去探求客观真理，就这个意义来说，人文科学是科学的一部分。另一方面，不管哪门科学都需要人去研究，也只有人能加以应用。人之所以能去研究、应用，正是因为人有灵性、有自觉，能积累经验、掌握方法、传递知识、形成文化。人的灵性，不仅表现在寻求"真"的理性上，也表现在对亲人、朋友、同胞、同类乃至周围环境和自然界的浓厚感情（好、恶、爱、恨和喜、怒、哀、乐）上；表现为人文关怀。从这个观点看来，科学又是人文内涵的

---

① 《马克思恩格斯全集》第42卷，人民出版社1963年版，第128页。
② ［英］休谟：《人性论》，关文运译，商务印书馆1980年版，第6页。
③ ［美］乔治·萨顿：《科学的历史研究》，刘兵等译，科学出版社1990年版，第2页。
④ 孟建伟：《论科学的人文价值》，中国社会科学出版社2000年版，第6页。

一部分。其实，科学、人文本同根，它们共同植根于对真、善、美的追求。自由乃真善美的精髓，抑或真善美就是生命的自由境界。因此，人类对真善美的追求也就是对自由的追求，对自由的追求乃一切科学的共同理想。正如爱因斯坦所说："一切宗教、艺术和科学都是同一棵树的不同分支，都是为了让人类的生活趋于高尚，使它从单纯的生理存在中升华，并把个人引向自由。"①医学是科学的，更是人文的。医学一开始就充满仁爱、利他、救死扶伤和同情心的精神，从它诞生之日起，医生就要求必须具有一定的美德。被称为"西方医学之父"的希波克拉底写了大量的著作，《希波克拉底誓言》是其中之一。在这些著作中，希波克拉底对医生的品格提出了明确的要求。比如，谦逊、客观、体谅、关心、知识丰富等都是对医生的要求。中国古代将医学称为"仁术"，其人文意蕴不言而喻。西方医学具有宗教的人文根基，充满宗教的悲悯情怀，蕴含着对病的人的同情、关怀和照顾的人文理念，《希波克拉底誓言》正是这一理念的体现和诠释。所以，医学是关于人的科学，它不仅仅是人类关于自身形态、功能、代谢现象与规律，生理、病理、药理知识，诊疗、护理、康复技术体系的建构历程，也是生命中痛苦与关怀、苦难与拯救，职业生活中理性与良知的搏击、升华的精神建构历程，因此，医学的精神向度是相当丰富的。②"不仅涵盖了医疗科学知识，也包括个人品质、人道主义和专业能力。"③从事医学职业的医生不仅应具备医学的专业知识，"还应当具有优秀哲学家的一切品质：利他主义、热心、谦虚、冷静的判断、沉着、果断、不迷信"④。从医学的本质上来看，它是一门直接面对人的科学，即以人为研究客体，又直接服务于人；是一门人性的科学，即它是以人为本的；是一门充满了对人的关爱和呵护的科学，是充满人

---

① ［德］爱因斯坦：《爱因斯坦文集》，方在庆译，海南出版社 2000 年版，第 11 页。

② 王一方：《医学人文十五讲》，北京大学出版社 2006 年版，第 22 页。

③ J. Glaude Bennett&Fred Plum：《医学是一门需要渊博知识的高尚职业》，载《西塞尔内科学第 20 版》，世界图书出版公司 1999 年版，第 2 页。

④ ［意］卡斯蒂格略尼：《世界医学史》第一卷，北京医科大学医史教研室译，商务印书馆 1986 年版，第 135 页。

文关怀的科学。

（二）伦理学是关于道德的哲学

伦理学是哲学的一个分支，它是关于道德的哲学，是以道德为研究对象的一门人文学科。"它的任务是分析、评价并发展规范的道德标准，以处理各种道德问题。"作为伦理学的这门人文学科有着悠久的历史。在古希腊时期，亚里士多德就留下了三部伦理学的著作：《尼各马可伦理学》《欧德米亚伦理学》和《大伦理学》，中国春秋战国时期的孔子留下了《论语》这部关于做人的道理的著作，可以说是中国伦理学的经典之作。尽管伦理学的历史久远，但关于伦理和道德这两个基本概念的界定和区分，至今学术界未有一个清晰的解答。也有大部分学者不把它们区分加以应用，他们认为伦理和道德就是一回事，在翻译时要么不做区分，要么笼统地译作"伦理道德"。这种观点是十分危险的，对伦理学学科的建设和发展都是十分不利的。樊浩指出："因为缺乏足够的学术耐心甚至学术功力，以虚无主义的浅妄抹杀人类精神世界中精微而深刻的殊异，最终导致精神生命的断裂和学术研究的表浅。"①伦理和道德都是人类的精神生命不可分割的部分，是人类精神世界中具有"精微而深刻的"区分的两种精神，两者的区别是无须多辩的，在人类文化高度成熟的体系中不可能长期存在两个意义完全重复的概念。只有将伦理与道德加以区分，才能展现人类精神世界的真正本质。

在麦金泰尔看来，一个时代、一个社会的伦理思想一方面有着历史传统的继承性，另一方面也受到那个时代社会生活需要的制约。②从麦金泰尔历史主义的观点来考察，在古希腊时期，伦理是用"ethos"来表达的，按其字义，有"居所""聚集地"的意思，其引申义则是指一群人的性格、气质及其所形成的风俗习惯。所以，伦理原义是指生物的长久居留地，后来引申为一种城邦社会中的风尚或习俗之意，这也是亚里士多德语境中的伦理之意。

---

① 樊浩：《伦理道德的精神哲学形态》，中国社会科学出版社 2019 年版，第 476 页。
② ［美］麦金泰尔：《伦理学简史》，龚群译，商务印书馆 2019 年版，第 3 页。

麦金泰尔更强调用"德性"来指称道德一词的含义。在他看来，德性至少包含三个方面的内容。第一，德性与实践的关系。"实践"在麦金泰尔这里具有独特的含义，它是指通过一定的人类协作活动方式，在追求这种活动的卓越过程中获得这种活动方式的内在利益。①在这里，麦金泰尔把人们通过活动获得的利益区分为内在利益和外在利益，所谓外在利益是指金钱、权势、地位等，这种利益具有竞争的性质，你获得的多，就意味着别人获得的少，或者是你获得了，别人就无法获得，就这种利益的获得来看，你是胜利者，别人就是失败者。而内在利益则不同，它是指某种实践活动本身所具有的，除了这种实践活动，其他任何类型的活动是无法获得的。麦金泰尔为了更清晰地解释清楚内在利益和外在利益，他举了一个画家的例子，一个著名的画家可以获得一定的名声，这是外在利益，除此之外，这个画家在追求卓越绘画的过程中可以获得一种对生活意义的领悟，这是一种内在意义。所以，在麦金泰尔这里，内在利益是一种好生活的品质。德性就是在实践中获得的内在利益。德性与实践密不可分，没有德性，实践就不可能维持下去。第二，德性与人们的整体生活密不可分。德性体现在一个人的生活整体中，只有从生活整体的善中才能说明德性的背景条件，而现代人的生活已不成整体，被分割成不同的碎片，不同的碎片有不同的品质要求，生活整体的德性已失去存在的背景条件。这也是麦金泰尔对现代性道德的深刻分析。第三，德性与传统的关系。麦金泰尔认为，亚里士多德道德传统是通过德性的践行来维持的，德性的践行使传统得以维持。道德存在于传统中，超历史的、抽象的道德是不存在的。总之，在麦金泰尔看来，道德首要的基本含义是"关于品格"，它是实现一个人的善生活所必须具有的内在品格和美德②。

在西方哲学史上，对伦理和道德作出严格区分的要数黑格尔。对于伦理，黑格尔是这样论述的，他说："伦理是自由的理念。它是活的善，这活

---

① [美]麦金泰尔：《德性之后》，龚群、戴杨毅等译，中国社会科学出版社1995年版，第18页。

② [美]麦金泰尔：《谁之正义？何种合理性？》，万俊人等译，当代中国出版社1996年版，第9页。

的善在自我意识中具有它的知识和意志，通过自我意识的行动而达到它的现实性。"①伦理是自由，是活的善，但它不是抽象的，而是具有现实性的，它是客观意志与主观意志的统一。伦理的本质是普遍性。黑格尔说："伦理性规定构成自由概念，这些伦理性规定就是个人的实体性或普遍性本质，个人只是偶性的东西同它发生关系。个人的存在与否，对客观伦理来说是无所谓的，唯有客观伦理才是永恒的正义。并且是整个个人生活的力量。"②伦理性的东西不是抽象的，而是具有现实性的精神，个人只是现实性的偶性。所以，黑格尔说："考察伦理永远只有两种方式：要么从实体出发，要么是原子式地进行考察，但后一种观点是没精神的，因为它只能做到集合并列，而精神不是单一物，而是单一物与普遍物的统一。"③黑格尔认为："伦理是在它的概念中的意志和单个人的意志即主观意志的统一。" 在黑格尔看来，伦理是一种具有普遍性的现实精神。关于道德，黑格尔说："德毋宁应该说是一种伦理上的造诣。"④他还说："伦理性的东西，如果在本性上所规定的个人性格本身中得到反映，那便是德。"⑤由此可知，在黑格尔这里，道德是个体的伦理教养或伦理造诣，一个人按伦理性的规定去做事，并且把这种伦理规定性变成自己自觉的行动，才是自由的，才是道德的。如果一个人只是做了一件合乎伦理的事，还不能算是有德的，只有当这种行为方式成为一个人性格中的固定要素时，才能说这个人是有道德的。总之，黑格尔认为伦理与道德的关系是：伦理是现世生活世界及其秩序，是普遍性的精神，既是精神的、主观的，又是客观的，是主观与客观的统一，它不是抽象的，是具有实体性的，家庭、民族、国家精神是其客观化了的主观精神。道德是主观精神操守，是个体的伦理造诣，是由个体行为对普遍规范的践行而体现的社会

① ［德］黑格尔：《法哲学原理》，范扬、张企泰译，商务印书馆 2019 年版，第 187 页。
② ［德］黑格尔：《法哲学原理》，范扬、张企泰译，商务印书馆 2019 年版，第 189 页。
③ ［德］黑格尔：《法哲学原理》，范扬、张企泰译，商务印书馆 2019 年版，第 198 页。
④ ［德］黑格尔：《法哲学原理》，范扬、张企泰译，商务印书馆 2019 年版，第 194 页。
⑤ ［德］黑格尔：《法哲学原理》，范扬、张企泰译，商务印书馆 2019 年版，第 192 页。

承认和自我认同。道德精神以客观伦理精神为内容，它要在现实的伦理关系及其秩序中认识、发现、实现自身。道德是主体建构起来的，它的目的是通过对伦理关系的体认创造出一个真实的伦理关系及其秩序。[①]道德和伦理既相互区分又具有内在的关联，是不可分割的关系。这一点黑格尔的认识非常深刻，对当代社会分析伦理道德问题至关重要。英国伦理学家齐格蒙特·鲍曼有一本重要的伦理学著作叫《后现代伦理学》，在该书的导言中就开宗明义指出："正如题目所表明的那样，本书是关于后现代伦理而不是关于后现代道德的研究。"作者认为，后现代道德与伦理产生了分离，道德成为无伦理的道德，已经成为碎片，整个道德体系就是碎片的拼接。鲍曼该书的中心主题是为"没有伦理规范的道德"寻找理由，为人类的幸福生活、人们相互之间的友好关系的保持探寻方法。[②]其实，面对后现代的社会现实，建构伦理实体才是解决伦理道德问题的关键，因为实体才是个体成长发展的客观环境，个体道德是以伦理为出发点和根据的，不是主观道德操守决定客观伦理秩序，而是相反，客观伦理秩序决定主观道德操守，所以，不仅仅只就道德而论道德，否则，将会出现如美国学者尼布尔所说的"道德的人和不道德的社会"。正如鲍曼在其另一部重要伦理学著作《生活在碎片之中：论后现代道德》中指出："对伦理规范的研究是立法所热衷的部分，因为伦理先于道德，道德是伦理的产物，伦理规范是生活方式。"[③]这与黑格尔关于伦理和道德关系的观点是一致的，所以，黑格尔关于伦理和道德关系的论述对解决当今伦理道德问题具有深刻的启示。

在伦理与道德的关系上，我国学者存在两种不同的观点。一种观点认为伦理决定道德，伦理是根本，另一种观点认为道德是根本，道德决定伦理。前一种观点代表性学者有樊浩、李建华等，后一种观点代表性学者有赵

[①] 高兆明：《黑尔法哲学原理导读》，商务印书馆 2010 版，第 84 页。

[②] ［英］齐格蒙特·鲍曼：《后现代伦理学》，张成岗译，江苏人民出版社 2003 年版，第 36—39 页。

[③] ［英］齐格蒙特·鲍曼：《生活在碎片之中：论后现代道德》，郁建兴、周俊、周莹译，学林出版社 2002 年版，第 31 页。

汀阳、李泽厚、梁启超等。先来看第一种观点。樊浩强烈主张把伦理与道德区分开，他在吸收黑格尔思想的基础上，致力于伦理精神的研究，出版了大量著作：《中国伦理精神的现代建构》《中国伦理精神的历史建构》《伦理道德的精神哲学形态》《伦理精神的价值生态》等，这些著作中，樊浩在把伦理和道德进行精微区分的基础上，特别强调伦理是一种"精神"，是一种普遍性的精神，是一种关系，是个体性的"人"与实体性的"伦"的关系，即人与伦的关系，是人伦之理，伦理就是"伦"之"理"，"伦"之"理"是人作为实体性存在的宿命和真理。道德就是"道"之"德"或"道"之"得"，道德是形而上的"道"与主体性的"德"的关系，是得道之行，"道"之"德"是人成为主体性存在的价值和追求，"伦"指向生命实体性。樊浩指出：强调伦理与道德的区分并不是哲学的冲动，也不是"尽精微"的审美追逐，而是精神世界的真理诉求。[1]樊浩认为，当代中国最缺的就是伦理，伦理是"我们在一起"的世界，不是单个原子式集合并列的世界，只有学会"伦理"思维，人类才有"在一起"的希望。20世纪40年代，英国哲学家罗素就睿智地发现："在人类历史上，我们第一次到达这样一个时刻：人类种族的绵亘已经开始取决于人类能够学到的为伦理思考所支配的程度。"[2]无独有偶，陈独秀当年就提出："伦理的觉悟，为吾人之最后觉悟之最后觉悟。"[3]每个人都能从伦理思考世界、自我、他人和社会，都能由"道"而"得"这一真理，整个世界才会和谐、安宁，才有希望和前途，伦理和道德构成"我们"的世界的太极，只有把它们整合，才能复原精神世界的生命整体性。在伦理与道德的这种关系上，李建华进行了更清晰地表达。他认为，伦理是指一定社会的人们所认识和理解的人与自然、人与人、人与自身之间的应然性关系，道德是一定社会的人们对人与自然、人与人、人与

---

① 樊浩：《伦理道德的精神哲学形态》，中国社会科学出版社 2019 年版，第 476 页。

② ［英］罗素：《伦理学和政治学中的人类社会》，肖巍译，中国社会科学出版社 1992 年版，第 159 页。

③ 陈独秀：《陈独秀文集》第 1 卷，上海人民出版社 1993 年版，第 179 页。

自身应然关系的反思、认同和实践，以及在此基础上形成的关于应当如何的观念、品格、规范和行为。所以，伦理是道德的来源和依据，道德是伦理的展开与实现，两者是相通相依又相互限定的张力关系。道德和伦理共同服务于人生的意义。如果将人的有意义的生活比作一棵树，那么这棵树的根就是伦理，它构成人生意义的基础，内蕴着人类应当如何生活的源头。这棵树的干和枝叶就是道德，它源于伦理之根，是伦理的展开与实现，也是人生意义生活的具体展现。树身与树根是相互影响、相互制约的关系，伦理与道德也是如此，两者相互制约、相互影响，道德的发展受伦理的制约，同时，道德的发展也会制约和影响伦理的发展，两者都以善为目的。伦理与道德两者的关系，正像王冬桦所说：一方面，伦理规定了道德，道德受伦理的制约；另一方面，道德具有批判、反思的特质，道德又能够激发伦理的内在否定性，从而冲破旧伦理实体，通过批判、反思和变革实践，又构建起新的伦理关系和新道德，这就是伦理与道德的历史辩证法。总之，我们把这一种关于伦理与道德的观点可以概括为：伦理是本、是根，道德是末、是枝；伦理是体，道德是用。伦理先于道德，两者相辅相成、相得益彰。

另一种关于道德与伦理的关系则与上述观点不同，认为道德是体、是本、是根，而伦理是道德的用。梁启超是这一观点的代表人物。梁启超早期关注于公德和私德的研究，后来，他在《论道德之大原》（1912年）中说："今之言道德者，或主提倡公德，或主策励私德；或主维持旧德，或主引进新德，其言固未尝不各明一义，然吾以为公私新旧之界，固不易判明，亦不必强生分别。自主观之动机言之，凡德皆私德也。自客观影响所及言之，凡德皆公德也。德必有本，何新非旧；德贵时中，何旧非新。"[1]这里，梁启超强调"德必有本"，德之本无所谓新旧、公私，他打破了以往"私德—公德"的分析框架，强调道德的普遍性和道德品质的统一性。后来，梁启超认为，道德的范围较伦理广，道德可以包含伦理，道德可以分为道德之条件与

---

[1] 梁启超：《饮冰室合集》第四册，中华书局1989年版，第13页。

道德之根本，道德之条件是不断变化的，而道德之根本是亘古不变的。他说："《记》有之，有'可得与民变革者'，有'不可得与民变革者'。窃以为道德者，不可得变革者也。近世进化论发明，学者推而致诸各种学术，因谓即道德亦不能独违此公例。日本加藤弘之有《道德法律进化之理》一书，即此种论据之崖略也。徐考所言，则仅属于伦理之范围，不能属于道德之范围。藉曰道德，则亦道德之条件，而非道德之根本也。若夫道德之根本，则无古无今、无中无外而无不同。"在梁启超看来，伦理乃属于道德之条件，它是变化着的，而道德的根本是不变的，他又说道："良知之于节目事变，犹规矩尺度之于方圆长短也。节目事变之不可预定，犹方圆长短之不可胜穷也。故规矩诚立，则不可欺以方圆。而天下之方圆不可胜用矣。尺度诚陈，则不可欺以长短，而天下之长短不可胜用矣。良知诚致，则不可欺以节目事变，而天下之节目事变不可胜应矣！"[1]梁启超的意思可以这样理解：作为道德之条件的伦理犹如规矩的尺度和形状，是可长可短的，可方可圆的，是随时随地、随人随事而异的，可视为节目事变，但作为道德之本的良知犹如规矩却不像它的尺度、形状那样不断变化，它是道德的本原之地，"放诸四海而皆准，俟诸百世而不惑"，所以，孔子所谓一以贯之矣。举个例子，比如"孝"这种道德，在炎热的夏季，孝顺长辈，可以给他们扇扇子，但在寒冷的冬天，你可以为长辈们取暖。这里作为道德之本的"孝"是没有变的，都是随时随事的变化，而选择孝敬长辈的方式，这种方式即是一种伦理的规范，它是由道德规定的。当代著名伦理学学者赵汀阳也是这样认为的。他把伦理看成一种规范，这种规范是随时随地而变化的，是因为伦理受到道德的制约。他说道德就是"道"之"德"，"道"是事物的本然存在方式，"德"是道的可能发展方式，或者说是道的最好表现形式。对自然存在来说，道和德是统一的，本然存在就是事物的实际存在，本然与实然是统一的。对于人来说，由于人的存在是自在的存在，又是自为的存在，创造性

---

[1] 梁启超编著、彭树欣整理：《梁启超修身三书》，上海古籍出版社 2016 年版，第 3 页。

正是人之为人的本性，所以，道与德对于人则是不统一的，人之道就是人本应有的存在方式，人之德就是人之道的实现方式，由"道"而"德"，实际上对于道，德就是目的。道德实际上就是一个目的论的概念，即"某种存在意味着成为如此这般"。伦理是被约定的规范，伦理规范的正当性由道德原则来批判、检验。[①]伦理学以道德为研究对象，道德是目的论性的，所以，伦理学也就是以目的论为根据的，它关心的是如何做人、成人的问题，"成为一个人并尊重他人为人"，要做或者说成为一个人，就意味着按照人的本意去生活。伦理就是人理，即做人之道理。

国内关于伦理和道德的这两种观点虽然不尽相同，却有共同的地方，那就是都承认伦理与道德是密不可分的关系，无论"道德毋宁是伦理的造诣"，还是"伦理是道德之条件"，都强调了伦理和道德的内在关联性，都强调了两者的区分。在笔者看来，伦理和道德，无论从哪方面来说，两者都有规范的内容，并且还具有根本的东西，这种根本的东西在麦金泰尔那里是指人的"德性"、人的"品格"，在黑格尔那里表现为"精神"，在赵汀阳那里表现为"人道"，在梁启超这里是指亘古不变的"道德之根本"，规范的东西是随着时代、事件的不同而发生变化的，但作为根本的"道"是不变的，在伦理道德建设方面，既要重视伦理规范的建设，更要重视对道德精神的建构，两者不可偏废。也就是说，伦理和道德既包含内在的东西，又包含外在的东西，进行伦理道德建设，既要从内在方面着手，又不能不顾外在的东西，外在和内在是不可分割的。李泽厚的观点还是有一定道理的，他把"伦理"界定为外在社会对人的行为的规范和要求，通常指社会的秩序、制度、法制等，而把"道德"界定为人的内在规范，即个体的行为、态度及其心理状态。当然，李泽厚的观点也有一定的局限，把伦理和道德都看成规范，这是有一定的缺陷的。一个人做什么事情，有时候不是由规范来决定的，而是靠内心的信念和品格而做的，儒家讲"无所为而为"，任其天性而

[①] 赵汀阳：《论可能的生活》（第2版），中国人民大学出版社2020年版，第127页。

为，按照万物一体的"大道"而行事，"随心所欲不逾矩"，这都不是由任何规范所规约的。

现代性背景下区分好伦理和道德这两个伦理学的基本概念意义重大。现代性消解了伦理和道德一体的内在联系，造成了当下"无伦理的道德"和"无道德的伦理"，使得道德只剩下一些孤零零的碎片，孤立的个体解除了形而上学意义上的"伦理"之实体性本源而成为世俗个体，是一种没有"精神家园"的精神冲动者。现代性个体遭遇的是一个利益甚嚣尘上、精神失落、价值颠倒、道德模糊、躲避崇高的时代，"金钱成了社会权力的第一杠杆"，货币变成人们生活的"绝对手段"，工具理性肆意扩张，价值理性衰微，韦伯把现代社会理性化的经济秩序描述为"铁笼"，生活在这个"铁笼"中的人们，"专家没有了灵魂"，"纵欲者没有了心肝"，现代性面临的问题是找回失落的精神世界，回归家园。为此，伦理道德建设中必须首先着眼于"伦理统一性"的建构，着眼于客观伦理环境的营造，教育人们学会"伦理地思考"，建构伦理精神，道德是建构和维系伦理的"支柱"和"质料"，是对伦理的反思，道德价值的实现是在建构和维系伦理的目标和过程中展现出来的。对于伦理道德来说，精神是最重要的，如果一个社会只重视道德建设，却不能注重应有的伦理精神环境的建设，这样永远达不到应有的道德建设目标。这是值得反思的，一个社会大谈道德建设，但成效却不高，这时就应该反思自己的道德建设是否反映、适应了伦理建构和维护的客观要求，否则就很难能赢得社会道德进步，还有可能造成道德建设上的形式主义，造成虚假的道德进步景象。

总之，伦理与道德是相互区别的两个基本概念，伦理是一种具有普遍性的客观社会关系，道德是反映、建构和维护这种特殊的社会关系，并据此形成自己的行为准则和规范体系，而且转化成个人道德品质。伦理与道德是既不同又密切相关的特殊的社会精神现象。伦理学学科的建设和发展必须先理清伦理与道德的区别及其相互关系，为该学科的发展奠定良好的基础，构建科学的伦理学学科体系应当以伦理与道德及其关系为自己的对象，只有这样，伦理学才能担当起在人文社会科学家族中特殊的历史使命，才能展现其独特的社会价值。

伦理学按照一定的标准又可以分为不同的类别。按照是否对规范的研究可以把伦理学分为规范伦理学和非规范伦理学两个基本类别。规范伦理学是以研究人们的行为准则为主要内容，制定规范和价值体系，从而规定人们应当如何行动。它占据伦理学研究的绝大部分。规范伦理学一般包含三个重要部分：道德理论、道德原则和道德规范。历史上和现代的诸多伦理学都是规范伦理学，比如功利主义伦理学、义务论伦理学，这是历史上两种比较典型的规范伦理学。人们通常把规范伦理学分为普通规范伦理学和应用规范伦理学，应用规范伦理学是规范伦理学的类型之一，它一般又被简称为应用伦理学。在当代伦理学研究中，应用伦理学成为伦理学研究中的一门显学，尤其是在"哲学的终结"背景下，应用伦理学在哲学中的地位越来越突出。应用伦理学不仅仅是指规范伦理学的理论、原则在具体领域中的"应用"。这里的"应用"不是将伦理学的"理论"与"实践"、"原理"与"具体情境"的分离和脱节的"应用"，在伽达默尔看来，那种脱节的"应用"最多只能算是一种"挪用"，是一种机械的操作过程，是techne，即技艺，是属于亚里士多德所说的"创制的学问"，而不是"实践的学问"，这样的二元论哲学范式已经不再是一个有效的范式了。[①]伽达默尔认为，应用伦理学正是因为"无原理"可"应用"才诞生的，正是因为"无原理"可"应用"，才把在具体问题处境中如何从看似道德悖论的事件中作出合理的决断，或寻求共识，这是应用伦理学的核心。没有具体的道德原理可用的情况下，只有把具体情境融入道德本意，以解决道德难题。正如哈贝马斯所说的商谈伦理学，如果每个人都带着自己固有的道德"原则"而不能为他人的"原则"提供有效的认知内容，则商谈无从谈起，永远达不成共识。应用伦理学应有的态度

[①] ［德］奥特弗利德·赫曼：《作为现代化之代价的道德——应用伦理学前沿问题研究》，邓安庆、米更生译，上海译文出版社 2005 年版，第 2—4 页。

是当你对有争议的道德问题提出某种规范性要求时，一定要摆出你的理由和根据供大家商谈，而不是仅仅摆出固有的原则，所以，针对特定处境中的行为冲突的处理方式应该是：立足于一个特定的社会组织的生活世界视野，冲突行为的双方提出具有共识性的规则进行对话，以寻求解决冲突。这里关键是立足"生活世界"的视野，这是为解决问题而提出理由的背景和根据，如同迪尔凯姆所言："无论伦理学有什么样的起源，有什么样的最终目的，它必定是一种生活的科学；它的作用首先就是让人们能够在一起生活。"①"能够在一起生活"，这是一切伦理学规范制定的根据和目的，应用伦理学解决伦理冲突更是如此，因为它没有现成的规则可寻，它就是要对具体处境寻求正确的伦理决断，就是在具体的伦理问题决疑、诊断中寻求治疗的方法或决断。所以，赫曼把应用伦理学定义为："它在具体问题处境中研究决断的一般程序和可能达成共识的有效规范。"②针对具体情境中的伦理难题寻求解决路径，这是应用伦理学产生的背景，由于随着各个领域科学技术的飞速发展，带来了世界的多元化、全球化，人类生活的多样化，人类的矛盾和冲突不断增多，"伦理冲突如何解决"？应用伦理学随之而生，医学伦理学、生命伦理学、商业伦理学、经济伦理学、政治伦理学、教育伦理学、军事伦理学等，都属于应用伦理学。

非规范性伦理学包括元伦理学和描述性伦理学。元伦理学又称分析伦理学，它不以建构规范体系为目的，而是采取分析哲学的方法，对伦理学的关键术语如"善""义务""责任"等概念进行语言分析，着力研究道德体系的逻辑结构和道德语言。描述伦理学是对道德行为和信念的实际调查，它试图描述和解释那些事实上被接受的道德观点，人类学者、社会学者以及历史学者在对一个社会与另一个社会的道德观念、道德信念的区别时，经常采用

---

① ［法］E. 迪尔凯姆：《职业伦理与公民道德》，渠东等译，上海人民出版社 2006 年版，第 187 页。

② ［德］奥特弗利德·赫曼：《作为现代化之代价的道德——应用伦理学前沿问题研究》，邓安庆、米更生译，上海译文出版社 2005 年版，第 4 页。

描述的方法。

（三）医学与伦理学都是关乎人类健康之学

医学因医治人们身体的疾病、减轻人类的痛苦而产生，医学从它诞生之日起就时刻与人们的健康相伴，随着医学科学的发展，治疗疾病的手段不断提高，治疗的范围也不断扩大，人类的健康水平得到了不断提升，人们的平均寿命也得到了提升。

伦理学也是与人们的健康息息相关的学科。医学治疗的是人们的身体的痛苦，伦理学医治的是人类心灵的忧伤。古希腊德谟克利特说过："医学治疗身体的疾病，哲学解除灵魂的烦恼。"①伊壁鸠鲁说："哲学论证如果不能帮助治疗人类的疾苦就是空洞无益的，正如医术如果不能帮助人们解除身体的疾病就毫无用处一样。"②伦理学和医学自古就天然地结合在一起，共同致力于人类的健康。亚里士多德在《尼各马可伦理学》中就总是把医学与伦理学进行类比，来阐述自己要论证的问题，可见医学与伦理学两者的相似性。比如，在《尼各马可伦理学》第一卷开篇，亚里士多德要阐述伦理学的目的和善这一核心概念，他就说："医学的目的是健康，造船术的目的是船舶……"③通过对各种技艺具有不同的目的，提出一个最高的目的，就是善。通过医学的具体善与普遍善的区分来阐述伦理学善的概念。在阐述伦理品德和理智品德的时候，同样用医学做类比来论证。亚里士多德把人的德性分为伦理品德和理智的品德，伦理的品德不是自然生成的，就像石头的品性是向下降，纵使你向上抛掷一万次，它也不会习惯于上升，火焰的本性是向上燃烧，你无法让它习惯于向下，因为自然生成的东西是不能改变它的本性的。伦理的品德是靠习惯养成的，而理智的品德是靠教导培养和生成的。亚里士多德还指出，对于德性来说，仅做到符合逻格斯是不够的，他说："德性和逻格斯一起发挥作用……德性使我们确定目的，明智使我们选择实现目

---

① 北京大学哲学系外国哲学史教研室：《西方哲学原著选读》，商务印书馆1981年版，第52页。
② ［古希腊］伊壁鸠鲁：《自然与快乐》，包利民等译，中国社会科学出版社2004年版，第3页。
③ ［古希腊］亚里士多德：《尼各马可伦理学》，廖申白译注，商务印书馆2004年版，第4页。

的的正确手段。然而，明智并不优于德性，就像医学不优于健康一样，医学不主导健康，而研究如何恢复健康，所以，它为健康，而不是向健康发号施令。"[1]仅做到符合逻格斯，就相当于"只是告诉一个人医学的要求是什么，医师的要求是什么，但他仍然不知道该如何用药"。在区分了伦理的品德和理智的品德之后，亚里士多德又用可见的医学经验与不可见的德性相类比，以便说明正确的道德行为不存在不变的、通用的理论和准则，一个人在具体的行动中，必须结合他所处的特殊环境来判断事情的是否恰当，过度或者匮乏都是不恰当的。就像体力与健康的情形一样，锻炼过度或太少都会给体力带来一定的损害。"适度"这种德性，就如同医疗上的健康、锻炼上的适度。在论述一个人的行为什么是符合德性的时，同样用医学作比较。亚里士多德认为，一个人的行为要符合德性，这个人必须做相应的事情，他才能成为这样的人，如果不是这样，就像一个专心听医生教导的病人，但是这个病人却不照着医生的指示去做，身体是不会好起来的。亚里士多德在《尼各马可伦理学》中很多时候都把医学与伦理学来类比，以医学的可见性来说明不可见的德性与医学的相似性，其实，医学和伦理学都是关乎实践的学问，而不是绝对的理论知识，人的健康是它们共同的追求。医学关乎人的身体健康，伦理学关乎人的灵魂的健康与和谐。哲学是对灵魂的治疗，这一点在整个西方哲学史上一直存在着，尤其在后希腊化时期治疗哲学更加突出。希腊化时期，灵魂变成了治疗的对象，医学与哲学达到平起平坐的地位，这个时期以前的教化哲学转向了医疗哲学，医学与哲学搭建起灵魂治疗的基础。

治疗是哲学的一项基本功能，在西方哲学史上，很早就有哲学治疗的传统。柏拉图就提出对灵魂治疗的思想，他说："一切善恶，无论是身体中的还是整个人身上的，均源于人的灵魂向各处的流向，就如同从头流向眼睛。因此，要想使头和身体健康，必须从治疗灵魂开始，灵魂是首要的，是最根

---

①［古希腊］亚里士多德:《尼各马可伦理学》，廖申白译注，商务印书馆2004年版，第190页。

本的。"①包利民把西方哲学史上的治疗哲学分为加法治疗和减法治疗。所谓加法治疗是指在治疗过程中增加些"患者"缺少的东西，如苏格拉底—柏拉图—亚里士多德等主流哲学家采取的治疗方法，这种治疗也可以称为积极治疗，即增加快乐的治疗；所谓减法治疗，是指在治疗过程中减掉"患者"的余赘，这主要是体现在以伊壁鸠鲁为代表的治疗方法，这种方法可以称之为消极治疗，即减少痛苦的治疗，以达到灵魂的宁静。先来看伊壁鸠鲁的哲学治疗方法。伊壁鸠鲁哲学主要的是关于快乐的观点，他认为，快乐就是身体的无痛苦，灵魂的无烦忧，人生的痛苦主要表现为负面情绪（如恐惧、耻辱、后悔、烦恼、受惩罚等）以及对怕死、贪婪、权力追逐和肉体快乐的欲望所产生的，所以，人类的不快乐都是由"不自然"的观念所产生，通过"回到自然"，就可以解决这些痛苦。他把快乐规定为"消除痛苦"。无痛苦最终落在灵魂的宁静和身体的健康上，无痛苦没有增加快乐，所以是消极的快乐，这显然是"减法"的思路。柏拉图反对"快乐就是消除痛苦"的观点，他提出抵制伊壁鸠鲁快乐论的策略是：承认快乐的存在，区分好的快乐和不好的快乐，然后，肯定好的快乐，抛弃不好的快乐，这样才能知道什么是真正的快乐，说明快乐的本质。柏拉图从正面阐述了什么是快乐，他认为，真正的快乐是灵魂的快乐，哲学家承担着使众人"灵魂转向"的使命。柏拉图主张的快乐是积极的快乐，他将痛苦的治疗称为"加法"治疗。

哲学作为一种对人们灵魂的治疗始终没有停止过。中世纪奥古斯丁的《忏悔录》和近代卢梭的《忏悔录》，都可以看作对自己灵魂的治疗。这里的"忏悔"不是牧师的祷告，而是作者畅快的、坦诚的自我释放内心的压抑，通过这种方式，卸下了精神的压力，从而使灵魂得以安宁。后来，尼采的哲学治疗既有"加法"治疗的性质，又有"减法"治疗的性质。尼采把哲学家当作医生，这一思想在他的著作中一再出现，他在1873年专门写了一部名为"作为文化医生的哲学家"的札记，在那里他列举了准备讨论的哲学与

---

① ［古希腊］柏拉图：《柏拉图全集》第一卷，王晓朝译，人民出版社2002年版，第139页。

文化之间关系的一些"计划"和"提纲"①。在尼采看来，哲学家是文化医生，只有文化健康，才有真正的哲学。众所周知，尼采是追随叔本华踏上探寻人生意义的道路的，他继承了叔本华悲观主义的哲学思想，虽然同意叔本华的人生无意义的哲学结论，但并不接受叔本华为拯救人类生存而开出的悲观主义的药方。在尼采看来，他要为本无意义的人生添加艺术的药剂，从而给悲剧的人生增添了色彩，也就是说尼采开出了"审美拯救"的药方，使人生变得有意义。因此，这可以说是加法的治疗。尼采的哲学治疗不仅体现在加法治疗上，还体现在减法治疗方面。他认为，整个哲学之病在于对虚无价值的信仰，遮蔽了生命本身，因此，他喊出"上帝死了"的口号，取消"真实世界"与"虚假世界"的对立，一切面向人们当下的生命存在，意思是想把上帝对人的统治思想从人的观念中清除掉，从上帝那里夺回人的独立和自主。这在很大程度上消除了固附在人的思想观念上的形而上的信仰，为诞生"超人"铺平道路，这可视为减法的治疗。无论是加法治疗，还是减法治疗，尼采是想使病态的现代人的灵魂更加健康。

20世纪80年代在西方哲学界兴起了"哲学践行"运动，这一运动又称为"哲学咨询和治疗"，兴起的标志是"哲学践行家"或"哲学咨询师""哲学治疗师"等新职业的产生和流行，哲学治疗和咨询的对象是日常生活中的普通人，而不像维特根斯坦的治疗哲学，它是针对哲学本身的治疗，也不同于心理治疗和咨询，哲学治疗师与心理医生的区别主要体现在对本体世界的态度上，心理医生仅仅停留在现象界，还没有触及本体世界，即使面对像无意识、做梦、抑郁强迫心理等现象，心理医生治疗只是找出原因，对症下药，就可以缓解乃至治愈，其常用的方法是谈心，让"患者"把心里的秘密说出来，再加以药物治疗，就可痊愈。而哲学治疗师却不是这样的。他们认为心理医生所谓的治愈只不过是自欺欺人而已，终极问题是无法消解掉的。哲学治疗师面对"患者"，从终极问题出发，对其进行开脱、谈心、交流，

①［德］尼采：《哲学与真理》，田立年译，上海社科院出版社1993年版，第88—99页。

而不用药物的辅助，最后达到治疗的目的。①日常生活中人们面临的困惑，用医学的方法进行治疗，常常只能压制那些症状，不能真正触及问题的核心，问题的核心经常是哲学性的。世界上第一家哲学践行机构诞生于1981年，在德国的科隆附近一个小镇上，创立者是德国哲学家阿亨巴赫。随后，哲学践行流行于西欧、北美、以色列、南美、南非等地。除了这些哲学践行机构不断增多之外，还出现了举办哲学践行的国际会议，第一届哲学践行国际会议是于1994年在温哥华召开，来自世界各地55位哲学践行者参加，哲学咨询的学术讨论会也纷纷召开。21世纪初，美国哲学家马利诺夫（Lou Marinoff）的著作《柏拉图灵丹》成为哲学践行领域的一本畅销书，作者对传统心理治疗领域过度医疗化、过度使用药物现象非常反对，倡导从哲学的角度为人们提供帮助。在当今，哲学践行被视为替代传统心理治疗的一种方法，它不用药物，哲学践行家被视为"思想医生"或"哲学医生"。

中国哲学的治疗作用也是十分明显的。尼采说，现代人迷失了方向，灵和肉都病了。是的，近代以来，随着工业化的过程，人类物质财富不断增加，但同时人类付出了沉重的代价：自然破坏、战争频繁、价值迷失、精神危机。张立文在《中国哲学的现代价值：当今世界的病态与治疗化解之道》一文中指出："病态的自然、病态的社会、病态的心理、病态的人际和病态的文明，这就是当下人类的境遇。"②如何治疗化解这个病态的世界呢？张立文开出了中国哲学的药方：用"万物并育而不相害"的理念化解自然的病态，用"君子和而不同"的观念化解社会的病态，用"中和、养心与乐道"的思想化解心理的病态，用"己所不欲勿施于人"的方式化解人际的病态，以"泛爱众、兼相爱"的思想化解病态的文明。笔者认为，中国哲学蕴涵丰富的资源以解决当今人类面临的现实问题。是的，1998年世界诺贝尔奖获得者在法国巴黎召开会议，寻求解救当今人类面临的问题的药方，与会者得出

---

① 尚杰：《哲学治疗的可能性》，《江苏行政学院学报》2017年第2期，第15—16页。
② 张立文：《中国哲学的现代价值：当今世界的病态与治疗化解之道》，《中国人民大学学报》2005年第2期，第35页。

一致结论：要向中国两千五百年前的孔子要智慧。蕴涵中国哲学渊源的"中国智慧""中国方案"已经在解决当今人类面临的资源、环境等问题方面显示出绝对的优势。

二、生命伦理学与医学伦理学

（一）生命伦理学：医学伦理学的发展

医学伦理学是研究医疗职业中的道德问题的学科，最初称为医德学，主要对医生的道德提出要求，后来随着医学的发展，研究的范围不仅涉及医生的道德，还包括医学科研中的道德规范问题。1803年，英国托马斯·帕茨瓦尔出版的《医学伦理学》一书，首次提出"医学伦理学"这一名词。在该书中，帕茨瓦尔并没有给医学伦理学下一个明确的定义。他认为：医学伦理学是一种职业伦理学。他说："职业伦理学是'人性的知识'与'广泛的道德责任'之间的综合。"[①]我国对医学伦理学一般采取的说法是："运用一般伦理学的道德原则，来解决医疗卫生实践和医学科学发展中人们相互之间、医学与社会之间的关系而形成的一门科学，它既是伦理学的分支，又是医学的组成部分。"[②]中西方医学伦理学研究的最主要的研究对象就是医德。随着医疗事业的不断发展，医学伦理学研究的领域不仅涉及最初的医德，还涉及医患关系、卫生保健、社会公益等领域，范围逐步扩大。施卫星认为，随着医学的发展，医学伦理学发展经历了三个阶段：医务伦理学→生物医学伦理学→生命伦理学。[③]医务伦理学主要是研究医疗职业内医生与患者的关系、医生的准则、医生如何对待病人等方面内容。生物医学伦理学研究的范围超出了医疗职业范围，扩大到整个卫生保健领域，除了医患关系，还包括实验医学、人体试验中的道德、生殖技术、安乐死、残疾新生儿的处置、卫生资源的分配等，此时医疗卫生已成为一项社会性事业。生命伦理学研究的范围比

[①] 杜治政、许志伟主编：《医学伦理学辞典》，郑州大学出版社2003年版，第98页。
[②] 杜治政、许志伟主编：《医学伦理学辞典》，郑州大学出版社2003年版，第98页。
[③] 施卫星：《生物医学伦理学概述》，浙江教育出版社2010年版，第25页。

生物医学伦理学研究的范围更广泛，其主要内容大致包括三个方面：（1）所有卫生专业提出的伦理学问题。（2）生物医学和行为的研究，如人体试验的伦理问题。（3）动物、植物的生命问题，如动物实验和生态学中植物保护的伦理问题。①孙慕义甚至认为生命伦理学研究的范围更广，他把生命伦理学定义为"伦理生命学"，即生命伦理学是研究生命的一切伦理问题以及人的问题的学问：它不仅对人的生命状态进行道德追问；对生命的终极问题进行探索；对生命科学技术进行伦理的审判和反省；对生命尤其是人的生命的本质、意义、价值进行道德的解读。②可见学者们对生命伦理学的认识逐步深化，生命伦理学的研究不断扩大，因此说生命伦理学是医学伦理学的扩展。

（二）医学：医学伦理学、生命伦理学共同的母体

可以说，没有医学，就不会产生医学伦理学和生命伦理学。医学是医学伦理学和生命伦理学的母体。正是在医学的实践、发展的过程中，人们发现医生的美德、医生与患者的关系对于人的生命健康至关重要。这在西方的《希波克拉底誓词》《Hufeland 氏医德十二箴》《迈蒙尼提斯祷文》《阿萨福誓词》等著作中都有论述，中国的《黄帝内经》《大医精诚》《医家五戒十要》《医家与病家十要》等著作也都有大量的阐述，医生的品性是良医与庸医区别的重要标志，早期医疗技术十分落后的时候，对疾病的治疗，很大程度上依赖医生的品德，许多医生冒着生命危险去救治病人，比如神农尝百草，一日而遇到七十毒。到了后期，随着医学的发展，医疗诊治的手段也不断增多，听诊器、X光、血压计、化学药剂等才逐渐问世，近代以来，尤其是20世纪以后，医疗技术突飞猛进，医生们对疾病治疗的手段越来越多，这就引发了对现代化设备应用中的一系列伦理问题，医学伦理从对医生品格的研究延伸到对药物、器械、手术等医疗技术伦理的研究。医疗职业与患者、国家、社会、群体的关系紧密相连，与人类的生命健康、社会的稳定和发展

---

① 翟晓梅、邱仁宗：《生命伦理学导论》（第2版），清华大学出版社2020年版，第7页。

② 孙慕义：《后现代生命伦理学——关于敬畏生命的意志以及生命科学之善与恶的价值图式：生命伦理学的新原道、新原法与新原实》（上），中国社会科学出版社2015年版，第16页。

紧密相关，所以，人们才从人道、公正、仁爱等价值观出发，构建医学伦理学的医德原则和规范体系，医学伦理学的诞生和发展都与医学的实践密切关联，都与医学的发展密不可分。可以说，医学每前进一步，都会有医学伦理学的身影展现，没有医学和医疗实践就没有医学伦理学，医学伦理学与医学相伴而生，相互发展。生命伦理学同样也是如此的。众所周知，生命伦理学是20世纪70年代，伴随着医学技术的飞速发展，而带来的一系列伦理难题而产生。安乐死问题、人工受孕问题、克隆人问题、植物人问题等一系列伦理难题的出现，给生命伦理学的诞生带来了契机，没有医学高科技的发展，没有这些伦理的挑战，就不会有生命伦理学的诞生。

（三）伦理学：医学伦理学、生命伦理学共同的基因

医学伦理学和生命伦理学都属于应用规范伦理学的范畴，都是伦理学在医学、生命领域的运用，都是医学人文学科。伦理学是实践的哲学，实践、应用是伦理学的天性。亚里士多德把伦理学和政治学都视为实践的科学，我国著名伦理学家陈瑛提出伦理学天生就与应用具有不解之缘。之所以如此，他认为这是因为"伦理学所研究的道德从本质上就是以'实践—精神'方式把握世界，是研究人的实践理性的"[①]。医学伦理学是一门应用伦理学，是运用伦理学的一般原理于医学实践之中，解决医学研究及医疗实践中的伦理问题，其生命力和意义就在于紧紧把握住医学实践中的伦理问题。

伦理学是医学伦理学和生命伦理学共同的基因。医学伦理学是伦理学的一个分支，用伦理学的原理和规则指导医者、医疗活动和医疗行为的学科。它的一切理论和实践原则都源于伦理学。医学与伦理本身就具有天然的联系，医学伦理就是对医学中道德的研究。医学伦理学又叫医学道德学。医生的道德品格除了具有一般人的道德品格要求外，又具有特殊的要求，比如博爱、仁慈这是一般人都要具备的基本的做人的品格，作为一位医生，除了有博爱、仁慈的品格之外，还要有丰富的医学知识、不泄露病人的隐私、尊重病人的权

---

① 陈瑛：《伦理学的应用与应用伦理学》，《学习与实践》1996年第7期。

利等品质。所以，伦理学的一般理论和原则都可以视具体情况应用于医学伦理当中。研究西方医学伦理学一般都从希波克拉底开始，《希波克拉底誓词》成为西方医学伦理学的经典之作，该誓词浓缩了作为一个医生所要具备的基本品格，这些古希腊医生的美德，实际上都可以从苏格拉底、柏拉图、亚里士多德等伦理学的著作中找到最早的影子。这些早期的希腊哲学伦理学家就是关注人的美德、人的幸福的学者，医生的美德是人的美德的一部分，懂得了做人的美德，进一步再把这样的美德应用于具体的医生职业领域，就成了医学伦理。在中国早期，儒学与医学是不分的，儒家提倡"仁者爱人"的仁爱精神，医学被称作"仁术"，所谓"仁"，就是仁爱，就是"博施于民而能济众"，医学叫仁术，医生叫"仁人"，"医者，非仁爱之士不可托也"。中国早期的医学伦理学规范和原则都可从儒家伦理学中找到渊源。

生命伦理学是对高科技条件下所产生的伦理问题的解答，作为一门学科虽然比较年轻，但其原理和规范仍然源于古老的伦理学。比如生命伦理学中的四个基本原则（不伤害原则、行善原则、尊重自主原则和公正原则）都是从伦理学的一般理论和实践中推演出来的，古老的伦理学一般原理和规范是年轻的生命伦理学的基础。更何况生命伦理学研究的范围在不断扩大，生命的一切伦理问题都要它来回答，伦理就是人伦之理，人的生与死、生命的价值、意义等一切问题都要生命伦理学作出回应。这些问题本身就是伦理学的核心内容。

伦理学起源于对人类生命的关爱，起源于人类的怜悯、同情、慈爱之心，它关注人类如何存在与发展，它为"人类如何更好地在一起、如何生活得更幸福"寻求答案，伦理学也是探寻做人、为人之道的学问。无论是医学伦理学，还是生命伦理学都是对生命的呵护，都是对人类健康的关心，健康是人类生活得更幸福的条件。因此，医学伦理学和生命伦理学都是关于生命的学问，都与伦理学息息相关，密切相连，做人、为人之道是医学伦理学和生命伦理学的理论支柱。所以，伦理学是医学伦理学和生命伦理学的共同的基因。医学伦理学和生命伦理学的研究者不能将眼界仅仅局限于教科书上的内容，要在此基础上从更深的层次上进一步研究人的本性、人的需要、人的尊严、人的价值以及人的幸福和人的全面发展等一系列关于人的基本理论问题，不仅要重视医学实践中的具体伦理问题，更要重视人的问题，重视关于人的问题的理论建设。

第四节　生命伦理学中的医疗公正

一、医疗公正的内涵

（一）正义概念界说

寻求正义是人类有史以来追求的目标和理想。在《礼记》中就有"大道之行也，天下为公"的思想[①]，这显示了追求社会公平的正义理想。然而，古往今来，人们对"何为正义"却众说纷纭，难以达成共识，以致正义问题成为困扰伦理学、政治学、法理学以及经济学领域的一个跨学科难题。犹如博登海默所说："正义有着一张普罗透斯似的脸（a Proteanface），变幻无常，随时可呈现不同的形态并具有极不相同的面貌。当我们仔细查看这张脸并试图揭开隐藏其背后的秘密时，我们往往会深感迷惑。"[②]人类从来就不畏惧困难，为了攻克这一难题，实现正义的目标和理想，无数人投入到对这一难题的研究之中，追溯以往的研究，分析这一难题的症结之所在，首先要对正义究竟是什么做出科学的回答。

从词源学来看，英文正义（Justice）一词来源于希腊女神狄刻的名字，狄刻被认为是正义的化身，主管人间是非善恶的评判，她是宙斯同法律和秩序女神戒弥斯之女，在希腊人的雕塑中戒弥斯手执聚宝角和天，眼上蒙布，以示不偏不倚地将善物分配给人类。拉丁语中正义（Justus）一词得名于古

---

① 任继愈：《中国哲学史》（第 5 版）第二册，人民出版社 1996 年版，第 29—30 页。

② ［美］博登海默：《法理学—法哲学及其方法》，邓正来、姬敬武译，华夏出版社 1987 年版，第 238 页。

罗马正义女神禹斯提提亚（Justitia），禹斯提提亚也是正义女神的化身。而justitia又由"jus"一词演化而来。"jus"最初有正、平、直等含义，可见，如同在希腊语中一样，拉丁语正义一词中已经包含了正直、无私、公平、公道这些一直保持到现代的基本语义。[1]在古代汉语里，"义"字的繁体形态由"羊""我"二字会意而成。羊在上古时代被认为"是聪明正直、公忠无私、极有理智的动物，所以古人也就以羊为美善吉祥的象征"。"我"字的原义是指一种戈形武器。由"羊""我"二字会意而成的"義"字的最初含义是：以"我"的力量，捍卫那些美善吉祥、神圣不可侵犯的事物及其所代表的价值。所以，"正""義""正义"与拉丁文和英文正义是相通的。"正"指无所偏倚和倾斜。"義"指"宜""合宜"。"正義"就是指坚守合宜的事物或行为。[2]从词源上看，中西方对正义的基本内涵的认识没有本质的差别，无论在西方还是在中国，正义都含有"正直、公平、不偏不倚"的意思。

首先对西方正义概念的产生与发展脉络进行简要梳理。在西方，正义概念最初产生于对政治生活中政治利益集团进行公正的平衡的观念。概略地说，从希腊神话、梭伦、柏拉图、亚里士多德一系的主流希腊思想，接通中世纪基督教的良心观念，经注入自然法的启蒙观念，汇合为自由主义的体系，并在此母体上吸收社会主义思想的部分影响，这构成了西方正义概念迄今发展的主脉。[3]正义的思想在古代希腊的发源，首先应该谈到梭伦。梭伦第一个把正义与应得的概念和思想联系起来，使正义成为一个有明确的社会的与德性的意义的概念。他认为要做到正义，就是要在富人和穷人之间不偏不倚。梭伦执政以后，通过改革，推行平民政治，主张在平民与富人之间建立平等的关系，在富人这边，他认为，贪婪是城邦社会纷争的根源，所以他要

---

[1] 鲁刚、郑述普：《希腊罗马神话词典》，中国社会科学出版社1984年版，第98页。
[2] 夏勇：《人权概念的起源》，中国政法大学出版社1997年版，第28页。
[3] 廖申白：《论西方主流正义概念发展中的嬗变与综合（上）》，《伦理学研究》2002年第11期，第2页。

求富人压制他们的欲望。在平民这边进行扶持，他首先禁止了借贷以人身作为担保，这样就使借贷的平民获得了人身自由。在西方的思想中，"应得"是正义概念早期最重要的内涵，后来关于正义的权利、自由、应当、对错等内涵都是在应得的基础上发展而来。应得的就是有权利要求得到的。权利这个词来源于"对"或"正确"。它意味着，你要求得到这件东西是对的、正确的。所以，应得的概念自然地包含着"对"或"正确"（"正当"）的含义。所有这些概念都是从应得这个概念逐步引申出来的。苏格拉底认为，"正义是知道如何行动是最好的"。柏拉图认为，"正义应当是人类美德的道德原则，体现各司其职，各守其序、各得其所"，"是一种过政治的生活的德性"。亚里士多德在《尼各马科伦理学》中进一步提出，"公正集一切德性之大成"；认为各种德行都可以囊括在"公正"的范畴中。他在《尼各马科伦理学》第五章专门讨论了正义，认为人的一切行为都有过度、不及和适中三种状态。"过度和不足乃是恶行的特性，而适中是美德的特性"，因为"美在适中"。美德就是能摆脱欲望的控制，"就是使一个人本身好，又使他把自己的工作做好的那种性格状况"。正义即人们在社会关系中所产生的适中美德，并且这一美德是所有德性中唯一一个与他人的善有关的德性。节制、勇敢、智慧都可以说是私人的德性，同一个人与他人的关系没有显著的联系，尽管它们也同一个人参与公共事务的品质相关。亚里士多德进一步将正义分为一般正义和特殊正义。他把特殊正义又分为三种，即分配正义、矫正正义和交易正义。[1]其中分配正义是指社会的财富、权利及其他可以在个人之间进行分配的东西的分配原则。分配正义的基本含义就是使每个人得到其应得的东西。平等的必须要平等对待，不平等的必须要不平等地对待。一个正义的社会必须坚持这样的原则：相同的人得到相同的对待，不同的人得到不同的对待。如两片面包分给两个同样饥饿的儿童，正义要求每个儿童一片，在这种情况下，"不等"分配是不正义的。如果一个儿童刚吃了一顿

---

[1] 苗力田：《亚里士多德全集》，中国人民大学出版社 1994 年版，第 105 页。

饱饭，另一个在24小时内没有吃任何东西，则把所有面包片都分给第二个儿童才是正义的。在这时"平等的分配"是不正义的。在基督教世界，应得、德性整体、相关于他人的善、不干涉、比例的平等这些被古代希腊人阐述的正义概念与相关观念，都融合在一种与神相沟通的良心正直（righteousness）的概念之中。近代自由主义关于正义的概念肇端于"正义在于应得"的理念，应得首先是个人对其财产的占有权，因为财产来源于劳动；财产的自由权利是优先的权利，是最重要的应得。这是自由主义在整体上对正义给出的解答。近代以来对正义的讨论中，罗尔斯提出的作为公平的正义理论影响最大，他的正义理论没有超越自由主义正义的框架，公平的正义的基本理论旨趣是捍卫每个社会成员的不受干涉的基本公民自由，即消极意义的自由。罗尔斯在1971年出版的《正义论》中开宗明义："每个人都基于正义而拥有一种不可侵犯性，这种不可侵犯性即使以社会整体之名也不能逾越。"[1]公平的正义理论将这种自由权利看作这样一种应得的权利：它是一个政治社会作为一社会合作体系所创造并由这个社会合理地加以限定的权利，一个人作为该政治社会中的成员自出生便具有与任何他人同样完整的身份，在这种自由权利的界限之内他将不受政府或他人的干涉与侵犯。为了保证郑重自由权利的实现，罗尔斯指出首先必须建立一个基于正义制度之上的社会，因此罗尔斯特别强调社会制度的正义性。他说："正义是社会制度的首要价值，正像真理是思想体系的首要价值一样。一种理论，无论它多么精致和简洁，只要它不真实，就必须加以拒绝或纠正；同样，某些法律和制度，不管它如何有效率和有条理，只要它们不正义，就必须加以改正和废除。"马克思在考察人类以往对正义概念理解的基础上，提出了社会主义社会的正义观念，他认为，人人对于共有财产享有同等的权利，才能真正实现人和人之间在社会地位和经济福利上的平等，这才是最重要的正义；财产制度倾向于使人的实际社会地位与经济福利权利变得不平等，因此应当以对财富的共同占有来取代它。

---

[1] ［美］罗尔斯：《正义论》，何怀宏等译，中国社会科学出版社1988年版，第1页。

通过以上对西方正义概念的粗略考察，可以看出，西方正义观念一直沿着"给人应得"这一主线而展开的，正义概念具有以下特性：（1）"应得"说。即正义就是应得。这是正义概念阐发的源头。（2）权利说。即认为正义就是应当的正确的要求。（3）利益说。即认为正义就是效用，就是最大多数人的最大利益，这是功利主义正义思想的核心。（4）平等、自由说。即认为，正义就是平等，就是自由。（5）德性说。这种正义观主张正义是一种美德，这种正义观主要体现在苏格拉底、柏拉图、亚里士多德、基督教以及近代以来以麦金泰尔为主的社群主义那里。综合这些正义学说，我们可以看出，正义是一种美德，这种美德的核心就是平等自由权利。这是正义的核心。从人们追求自由的历程来看，近代以来，对平等、自由的追求，成为追求正义的核心理念。所以，正义首先是一个政治范畴，尽管它与经济、个人福利相联系，这些都取决于正义的社会制度的安排。纵观这些正义学说，我们可以从行为者的角度把正义分为两种类型：个人正义和社会正义。前者是指以个人为行为主体正义，后者是以社会为行为主体的正义。

（二）正义原则的起源及其本质

对正义起源的考察，可以追溯到柏拉图，他在《理想国》中记载，智者格劳孔（Glaucon）在与苏格拉底（Socrates）讨论正义的本质和起源时，在人类史上首次提出了正义原则源于契约的思想。格劳孔认为，人类从本性来说"都是在法律的强迫之下，才走到正义这条路上来的——在任何场合之下，一个人只要能够干坏事，他总会去干的。大家一目了然，从不正义那里比从正义那里能得到更多的利益——如果谁有了权而不为非作歹，不夺人钱财，那他就要被人当成天下第一号傻瓜"。于是，"人们在彼此交往中既尝到过干不正义的甜头，又尝到过遭受不正义的苦头。两种味道都尝过之后，那些不能专尝甜头不吃苦头的人，觉得最好大家成立契约：既不要得不正义之惠，也不要吃不正义之亏。打这时候起，他们中间才开始订法律立契约。他们把守法践约叫合法的、正义的。这就是正义的本质和起源"。可见，在格劳孔那里，法律是正义的标准，而这个标准是人们依据理性妥协而订立的契约的产物。正如休谟所说："正义只是起源于人的自私和有限的慷慨，以及自然满足人类需要所准备的稀少的供应。"①值得注意的是，正义原则像其他道德原则、道德规范一样，是人们契约、协议、约定俗成的产物，但说自由原则源于契约，不等于说正义起源于人类契约，因为人类订立的契约有许多种，这些契约不一定都是符合正义的。从对正义的起源的考察来看，正义原则起源于人们的契约，人们之所以要订立这样的契约，是因为如果没有这个契约，有些人可以从不正义中得到好处。我们进一步思考，是哪些人有可能从不正义中得到好处呢？显然，是社会中的强者才有可能。所以，正义问题的核心是社会对强者的限制和监督和对弱者利益的保护。实际上，这一思想在亚里士多德那里就已经给我们提供了。亚里士多德在其《政治学》中明确指出："人们要使其权力足以攫取私利，往往不惜违反正义。弱者常常渴求平等和正义。强者对于这些便都无所考虑。"②可见，正义从来就是弱者的渴求，只有弱者才会渴求正义并提出正义问题，因为只有弱者才需要运用那具有客观性的"正义"为武器维护自己的基本权益。从亚里士多德的上述论述中不难体悟到：在一个社会中，当"正义"问题被提出时，就先在地隐含着它是弱者的声音；弱者诉诸正义渴求维护自身的正当权益，渴求扼制强者攫取私利、侵犯弱者正当权益的恶行。如果我们能够在一般意义上将"弱者"理解为"人民"，"强者"理解为"权贵"，那么，根据上述理解，在一个社会中，当"正义"被作为一个问题、诉求提出时，它就意味着首先是"人民的"正义诉求。"人民的正义"有两个方面的鲜活内容：普遍的正义与普通的正义。所谓普遍的正义，是指社会各阶层普遍认肯的正义；所谓普通的正义，是指更倾向于维护社会底层民众权益的正义。③人民的正义，普遍的正义，普通的正义，这些反映的是对权贵的限制和监督，对人民的关心和爱

---

① [英] 休谟：《人性论》，关文运译，商务印书馆 1980 年版，第 540 页。

② [古希腊] 亚里士多德：《政治学》，吴寿彭译，商务印书馆 1995 年版，第 317 页。

③ 高兆明：《人民的正义：正义理论的中国问题意识》，《南京师范大学学报》（社会科学版）2013 年第 2 期，第 6 页。

护，这才是正义问题的本质，才是正义问题的核心之所在。

正义是人们追求的对社会制度的一种价值安排，一种理想的目标，人类文明的发展史就是一步步接近正义目标的历史。在当下中国思考正义问题，要立足于这一宏观背景，结合实际情况来考察。思考当下中国的正义问题，我们不仅可以从罗尔斯强调对正义的社会制度的构建中得到启发，还可以从阿马蒂亚·森的正义日常生活的实践进路中受到教诲。阿马蒂亚·森批评罗尔斯对正义的宏大述事式的理想建构，他主张走一条正义的日常生活的实践进路，即主张在克服不正义的过程中建立与完善正义制度。他认为没有完美无缺的正义制度，只有永恒的正义追求。社会是在正义价值精神引领之下，通过人们对当下不正义制度的逐个克服、超越而走向正义。人类社会是在不断克服日常生活中的不正义中前行的。按照阿马蒂亚·森的思路，我们要更多地想一想当下我们存在的不正义的现实：诸如欺行霸市现象，为人诟病的某些官员的贪腐堕落……只有从脚下一点一滴做起，逐步克服这些既存的不正义现实，才能逐步跨入完善的正义大道。当然，这些日常生活实践中正义的确立也离不开一个良好的正义制度的安排。从罗尔斯和阿马蒂亚·森这里，我们得到的启发是，公平正义的实现，有赖于两个方面的基本工作：其一，确立起如同罗尔斯所说的作为背景性的正义制度安排；其二，着眼于阿马蒂亚·森所倡导的对日常生活实践中不正义的克服。

（三）医疗正义的内涵及其本质

医疗正义是指医疗领域的正义。因为它直接涉及人们的生命和健康，所以，医疗正义不同于一般的正义问题更显得尤为重要。

众所周知，生老病死乃人之常情。疾病和死亡是人类时刻面临的威胁。医疗正义就是指人们在疾病和死亡面前获得公平的治疗机会，当然，这里的"公平"不是指每个人都能够得到同样的治疗，因为医疗资源是有限的，疾病和死亡对医疗资源的需求是无限的，这就意味着，有的人有机会获得它，而另一些人则得不到它，至于哪些人能得到医疗资源、哪些人不能够得到医疗资源，这就是公平的含义，即相对有限的医疗资源要按照公平原则在疾病和死亡面前进行分配，这是医疗正义的核心问题。当然，广义的医疗正义不仅包括医疗资源的分配，还包括公民基本健康权利的维护、医疗行为的正义、医疗纠纷审判活动中的正义、医疗仲裁活动中的正义等。医疗资源的公平分配并不是指医疗资源在各地区、机构间分配绝对平均化，而是指构成医疗资源的各要素（人、财、物）在某一区域内适应居民对不同层次医疗服务的需要和需求所达到的某种组合形式，从而既可让医疗资源得到充分有效的利用，又可使该地区的居民得到应得的医疗服务（包括数量、类及质量）。医疗资源分配的结果应能根据人们的健康需要，公平地为人群提供其所应得到的医疗服务，满足其需要量，实现医疗资源的合理配置。

可以看出，公平的医疗资源的配置要根据人们对健康的需要进行分配，而不是按照市场规则谁有钱谁就可以得到相应的医疗服务。医疗正义排斥市场规则。因为市场逻辑以其自身的方式把道德辩论从公共生活中排挤出去。市场的部分吸引力就在于它们并不对其所满足的偏好进行道德判断。市场并不追问一些评价物品的方式是否比其他方式更高尚或者更恰当。如果某人在治疗疾病时愿意花一笔钱做器官移植手术，市场不会指责这种做法，而且也不会对高尚的偏好与卑鄙的偏好加以区别。如果医疗服务由支付能力决定而不是由需求决定，这就会违背医疗正义原则。比如，当前一些人（尤其是低收入者）得了病，由于经济原因不能去医院；或者住院后来不及完全康复就忙着出院，所有这些都是因为害怕陷入高额医疗费用的深渊。而忍受小病小痛，并且一再拖延疾病的治疗时，小病可能会发展为大病，而大病的延误则可能危害健康乃至使其丧失工作能力甚至生命。这就是"因病致贫""因贫致病"的根源所在，这种恶性循环已经成为困扰我国城镇的重大社会问题。昂贵的医药费用、工作能力的丧失使许多人得病后生活水平一下便跌至贫困线以下，如果用个形象的比喻，中国在过去25年里已经成长为一个巨人，但这个巨人拖着两条瘸腿，一条是本书讨论的医疗体制，另一条是同样千疮百孔的教育体制。从改革前和改革后的对比中，我们可以得到两点启示。第一，单是经济增长不能为所有人提供良好的医疗保健，如何分配经济增长的成果。第二，不论市场的力量如何强大，它也无法解决医疗资源分配中的不公平问题以及患者、保险人与医院之间的信息不对称问题。依赖自由市场来筹措资金和提供医疗服务将不可避免地导致穷人和弱势群体对医疗服务使用的减少。这就导致享有更好医疗保障或更有能力支付相关费用的人将获得更多的医疗服务，而真正需要医疗服务的人却得不到服务。在医疗服务利用方面，有医疗保险的人与没有医疗保险的人之间，富人与穷人之间的差距在不断扩大。这不仅不公平，同样也是没效率的。

所以，医疗正义意味着根据人们的支付能力而不是所获得的医疗服务来支付医疗服用，这就是医疗正义的逻辑。这样的医疗筹资至少应符合两个标准。第一，个人不应为因病就医而倾家荡产。这意味着公平的医疗筹资要求有高水平的风险分担机制。第二，穷人向医疗体系支付的费用应该比富人少。因为收入低，穷人往往必须将收入的绝大部分用于满足食物、住房等基本生活需求。因此，在医疗筹资上，应该反映穷人和富人在可支配收入上的区别。当人们面对疾病和死亡的威胁时，医疗正义要求不能因患者的社会地位、经济能力或种族、性别、地区等因素，而影响其获得基本医疗服务的机会。

由于医疗正义与人们的生命和健康休戚相关，所以，它具有在其他领域不同的特性。美国哈佛大学诺曼·丹尼尔斯（Norman Danicls）指出："医疗保健中的公正理论并不仅仅是哲学家和政治理论家的精神食粮，它关涉到我们所有人，健康与每个人都息息相关，关涉到我们在社会中的一般性机会的均等、生命计划的实现。分配公正关涉到谁应该获得什么，我们的医疗保健机构怎样分配各种医疗产品和服务直接攸关我们的福利和生活品质。"①所以，医疗正义的表象是医疗资源分配的公正，实质却是生命公正与健康公正。由于医疗健康资源本身的有限性，而人们对医疗健康资源需求却是无限的，因此医疗正义的根本性问题是"谁活着"和"谁死去"的问题。医疗正

---

①Daniels N.Just Health Care，Cambridge University Press，1985，Pxi.

义的本质就是社会成员有同等的机会享有医疗保障，在因疾病而招致健康和经济损失时能公平地获得卫生服务和享有经济补偿，不会因其社会地位等的不同而出现差别；任何享有医疗保障的人在遭遇疾病风险时都有同等的就医机会，得到按医疗保险制度规定的经济补偿，其享受医疗保障的范围和水平不应取决于收入的多少，而应取决于疾病治疗的需要和医疗保障制度的规定。

二、医疗公正在生命伦理学中的地位

医疗公正的核心问题是"医疗资源如何分配才是正义的"，这是一个"大问题"。"大问题"一词，这里是借用美国哲学家罗伯特·所罗门所著的《大问题》一书的含义，作者在他的这本著作中把"有关生活的意义和宇宙本性的"哲学问题称作"大问题"。医疗资源如何公平分配，表象上是一个涉及资源分配正义的问题，实质却是生命公正与健康公正的问题。因此它不仅关系到人们的生命存在和健康，更关乎人们生活的意义，尤其关乎人的自尊能否得到维护。依照叔本华的观点，他认为不正义伤害了人们的自尊："当不义之受害者的躯体表达领域受到他人侵犯时，他所感受的是直接的、精神的痛苦。这种痛苦完全独立于且不同于由他人行为或者由随损失而来的烦恼所造成的肉体痛苦，尽管后者与前者同时被感受到。"[①]所以医疗资源公平分配不是一个经济学的问题，而是一个哲学和伦理学的问题。因为"经济学是方法的科学，而不是最终结果的科学：它能解释市场价格的决定机制，而不能解释基本价值的形成原理；它能告诉我们不同做法的结果，却不能为我们作出选择。这种局限性将始终伴随在我们左右，因为经济学永远无法取代道德准则和伦理观念"[②]。价值引导着几乎所有的人类行为。

可是，生命伦理学对这个"大问题"却一直冷落。自20世纪70年代生命

① 慈继伟：《正义的两面》，生活·读书·新知三联书店2001年版，第84页。
② ［美］维克托·R.福克斯：《谁将生存？健康、经济学和社会选择》，罗汉、焦艳、朱雪琴译，上海人民出版社2000年版，第33—34页。

伦理学诞生以来，它研究的领域更多的是涉及生命技术的发展带来的伦理挑战，如在体外受精、试管婴儿、人工流产、克隆人等现代生殖技术、转基因工程、高科技延长生命技术以及器官移植等现实问题面临诸多的伦理困惑，现实问题直撞哲学伦理学领域，引起了伦理学家的关注，生命伦理学适应了时代科学的发展应运而生，并很快发展成为时代的显学。正如斯蒂芬·图尔明所说，医学可能通过把哲学从对抗伦理学非真实世界的全神贯注中拉出来从而挽救了哲学的生命。①长期以来，生命伦理学界学者们一直对在克隆人、安乐死、流产堕胎、现代生殖技术、转基因工程、高科技延长生命技术以及器官移植等领域的伦理问题给予高度关注，却很少有人关注医疗保健中的问题。丹尼尔斯早已发现这一现象，他说："当我第一次对医学伦理学文献感兴趣时，我对有关医疗保健分配的哲学分析的缺乏感到震惊。"②没有人分析医疗保健分配是什么类型的社会商品或商讨在它的分配中应遵循什么原则，甚至因为在哲学领域因公正、正义做了如此之多的工作，而在医疗保健分配方面却存在缺陷，这实在令人费解。Rosamond Rhodes教授也注意到这一问题，他评论说："生命伦理学一方面使自己承载了过多职能，另一方面又对健康利益公正分配关注不多甚至不闻不问。"③但是，生命伦理学绝不仅仅是生物医学伦理学。1971年，美国学者波特出版《生命伦理学：通往未来的桥梁》，波特最早界定"生命伦理学是利用生命科学以改善人们生命质量的事业，同时有助于我们确定目标，更好地理解人和世界的本质，因此它是生存科学，有助于人们对幸福和创造性的生命开出处方"。所以，生命伦理学不仅仅是对生命科学技术的伦理反思，更是要对人的生命状态、生命的终极问题以及对人的生命的本质、价值与意义进行道德哲学的追问。国内著名学者

---

① [美] 约瑟夫·P. 德马科、[美] 理查德·M. 福克斯：《现代世界伦理学新趋向》，石毓彬、廖申白、程立显等译，中国青年出版社1990年版，第176页。

② Norman Daniels.*Just Health Care*, Cambridge University Press, 1985, p.41.

③ Rosamond Rhodes, Margaret P.B., Anita Silwers.*Medicine and Social Justice*, Oxford University Press, 2002, p.4.

孙慕义认为：眼下，生命伦理学除理论探索外，其首要任务是解决卫生保健事业中的不公正问题以及医疗改革中的难题。[①]丹尼尔斯指出：注重临床医患关系和尖端技术的生命伦理学传统导致的结果是：使生命伦理学偏离了对人口健康、健康差距和正义问题的研究。他认为这是一种短见，因为它忽视了对临床关系产生的制度背景的研究，这比尖端技术对健康的影响更深刻、更广泛。所以，丹尼尔斯提出一种更加宽广的生命伦理学议题应该提到议事日程：把健康资源分配以及影响健康分配的公平政策作为生命伦理研究的方向。[②]Beauchamp在Principles of Biomedical Ethics一书中专门介绍了生命伦理的正义原则，他说，这本书的其他部分与正义原则这部分内容相比，有点相形见绌了。奥地利生命伦理学家彼得·辛格（Peter Singer）对当今道德哲学的研究方向也提出了自己的观点：当今最关键的道德问题并不是同性恋或堕胎，相反的，道德家应该要问的是：面对索马里的饥民，生活在富裕世界中的我们，可以尽什么义务?对发生在波斯尼亚、阿塞拜疆和洛杉矶那些阻碍着人们共同生活的种族仇恨，我们应该做些什么? 以及在一个功利滔滔的世界上如何生活得有意义?[③] 在这里，辛格是说传统生命伦理学对同性恋或堕胎等相关问题的争论应转向人类生存状况、生活意义的研究，由于健康、医疗资源分配问题与人类生活密切相关，无疑应成为生命伦理学关注的焦点。Norman Daniels and James Sabin 合著的《公平地设定限制》（Setting Limits Fairly）一书对政府在限制人们享有的医疗保健权利时如何做到公正进行了详细分析，提出了权力部门在制定限制人们医疗保健政策时应遵守的四个程序原则：（1）使他们的决定和理由公开；（2）把他们的决定和理由建立在与该政策相关的、有公正心的人愿意接受的基础上；（3）建立一种受欢迎的修订机

---

① 孙慕义：《生命伦理学的知识场域和现象学问题》，《医学与哲学》（人文社会医学版）2008 第 2 期，第 8 页。

② Norman Daniels. *Equity and Population Health： Toward a Broader Bioethics Agenda* ，The Hastings Center Report，2006（4）：22-35.

③ ［澳］彼得·辛格：《生命，如何作答：利己年代的伦理》，周家麟译，北京大学出版社2012 年版，第 17 页。

制；（4）控制整个过程，以确保对政策适当地宣传和修订。

这样的程序尽管不能确保结果的绝对公正，但它增加了政府制定政策的合法性。詹姆斯·德怀尔（James Dwyer）对该著作给予高度评价，他希望这本著作能成为生命伦理学的一个转折。因为生命伦理学起初倾向于强调现代人的自由：个体自主的价值、人格权和相关法律等，并把这些自由权发展为伦理原则和法律制度，如知情同意原则、拒绝治疗权和预先指令模式等。德怀尔认为：尽管这些研究在生命伦理学中很重要，但是它忽视了公民的平等政治自由，对民主参与的价值、公共审议的性质以及社会责任意识和合作努力的职责意识重视不够，《公平地设定限制》这样的研究能够对这些问题更加重视，有助于我们成为有公正思想的公民，而不是一个精明的医疗消费者。[①]

由此我们可以看出：当今生命伦理学的研究正由起初对生命技术伦理和个人自主有关的法律的关注转向对公民政治自由权利和医疗正义的研究，医疗政策的公平性、公民的健康平等、消除健康差距等，将成为生命伦理学研究的新亮点，这些理应成为生命伦理学研究的主题。

三、医疗公正的生命伦理意蕴

（一）医疗资源的公平分配是实现人民幸福的基石

追求幸福是人们生活的目的，一个人如果感到生活得不幸福，他就会觉得生活没意义。亚里士多德认为，世间所有的事物都以某种善为目的，而对于人来说，这种善就是幸福，并且他把幸福作为最高的善。不过，人们对幸福的理解却因人而异，各不相同。边沁把幸福与快乐、不幸与痛苦看成含义相同的词，叔本华认为"幸福就是欲求的满足"，尼采把幸福理解为对权力的渴望和追求。伊壁鸠鲁认为，幸福就是身体的无痛苦，灵魂的无烦忧。可

---

①James Dwyer .Setting Limits, Enhancing Democracy，The Hastings Center Report，2003（3）：6-47.

见，有的人把幸福等同于快乐，有的人则把财富、荣誉、权力等当作幸福，甚至同一个人在不同的时刻把幸福看成不同的东西：在生病时说它是健康；在穷困时说它是财富；在感到了自己无知时，又对那些提出他无法理解的宏论的人无比崇拜。[①]但总体来看，不管对幸福如何理解，构成幸福的要素总是包括外在因素和自身因素两个方面，其中自身因素又可分为身体因素和精神因素。外在因素是指良好的环境、高贵的出身、财产与地位、权力与荣誉、朋友和社交等；身体因素是指健康的体质、漂亮的面容、健美的身材、身体的快感、高雅的情趣、特异的体能（如快速奔跑、游泳、跳远、跳高、骑马、赛车）等；精神因素是指健全的理智、独立的思想、丰富的内心、平和的心态、自由的闲暇、深刻的思辨等。[②]在构成幸福的因素中，外在的因素是最不重要的。比如财富，亚里士多德认为，相对于最高的目的善幸福，财富实质上就是一种手段善。"财富显然不是我们在寻求的善。因为，它只是获得某种其他事物的有用的手段。"[③]财富、地位、名誉，这些都是达到幸福的外在条件，实现幸福，最为重要的是自身因素。对此，叔本华有明确的认识："凡夫俗子们以他们的身外之物当作生活幸福的根据，如财产、地位、妻室儿女、朋友、社交以及诸如此类的一切；所以，一旦他失去了这些，或者一旦这些使他失望，那么，他的幸福的基础便全面崩溃了。换言之，他的重心并不在他自身。"[④]在叔本华看来，自身因素（身体因素和精神因素）是构成幸福的重心。尽管叔本华对人生幸福持有悲观的态度（他认为人的欲望得到了满足，则会感到厌烦，而后又会产生新的欲望，欲望得不到满足，则痛苦，所以，人生总是以痛苦为生命的归宿），但他对幸福的本质含义的理解，还是抓住了关键。正像叔本华所说，自身的因素是实现幸福的关键。尤其是身体的因素更是关键之关键，一个人躺在医院的病床上，正在经受疾

---

① [古希腊] 亚里士多德：《尼各马可伦理学》，廖申白译，商务印书馆版 2004 版，第 9、13 页。
② 俞吾金：《幸福三论》，《上海师范大学学报》（哲学社会科学版）2013 年第 2 期，第 7 页。
③ [古希腊] 亚里士多德：《尼各马可伦理学》，廖申白译，商务印书馆 2004 版，第 9、13 页。
④ [德] 叔本华：《叔本华论说文集》，范进等译，商务印书馆 1999 年版，第 30 页。

病痛苦的折磨，很难想象他是幸福的，所以，身体的健康是实现人生幸福的前提。这也是中国传统思想中一直强调人的健康、珍惜人的生命的原因之所在。我国传统思想文化以儒家、道家思想最具代表性，他们的思想都是对人生问题进行哲思的精华，在人生幸福问题上都注重把生命的保全、身体的健康放在重要地位。儒家认为，"天地之大德曰生"（《易传》），生命是天地万物的首要规则，也就是把尊重生命放在第一位，将生命视为最高价值。儒家要求人们要对自然肉身存在具有敬畏之心，"身体发肤，受之父母，不可毁伤"（《孝经》）。有学者认为，"生生"是儒家思想的总纲：儒家以"生"为纲，而言"命"，而言"性"，而思人事之当为，从而在对宇宙生成、世界本体以及人在宇宙中的地位及其个体生命的意向性和规定性的探讨中，表现出重生、乐生、和生的追求与境界。①与儒家在强调重生、乐生、和生的基础上，追求自强不息的人生境界相比，道家则更直接强调人的身体健康的重要。道家倡导"福莫大于生"，即认为，人的幸福不在于占有物质财富的多少，拥有权力名声的多寡，而在于能够保持身体健康和心情愉悦，且长生不死。身体是长生成仙之基本。东晋道士葛洪指出："夫有因无而生焉，形须神而立焉。有者，无之宫也；形者，神之宅也。故譬之于堤，堤坏则水不留矣；方之于烛，烛糜则火不居矣。身（一作形）劳则神散，气竭则命终。"②他认为，人的生命是由形体和精神相互配合而成的，"形须神而立"，"形者神之宅也"，"身（形）劳则神散，气竭则命终"，因而将保持身体长存作为个体幸福的先决条件。葛洪看到了人的身体是生命的依托，没有了身体，人的各种需要和欲望也就无从产生，也就不会有所谓心理上的快乐与幸福，故将身体作为获得幸福的物质基础。

　　身体健康是生活质量提高的标志，是生活幸福的前提。每一个追求生活幸福的人都希望身体健康，但是，身体健康首先要免除疾病的困扰，由于

---

① 张舜清：《略论儒家生命伦理精神及其理论渊源：以"生"为视角》，《伦理学研究》2010年第6期，第51页。

② 王明：《抱朴子内篇校释》，中华书局1985年版，第110页。

现有的医疗资源的有限性，并不能满足每一个人的健康需求，谁该拥有？谁不该拥有？这就要求社会按照公平正义原则对现有医疗资源进行分配，能否实现医疗资源的公平分配不仅仅关系到每个人的健康，更重要的是关系到一个人生活的幸福。正像美国哈佛大学诺曼·丹尼尔斯（Norman Daniels）所说："医疗保健中的公正理论并不仅仅是哲学家和政治理论家的精神食粮，它关涉到我们所有人，健康与每个人都息息相关，关涉到我们在社会中的一般性机会的均等、生命计划的实现。分配公正关涉到谁应该获得什么，我们的医疗保健机构怎样分配各种医疗产品和服务直接攸关我们的福利和生活品质。"①

（二）医疗资源的公平分配是对人民生命尊严的捍卫

让人民生活得更有尊严，必须实现医疗公正。幸福离不开健康，更离不开尊严，有尊严的幸福，才是人们追求和向往的真正的幸福。要使人民生活得更有尊严，就要公平分配医疗资源。

尊严是一个意义重大但内涵模糊的伦理与法律概念，它来自一种对人际间基本的相互尊重的普遍需求，从本质上讲，尊严就是不被侮辱的权利。② "不被侮辱"，就是要求人与人平等相待，即康德所说"视每一个人为目的"，每一个人的尊严都是至高无上（无价的），每一个人在尊严上都是平等的。尊严这一特性是人所固有的，它源于人的本性，这一点已为心理学所证明。Harcum 等人研究认为，尊严是人生而固有的，是人性的一部分。③ Full等人研究证明：尊严是人的一种基本需求。④ 美国心理学家马斯洛研究发现："除了少数病态的人之外，社会上所有的人都有一种对于他们的

---

① Daniels N. , Just Health Care, Cambridge University, Press, 1985, Pxi.

② 甘绍平：《人权伦理学》，中国发展出版社 2009 年版，第 159 页。

③ Harcum, E. R., & Rosen, E. F., *Perceived dignity of persons with minimal voluntary control over their own behaviors*, Psychological Reports, 1990, No.67, pp.1275-1282.

④ Full, R. W., & Gerloff, P. A., *Dignity for all: How to create a world without rankism*, Berrett-Koehler Publishers, 2008, p.78.

稳定的、牢固不变的，通常较高的评价的需要或欲望，有一种对于自尊、自重和来自他人的尊重的需要或欲望。"[1]不仅心理学家从人的本性中对尊严进行论证，政治学者们也不乏从人的本性中寻找人的尊严的根据。卢梭声称"生而为人就有尊严"，福山通过对黑格尔的研究以及柯杰夫对黑格尔的解读中发现，人的本性不仅追求物质的慰藉，而且要求被尊敬与承认。他说："按照黑格尔的观点……人与动物有着根本的区别，因为人对别人的欲望也会有某种欲望，即人渴望得到别人的认可。特别是，人强烈要求获得作为'人'的认可，即作为一个具有一定价值和尊严的人而被认可。这种价值最初与他甘愿为自己的名誉而进行斗争，甚至甘冒生命危险联系在一起。"[2]可见，尊严为人所特有，是人的固有属性。因为大家都是人，而不是禽兽，所以，我们都拥有不被羞辱、不被侵犯、平等的尊严。

人的尊严是崇高的，也是脆弱的，它需要社会正义力量的保护，如果缺乏正义，如果人们总是生活在野蛮状态下，人们时刻面临着饥饿、暴力、疾病、死亡的威胁，在这种恐惧和危险中，人的生活孤独、贫困、卑污、残忍而短寿，有何尊严可言？所以，尊严是人类历史从"兽性"状态走向"人性"状态的标志。从美国的《弗吉尼亚权利宣言》到法国的《人权和公民权宣言》，从18世纪的《美国宪法》到20世纪的《欧洲社会宪章》以及联合国的《世界人权宣言》，这些文件无不体现"每一个人都具有不可侵犯的、平等的尊严"思想，都是保护对人的尊严的盾牌。

我国宪法也明确规定："公民的人格尊严不受侵犯。"这种不受侵犯的尊严，不仅体现在宪法中，更要落实在各个领域的具体的社会制度中。否则，尊严就是空谈。要使人们过上有尊严的生活，就必须实行医疗资源的公平分配。尊严是一个意义重大但内涵模糊的伦理与法律概念，它来自一种对人际间基本的相互尊重的普遍需求，从本质上讲，尊严就是不被侮辱的权

---

① [美] 马斯洛：《动机与人格》，许金声译，华夏出版社1987年版，第51页。

② [美] 福山：《历史的终结及最后之人》，黄胜强、许铭原译，中国社会科学出版社2003年版，第7页。

利。①说尊严是一种权利，其伦理的内涵不言而喻，因为权利本身具有伦理的意蕴。权利基于人类生活的需要而产生。在社会生活中，某个人总是要向社会或他人提供某种行为或不行为，并相应地获得他人、社会对自己提供的某种行为或不行为。不然的话，就形成不了稳定的社会关系和起码的社会秩序。向他人、社会要求某种行为或不行为，这就是我们所说的权利。权利就是一种要求。我们说某人有权利做或不做某事，就说明这个人的主张是对的，否则，就说明这个人是错的。另外，权利本身意味着责任，说一个人在某方面享有权利，就意味着相对应的其他人有尊重这个人的权利的义务和责任，比如说，我们享有受教育的权利，这就意味着国家和社会要承担相应的责任，再比如说，我们说某人享有人身自由权，这就意味着社会和他人要尊重这个人的人身自由，不能侵犯他。现在，权利概念成了伦理学的中心。传统伦理学概念一直是正当与不正当；义务、责任与"应当"；善与恶；价值与祈望；道德价值，美德、立项与德行以及力量、自我与个性。只是因为权利与义务的关系问题，权利才加入到伦理学的概念之中。无疑，义务比权利更根本仍是哲学家中具有权威性的观点，但权利现在是讨论的热门。②"不被侮辱"，就是要求人与人平等相待，正像康德所说，"视每一个人为目的"，因为每一个人的尊严都是至高无上（无价的），每一个人在尊严上都是平等的。人的尊严包括生命尊严、心理尊严和社会尊严，其中"生命尊严"指的就是生物学意义上的"人的尊严"，它是"人的尊严"中最基础的部分。③每一个人都拥有生命尊严，这就意味着"每一个人都具有不可侵犯的、平等的尊严"，每一个人的生命都是平等的，是无价的（具有至上的价值）。这是因为每一个社会成员在缔结社会上的贡献都是一样的，基于此，

① 甘绍平：《人权伦理学》，中国发展出版社 2009 年版，第 138 页。
② ［美］约瑟夫·P. 德马科，［美］理查德·M. 福克斯：《现代世界伦理学新趋向》，石毓彬、廖申白、程立显等译，中国青年出版社 1990 年版，第 346 页。
③ 韩跃红、孙书行：《人的尊严和生命的尊严释义》，《哲学研究》2006 年第 3 期，第 64 页。

每一个社会成员都享有同等的生命存在的权利。[①] 这就要求社会在医疗资源的分配上要同等对待每一个社会成员。上述我国在医疗资源分配上的不公平表现，使人民的生命尊严遭到了贬损，要使这些人过上更有尊严的生活，就必须实行医疗资源的公平分配。

（三）医疗资源的公平分配是社会正义的本质要素

尊严需要社会正义的维护。社会公平、正义是当前中国发展中要解决的关键问题。实现社会公平正义，关键在于如何解决分配正义的问题。分配正义涉及经济、政治、医疗、教育等不同的领域，每个领域由于其历史、现状和性质的不同，要解决的关键问题和应坚持的分配正义原则也有所不同。就医疗领域来说，医疗资源的分配正义问题是当前实现医疗正义的关键。

医疗资源是一种特殊的资源，与人们的生命和健康直接相关，医疗资源又是一种相对稀缺的资源，所以，医疗资源的分配正义与人们的生命休戚相关，与人民的幸福和尊严密切相连，它构成社会正义的本质要素。

"既饱以食，覆饱以德"，温饱问题基本解决之后，人民对于公平、正义、平等权利的渴求更加敏感和迫切，实现社会正义，是解决当下我国改革和发展问题的关键，也是人民的急切期盼，能否有效解决这一问题，关系到社会的和谐与稳定，同时，社会是否正义也是一个社会制度的试金石。正像罗尔斯所说："正义是社会制度的首要价值，正像真理是思想的首要价值一样。一种理论，无论它多么精致和简洁，只要它不真实，就必须加以拒绝修正；同样，某些法律制度，不管它们如何有效率和有条理，只要它们不正义，就必须加以改造或者废除。"[②] 在实现社会正义的进程中，应把实现医疗正义放在首要位置，因为医疗正义关乎人民生命的存续、生活的幸福和尊严，而医疗资源的公平分配则是实现医疗正义的关键。

---

① 王海明：《公正平等人道：社会治理的道德原则体系》，北京大学出版社 2000 年版，第65—66 页。

② ［美］约翰·罗尔斯：《正义论》，何怀宏等译，中国社会科学出版社 1988 年版，第 1 页。

第二章 儒家公正思想及其对医疗公正问题的启示

医疗公正是生命伦理学领域一个十分重要的问题。在当代多元社会，构建我国生命伦理学的理论基础，需要整合诸多理论资源，在这些资源中，儒学是与我们民族心理、民族性格相契合并且对当今社会影响越来越大的思想传统，理应首先予以关注。本章将深入挖掘儒家公正思想的资源，探索儒家公正思想对构建我国生命伦理学理论、处理当代中国的生命伦理中医疗公正问题的重要贡献。

第一节 儒家公正思想作为构建中国生命伦理学理论基础的疑问

现代道德体系是以正义为中心的，这是与现代"个人""自我"的不断彰显分不开的。无论对正义如何定义，适当区别对待每一个个体，使每个人"得其应得"，这是正义的核心内涵。也就是说，正义的出现与个体主义的观念不断彰显其息息相关。众所周知，儒家思想一贯强调集体，忽视个人，这一理念被当作常识，所以，难免就有人质疑：儒家思想中有没有正义论？这是疑问之一。退一步说，即使儒家思想中有关于正义的内容，毕竟它是发生在几千年前的事情了，今天它还能否对构建当代中国生命伦理学理论基础提供有价值的贡献，这是疑问之二。当然，这些疑问都有"普遍主义伦理学"的背景，这种普遍主义伦理学认为，当代西方正义理论是一种普遍主义正义论，放之四海而皆准，理应成为构建中国生命伦理学的理论基础。西方正义论真的是普遍主义的吗？这是疑问之三。本节对上述疑问，进行一一回应。

一、儒家思想中有没有正义论?

当然，这里的正义，不仅仅是指美德的正义，更是从社会层面来说的社会正义，即分配的正义问题。很多人认为儒家思想重在个人美德、个人修养，在社会层面，儒家视政治为个人伦理的延续，视国家为家庭的扩大，并不把正义放在重要位置。这种对儒家思想的诠释——把美德的培养比正义更重要、把仁者之治比政策和法律重要——是极其片面的。[①]香港大学政治与公共行政系陈祖为教授以先秦儒家为例，从对《论语》《孟子》《荀子》等经典著作的分析中得出结论：儒家思想同样包含社会正义，在政治原则和政策中，包括职位和资源的分配原则，这些原则不能化约为家庭中心的原则，这些分配正义恰恰是儒家仁政的核心理念。陈祖为教授认为，在先秦儒家人物中，荀子对正义和公平的重要性的论述是最为清楚的，尤其是他对社会正义的论述。荀子的政治思想在《荀子》第九篇《王制》中得到系统阐述。比如《荀子·王制》中讲道："故公平者，听之衡也，中和者，听之绳也；其有法者以法行，无法者以类举，听之尽也；偏党而无经，听之辟也。"这段话的意思主要强调处理政事一定要公平，公平是处理政治事务的尺度，中和是处理政治事务的准绳。有法律可依的，就依照法律办事；无法律可依的，就按照相似的事情处理情况类推，这是处理政治事务的最高原则。如果处理政

---

① 陈祖为、陈明：《儒家思想是否具有社会正义观》，《伦理学与公共事务》2008 年第 5 期，第 212 页。

事偏私而没有常法，这就会走向邪路。所以，"统治活动必须'平'"。荀子公平正义思想中还讲到对残疾者、贫穷者的照顾。《荀子·王制》开篇就讲道："五疾，上收而养之，材而事之，官施而衣食之，兼及无遗。"这里的"五疾"就是指哑、聋、瘸、断臂、侏儒。这段话的意思是说，对于残疾之人，政府要妥善安排、供养他们，按照他们的实际情况给他们一定的事情做，他们的衣食都由政府提供给他们，政府要全部照顾到，没有遗漏。《荀子·王制》还讲道："选贤良，举笃敬，兴孝弟，收孤寡，补贫穷。如是，则庶人安政矣。传曰：'君者，舟也；庶人者，水也。水则载舟，水则覆舟。'此之谓也。故君人者，欲安则莫若平政爱民矣。"这里特别强调当政者要公平施政，必须"抚养孤寡，补给贫穷"。只有这样老百姓才能安于政治，当政者才能在职位上安稳。否则，就如同以往的记载中所说，当政者如船，老百姓如水；水能浮起船，亦能使船翻掉。也就是说，如果当政者要想使政治安稳，就必须公平施政，爱护老百姓，尤其是对社会底层的人要照顾好。赈济穷困者，安抚残疾者，这些都是公平正义的应有之义。

不仅如此，荀子的正义思想还包括"使每人因其个人特征、条件和行为而得其所宜"的内涵。《荀子·正论》中讲道："治古不然，凡爵列、官职、赏庆、刑罚，皆报也，以类相从者也。一物失称，乱之端也。夫德不称位，能不称官，赏不当功，罚不当罪，不祥莫大焉。"这段话的意思是说，古代安定的社会是一个与爵位、官职、赏罚、奖励相称的社会，也就是说是一个论功行赏、论罪当罚的社会，一旦失去公平，祸乱就会到来。如果出现德与位不相称，能力与官职不相配，赏赐与功劳不相称，处罚与罪行不相称，那是最大的不祥之兆。荀子在这里强调的是公正对一个社会安定的意义。实际上这一思想在《荀子·劝学》中就有了论述，他说："物类之起，必有所始；荣辱之来，必象其德。"就是说，各种事物的发生都有它的起因，荣誉或耻辱的到来，一定与他的德性是相应的，"量能而授官"（《荀子·君道》），论功行赏，论罪受罚。荀子认为，统治者一定要根据才能大小而授予相应官职，根据一个人品性的好坏而确定他的地位高低，按其犯的罪来定对他的惩罚。"故刑当罪则威，不当罪则侮；爵当贤则贵，不当贤则贱。古者刑不过罪，爵不逾德，故杀其父而臣其子，杀其兄而臣其弟。刑罚不怒罪，爵赏不遗德，分然各以其诚通。"（《荀子·君子》）所以，只有刑罚与罪行相称才能有威力，如果刑罚与罪行不相称，刑罚就会受到轻侮；爵位与贤能相称才能受到尊重，如果爵位与贤能不相称，就会受到鄙视。古时候刑罚不超过罪行，爵位不超过德行。父亲被杀死了，而他的儿子可以被任用，哥哥被杀，而他的弟弟可以被任用，互不相干。刑罚与罪行相称，赏赐爵位与德行相配，赏罚分明。这样就使得行善的人能得到勉励，作恶的人就会受到阻止，政令畅通，教化神明。荀子这里强调的是：当涉及正义时，每个人都应该被看作是独立于他人（包括家庭成员）的个体来对待，正义的个体性特征在这里表现得一清二楚，荀子认为，正义所关注的就是适当的区别对待每一个个体。

孔子也是非常倡导公正精神的。《吕氏春秋》记载了这样一个故事，说的是孔子非常赞扬祁黄羊的公正精神，因为当祁黄羊向晋平公推举邑令候选人时，完全出于他的功绩考虑，而不是他的个人关系。

晋平公问于祁黄羊曰："南阳无令，其谁可而为之?"祁黄羊对曰："解狐可。"平公曰："解狐非子之仇邪?"对曰："君问可，非问臣之仇也。"平公曰："善。"遂用之。国人称善焉。居有间，平公又问祁黄羊曰："国无尉，其谁可而为之?"对曰："午可。"平公曰："午非子之子邪?"对曰："君问可，非问臣之子也。"平公曰："善。"又遂用之。国人称善焉。孔子闻之曰："善哉! 祁黄羊之论也，外举不避仇，内举不避子。祁黄羊可谓公矣。"[1]

孔子大加赞扬祁黄羊"外举不避仇、内举不避子"的大公无私精神，可见，孔子对公正精神的钦佩。孔子仁政思想中还包含具体的分配正义、社会公正问题的内容，他反对贫富过于悬殊，指出："不患寡而患不均，不患贫

---

[1] 张双棣译注：《吕氏春秋译注》，吉林文史出版社 1986 年版，第 27 页。

而患不安。盖均无贫，和无寡，安无倾。"（《论语·季氏第十六》）。孔子认识到"和""安""均"这些是社会和谐的关键，孔子对冉有说的这番话，是针对当时春秋末期季孙氏要兴兵伐颛臾时所讲的。孔子的意思是告诫各诸侯或大夫：劝他们不要为自己的财富不多而担忧，当下需要忧虑的是财富分配不均的问题，如果财富分配不均，将会导致诸侯之国与大夫之家的倾覆，如果财富平均了，贫穷消灭了，国家团结、平安、和睦，这样不仅国家不会倾危，而且还会有远方的人也来归服你。

孟子也将正义看作至高无上的政治目标。孟子认为，为了得到天下，"杀一无罪，非仁也"（《孟子·尽心章句上》）。"行一不义，杀一不辜，而得天下，皆不为也。"[1]（《孟子·公孙丑上》）在孟子看来，"杀一无辜"或"杀一无罪"都是错误的，因为这都是违反"仁"和"义"的。这一观点与荀子的观点是一致的，荀子认为："行一不义，杀一无罪，而得天下，不为也。此君义信乎人矣，通于四海，则天下应之如讙，是何也?则贵名白而天下治也。"（《荀子·儒效》）也就是说，荀子主张当政者要公平正义，老百姓也拥护这样的统治者。

从以上对先秦儒家的经典著作的分析中我们可以看出：儒家思想中确实具有（分配）正义的概念，儒家正义也是关注个体的、关注每一个人应得的正义。

从公平正义的实质层面来看，儒家思想确实不乏公正理论。先秦儒家中，孔子多谈到"仁"，孟子多讲到"义"，荀子更多的是讲"礼"，他们虽然很少明确提出公平正义的概念，但公平正义从来都不是抽象的，"任何时空条件下的公平正义都是历史的、具体的"[2]。从公平正义的实质层面来看，正如郭齐勇教授在谈到儒家的公平正义论时所说，儒家正义论首先是指"富民"与"均富"论。"富民"即肯定民生，强调藏富于民，这是治国安

---

[1] 杨伯峻：《孟子译注》，中华书局 2020 年版，第 68 页。
[2] 郭齐勇：《儒家的公平正义论》，《光明日报》2006 年 2 月 28 日第 12 版。

民的首要之选。《论语》记载，孔子到卫国去，其弟子冉有帮他赶车，师徒两人有一段对话。子曰："庶矣哉！"冉有曰："既庶矣，又何加焉？"曰："富之。"曰："既富矣，又何加焉？"曰："教之。"（《论语·子路第十三》）孔子认为治国安民首先要做到"庶、富、教"，即要把维护老百姓的生存权和受教育权看作是为政之本。民生是当政者治理国家的第一要务，孔子说："所重民食、丧、祭，宽则得众，信则民任焉，敏则有功，公则说。"（《论语·尧曰第二十》）孔子认为，老百姓的吃饭与生死问题应受到重视，对人宽大，才能赢得民心，受到人民的信任，并且推行公道，人民才会心悦诚服。这些都是孔子"仁"的学说的题中应有之义。孔子"均富"论的思想主要体现在"不患寡而患不均，不患贫而患不安"方面。

在民生方面，孟子主张保障老百姓的财产权。他对梁惠王说："无恒产而有恒心者，惟士为能。若民，则无恒产，因无恒心。苟无恒心，放辟邪侈，无不为已。及陷于罪，然后从而刑之，是罔民也。"[1]（《孟子·梁惠王上》）孟子在这里劝说梁惠王实行其仁政的思想，说治理国家首先要让老百姓有一定的产业收入，这样才能使人民有一定的道德观念和行为准则，否则，人民就会失去一定的道德观念和行为准则，就会有人违法乱纪，胡作非为，等人民犯了罪，再去惩罚他们，这等于是对人民的陷害。所以，聪明的君主要"制民之产，必使仰足以事父母，俯足以畜妻子，乐岁终身饱，凶年免于死亡；然后驱而之善，故民之从之也轻"[2]（《孟子·梁惠王上》）。在孟子看来，好的政治一定是让老百姓有一定产业、有一定收入的政治，使老百姓们的收入所得，上能够足以赡养父母，下能够足以抚养妻小；好的年成，丰衣足食；坏的年成，也不至于饿死。然后再去引导老百姓走上善良的道路。老百姓也就很容易地听从了。管子说："仓廪实而知礼节，衣食足而知荣辱。"可见，孟子和管子都认识到"粮仓充足、丰衣足食"对实现国家

---

① 杨伯峻：《孟子译注》，中华书局 2020 年版，第 18 页。
② 杨伯峻：《孟子译注》，中华书局 2020 年版，第 18 页。

治理和社会和谐的重要性。孟子的"均富"思想体现在他对战国中期的社会不公现象的严厉批判上："庖有肥肉，厩有肥马，民有饥色，野有饿莩，此率兽而食人也。"①一边是拥有肥肉、良马，一边是面带饥色、食不果腹，这是极端的不公平！这就等于在上位的人率领着禽兽来吃人！是极不人性的！

荀子主张实行"礼"治理国家。他说："先王恶其乱也，故制礼义以分之，以养人之欲，给人之求。使欲必不穷于物，物必不屈于欲。两者相持而长，是礼之所起也。"（《荀子·礼论》）荀子认为，古代的圣王为了避免财产与权力分配上的混乱与争斗，制定礼义来定分止争。以"礼"使"贵贱有等，长幼有差，贫富轻重皆有称"（《荀子·礼论》）。用礼仪来划分人群，使贫富、贵贱的差别一定要相称，符合中道，切不可失去平衡。礼是秩序的象征，礼是体现义的规范、定制；礼本于天，"礼"的秩序具有神圣性，同时兼具抽象性、合理性、公共性和公义的内涵。②儒家正义论的实质层面还表现在养老、救济弱者、赈灾与社会保障的制度设计及其落实等方面。在《礼记·礼运》中就有这方面的论述："人不独亲其亲，不独子其子，使老有所终，壮有所用，幼有所长，矜、寡、孤、独、废疾者皆有所养，男有分，女有归；货恶其弃于地也，不必藏于己；力恶其不出于身也，不必为己。是故谋闭而不兴，盗窃乱贼而不作，故外户而不闭，是谓大同。"这是早期先人对大同社会的描述，同时，也是儒家治世所追求的一个目标，"矜、寡、孤、独、废疾者皆有所养"，这一目标是贯穿于儒家仁政思想的一个主要精神。孟子指出："昔者文王之治岐也，耕者九一，仕者世禄，关市讥而不征，泽梁无禁，罪人不孥。老而无妻曰鳏，老而无夫曰寡，老而无子曰独，幼而无父曰孤。此四者，天下之穷民而无告者。文王发政施仁，必先斯四者。"③（《孟子·梁惠王下》）鳏、寡、孤、独，这四者是社会上最穷苦无依无靠的人，孟子劝文王实行仁政，首先要考虑到他们的利益。正义

---

① 杨伯峻：《孟子译注》，中华书局 2020 年版，第 9 页。

② 郭齐勇：《儒家的公平正义论》，《光明日报》2006 年 2 月 28 日第 12 版。

③ 杨伯峻：《孟子译注》，中华书局 2020 年版，第 38 页。

从来就是弱者的呼声，从这里可以看出，孟子对弱者的关注，就是正义的最好写照。《孟子》这本著作中还多次指出，要保证黎民生活的不饥不寒，保证50岁以上的人有衣服穿，保证70岁以上的人有肉吃。《礼记》中记载了对社会弱者予以关爱与扶助的制度设计。上古虞夏殷周都有养老之礼，在《礼记·王制》中综合了上古关于养老制度，实行分级养老制以及行养老礼的礼俗与制度："五十养于乡，六十养于国，七十养于学。"对于弱者的关爱与照顾，《礼记·王制》几乎重复孟子的观点："少而无父者谓之孤，老而无子者谓之独，老而无妻者谓之矜，老而无夫者谓之寡。此四者，天民之穷而无告者也，皆有常饩。"（《礼记·王制》）"常饩"，即经常性的粮食救济或生活补贴。《礼记·王制》还说："瘖、聋、跛、躄、断者、侏儒、百工，各以其器食之。"也就是说，对于聋、哑及肢体有残疾、障碍的人，由国家来供养他们。荀子主张"兴孝弟，收孤寡，补贫穷，如是，则庶人安政矣"（《荀子·王制》）。即孝顺父母，敬爱兄长，收养孤儿寡女，补助贫穷的人，像这样，老百姓就安于政治了。

儒家正义论的实质层面还表现在平民通过教育走向政治的制度安排。中国历史上的选考制、九品中正制与"学而优则仕"的科举制等虽然都有其弊端，但从总体上看，这些制度贯穿了机会平等的原则，保证了平民参政的机会，"朝为田舍郎，暮登天子堂"，虽然在古代制度中有明显的等级倾向，由于有了这些文官选拔制度，贫苦农家子弟也有了由布衣而走上政治的机会，甚至可以参与到最高政治，位列三公，这其实是公民权利意识、民权、民选的萌芽。[①]

这种平民通过教育走向政治的思想在孔子、孟子、荀子思想中都有体现。孔子提出"有教无类"的教育思想，教育向民间开放，打破世卿世禄制，这是得以"举贤才"的前提和基础。孟子主张："尊贤使能，俊杰在位，则天下之士皆悦，愿立于其朝矣。"（《孟子·公孙丑上》）尊重贤

---

① 郭齐勇：《儒家的公平正义论》，《光明日报》2006年2月28日第12版。

才，任用有能力的人，使杰出的人物都能有一定的职位。这是天下贤士乐于追求的朝廷的样子。其实孟子是主张能人就其位，庸人退其位的任人制度，这是平等、正义的体现。荀子说："选贤良，举笃敬。""君人者，欲安，则莫若平政爱民矣；欲荣，则莫若隆礼敬士矣；欲立功名，则莫若尚贤使能矣。"（《荀子·王制》）荀子主张统治者用人应该选用贤良的人，提拔忠厚老实的人。君主要想治理好自己的国家，使国家安定，最好的办法就是推行公平的制度、爱护自己的国民；要想使自己很有荣耀，就必须尊崇礼义、敬重贤士；要想建功立业，就要崇尚品德高尚的人，任用有才能的人。

防止公权力滥用，是儒家正义论的实质层面另一表现。权力失去监督和约束就会导致腐败，腐败就会破坏社会的公平正义与和谐。维护公权力的公共性、公正性，防止以权谋私，这是公平正义的必然要求。先秦时期的儒家思想中就提到了防止公权力滥用的思想。孔子说："知及之，仁不能守之，虽得之，必失之。知及之，仁能守之，不庄以莅之，则民不敬。知及之，仁能守之，庄以莅之，动之不以礼，未善也。"（《论语·卫灵公第十五》）孔子强调对待老百姓不仅要守"仁"，而且还要"庄以莅之""动之以礼"，即要以严肃庄敬的态度尊重百姓，以"礼"动员百姓，告诫当政者以"敬"的态度谨慎地使用公权力以安民济众。这样做，才是善政、仁政。孔子还提出五种美政："惠而不费，劳而不怨，欲而不贪，泰而不骄，威而不猛。"（《论语·尧曰第二十》）这是子张问政于孔子，孔子告诉他从事政治者要具备这五种美德，"惠而不费"，即看人民在哪些方面可以得利，便在哪方面诱导他们去做，这样就有惠于民，而对上无所费损；"劳而不怨"即是说，施政得力，使老百姓和下属毫无抱怨；"欲而不贪"就是指工作有上进心，却不贪图财利；"泰而不骄"即安详舒泰、平易近人，而不骄傲放肆；"威而不猛"即庄重威严，而不凶狠。当政者的这五种美德，体现了对公权力使用的慎重。孔子还告诫当政者要做到"无众寡，无小大，无敢慢"（《论语·尧曰第二十》），意思是说当政者对人，无论势力大小，还是大人小孩，都不要怠慢他们。也就是说对待人民不要傲慢，不要滥用权力，任意扰民，践踏民意，不顾民生。正所谓"政者，正也"（《论语·颜渊》）。从事政治就是要做到公正无私。在选人用人方面，孟子比较注重民意与察举，他说："左右皆曰贤，未可也；诸大夫皆曰贤，未可也；国人皆曰贤，然后察之；见贤焉，然后用之。左右皆曰不可，勿听；诸大夫皆曰不可，勿听；国人皆曰不可，然后察之；见不可焉，然后去之。左右皆曰可杀，勿听；诸大夫皆曰可杀，勿听；国人皆曰可杀，然后察之；见可杀焉，然后杀之。"（《孟子·梁惠王下》）就是说，当政者选用人才时，通过民意来确定一个人的德行，不仅要注重德行，也要察举才能，善于甄别，不可盲目听信"一面之词"。这些都涉及防止公权力的滥用问题。[1]

台湾大学林远泽教授借助科尔伯格道德发展理论，把儒学的理论品格厘定为整合了正义伦理与关怀伦理的后习俗责任伦理学。[2]后习俗责任伦理学是在道德发展理论的基础上，经过哈贝马斯、阿佩尔等人的不断完善，形成的当代西方较有影响的伦理学形态，科尔伯格道德发展理论认为正义和自律是道德发展最高阶段，罗尔斯的正义论和康德的自律伦理学是其典型代表。科尔伯格（Lawrence Kohlberg，1927—1987）是当代美国著名心理学家和教育学家、现代道德认知发展理论的创立者，是道德发展的实证研究者，他在皮亚杰心理学的基础上提出了儿童道德判断能力发展的"三层次、六阶段"的理论。即"前习俗水平"层次（Preconventional Level），包括服从与惩罚的道德定向阶段和相对功利道德定向阶段；"习俗水平"层次（Conventional Level），包括寻求认可（或好孩子）定向阶段和维护权威或秩序的道德定向阶段；"后习俗水平"层次（Postconventional Level），包括社会契约的道德定向阶段和普遍原则的道德定向阶段。

在道德发展理论中，后习俗水平代表道德发展的最高序阶。这个层次水平的道德是以公正为中心的。科尔伯格这一道德发展理论在西方产生了很大

---

① 郭齐勇：《儒家的公平正义论》，《光明日报》2006年2月28日第12版。
② 林远泽：《儒家后习俗责任伦理学的理念》，联经出版事业股份有限公司2017年版，第19页。

的影响。包利民称科尔伯格这一理论"在西方道德教化领域开创了一种富有影响的道义论范式"[1]。之所以说科尔伯格的道德发展理论影响很大，一个重要原因是这一理论激起了很多学者在此理论基础上不断开展进一步深入探索。哈贝马斯创立商谈伦理以超越康德独白式道德自律理论，吉利根、诺丁斯等女性主义学者批评科尔伯格的道德发展理论是站在男人的立场的，忽视了女性的视角，她们提出了基于关怀的女性主义伦理学，阿佩尔综合了以上观念，提出了后习俗责任伦理学的观念。也就是说，后习俗责任伦理学兼有正义和关怀的伦理性质，这是道德发展的最高阶段，后来，科尔伯格也接受了这一观念，并对自己的理论进行完善。林远泽借镜科尔伯格的道德发展理论，认为儒家伦理具有后习俗责任伦理学的品性，就是说也兼有正义和关怀的伦理特征。林远泽认为，儒家非常早就在他们的心性论、功夫论与天道论中，开始进行内圣外王、知行合一、天道性命相贯通等后习俗责任伦理学观点的思考。

综上，儒家思想确实具有正义的理论，从先秦儒家经典来看，不仅有分配正义的具体论述，更有关于公平正义的实质内涵。

二、儒家思想能否对构建当代中国生命伦理学理论基础提供有价值的贡献？

即使我们能证明儒家思想中不乏正义的事实，还是有人认为，这些思想都是发生在离我们几千年的事情了，对我们今天中国生命伦理学的理论建构失去了意义，因而儒家思想是缺乏在当代的实践品格的。这种"过时论"的论调当然不是什么新鲜的事。但是，对于一个儒学研究者来说，至少意味着，我们首先要对儒学的当代价值阐释清楚，让人们能够普遍接受儒学的核心价值观。所以，对于重构主义儒学者来说，先要通过对儒学核心思想义理

---

[1] 包利民、［美］M.斯戴克豪思：《现代性价值辩证论：规范伦理的形态学及其资源》，学林出版社 2000 年版，第 8 页。

的清晰阐释以解答人们的种种疑惑，弥合"传统与现代的断裂""理论只有说服人，才能变成物质的力量"。对儒学的清晰阐释就需要对其进行重构，重构主义儒学至少要从理论上阐明三个问题。

第一，传统与现代的关系问题。这是儒学能否成为构建当代中国生命伦理学基础理论必须回答的首要问题。美国著名社会学家爱德华·希尔斯教授潜心致力于对传统的研究，他花了25年时间写了一本《论传统》的巨著，这是西方世界第一部探索传统的力作。作者在书中详细阐释了传统的定义、传统与创造性、传统与现代等问题，尤其是批判了启蒙以来传统与科学理性的对立，西方世界传统与现代的断裂，他指出：传统并非完全是现代社会发展的障碍，启蒙学者和科学至上主义者并没有逃脱传统的掌心。[1]他说："传统是围绕人们的不同活动领域而形成的代代相传的行事方式，是一种对人的行为具有规范作用和道德感召力的文化力量，同时也是人们在长期的历史长河中创造性想象的沉淀。"一个社会是不可能完全破除其传统的，一切从头开始或完全代之以新的传统，只能在旧传统的基础上对之进行创造性的转化。[2]希尔斯认为一些实质性传统是人类生存不可缺少的一部分，大多数人失去了它就无法生存下去，比如对权威和道德规范的敬重、思念过去、依恋家乡和集体、信仰上帝、渴望家庭的温情等，这些都成了作为社会动物的人类原始心理需要的一部分。这些传统是挥之不去的。启蒙学者认为这些没有经过科学理性和经验科学的证实，也不能由系统的观察和逻辑所证明，只是因为它们长期存在才被人所信奉，因此把它作为科学理性的对立面加以否定，把这些传统看作社会进步的绊脚石。希尔斯认为这些启蒙学者的观点是肤浅的。他在《论传统》这本书中阐述了一个核心观点：人生活在传统的掌心之中，永远不能逃脱传统的掌心。是的，每一个人一出生，就与他生活的社会密不可分，人无法摆脱他当时的社会上的一切生活方式，"人生活来自过去的事

---

① ［美］爱德华·希尔斯：《论传统》，傅铿、吕乐译，上海人民出版社2014年版，第1页。
② ［美］爱德华·希尔斯：《论传统》，傅铿、吕乐译，上海人民出版社2014年版，第1—2页。

物之中"①。希尔斯在其这本《论传统》的著作中还提出一个重要理论观点：一些实质性的传统之所以受到人们的敬畏和依恋，是因为这些传统具有一种神圣的克里斯马（Charisma）特质。"克里斯马"的意思是蒙受神恩而被赋予的天赋，最初是一个宗教概念，后来马克斯·韦伯把这个概念用在他的《新教伦理和资本主义精神》这本书中，延伸了"克里斯马"这个概念的意义，用它来指具有神圣感召力的领袖人物的非凡特质，比如巫师、先知、神话英雄之类人物所具有的超凡本领或神授能力。实际上，"克里斯马"这些超凡的能力和特质并不是神授的，而是被当时的社会所赋予的。是因为社会中的追随者们都相信这些权威人物所具有的超凡能力，所以，具有"克里斯马"特质的人物才会一呼百应，具有超凡的感召力。在马克斯·韦伯这个意义的基础上，爱德华·希尔斯又进一步扩大了"克里斯马"这个概念的意义，用它不仅指具有超凡感召力特质的权威，而且在社会中人们相信与"终极的"超凡力量相关联的一系列行动模式、角色、制度、象征符号和思想观念等都被认为具有"克里斯马"特质。这样，在爱德华·希尔斯这里，社会中行之有效的一些道德观念、制度、法律、伦理规范等都或多或少被注入了"克里斯马"特性，这些具有"克里斯马"特性的思想观念、伦理道德等传统就如康德所说"敬畏头上的星空和心中的道德律"，他们具有超凡的神圣的力量。希尔斯把具有"克里斯马"特质的传统赋予了神圣的、超凡的特质。希尔斯认为，如果没有更好的更具有"克里斯马"特质的传统，旧的传统就不会彻底覆灭。一个旧传统的覆灭、新传统的创立，是十分艰难的过程。比如西方的新教改革和启蒙运动，都是新传统代替旧传统的过程。总之，在希尔斯看来，人们总是生活在传统的掌心之中，近代以来理性化的理想和规划之所以未能完全实现，是因为人们的生活目标不完全是理性的，部分目标是由非理性所决定的。传统与现代并存总是人类社会生活中的一个事实，不管什么年代都是如此。近代以来，现代化、反传统成为人类的前进的趋势，世界

---

① ［美］爱德华·希尔斯：《论传统》，傅铿、吕乐译，上海人民出版社2014年版，第37页。

各地掀起了反传统的思潮，但同时，各地也爆发了反现代化的思潮，在美国学者艾恺的《世界范围内的反现代化思潮》中有详细的阐述。艾恺说："自最早西欧现代化出现以来，不管哪个时代、什么地方，现代化的过程都受到了批评和攻击。"[①]最为明显的就是中国的事实，我们从五四以来对传统的批判一直没有停止过，可是，当前事实是我们发现传统的价值不可低估，习近平总书记在党的十九届六中全会提出要把马克思主义与我国优秀传统文化相结合的文化发展战略，可见，优秀的传统文化是不可丢的，也是丢不了的。就像希尔斯所说，这些实质性的传统具有超凡的、神圣的"克里斯马"的特质。

另一位西方著名伦理学家麦金泰尔从伦理学视角详细阐释了道德传统的不可或缺性。分析了西方启蒙以来一切企图建立一个普遍的道德体系失败的根源：丢失了亚里士多德的德性传统。他的《德性之后》《谁之正义？何种合理性？》《伦理学简史》等著作都围绕一个中心：找回人类失落的德性传统。《德性之后》这本著作是麦金泰尔运思颇深，结构严谨，浓缩了很大的思想密度的著作，在这本书的开篇，麦金泰尔设计了一个思想实验：假想自然科学受到一场暴徒骚乱的打击，科学家被处以极刑，书籍全部被烧，实验室被破坏。后来，人们又寻求复兴科学，但他们手中的知识与能够赋予他们实际意义的理论知识脱节了，他们的理论只是一些失去内在联系的碎片。儿童默诵着化学元素周期表的残留片段，背诵着某些咒语般的欧几里得几何定律，但是，他们意识不到他们正在做的是真正意义上的自然科学的事。因为那"合乎具有稳定性和连贯性的一定准则的言行和那些使他们言行具有易于的必要条件和背景都已丧失，而且也许是无可挽回的丧失了"[②]。麦金泰尔认为当今的道德就是出于这样的状态。虽然人们同样使用着道德语言进行思考、评价和批评，但是他们拥有的只是一些道德概念的碎片，这一道德概念体系早已断裂。古典时期的道德是德性—目的论的道德体系，近代以来，

---

① 艾恺：《世界范围内的反现代化思潮》，贵州人民出版社 1999 年版，第 2 页。
② ［英］麦金泰尔：《德性之后》，龚群等译，中国社会科学出版社 1995 年版，第 3 页。

启蒙思想家们不满意这一体系的神学—形而上学基础，企图寻求道德的另外的世俗的、哲学的、"人性的"基础，不幸的是，300年启蒙工程全部失败。麦金泰尔认为，近代以来西方构建现代性道德失败的原因在于丢失了亚里士多德的德性传统。亚里士多德的德性伦理学传统以人性目的论为前提，这一目的论体系包含三个因素：存在着一种"偶然成为的人"（未受教化的人性）、"人的目的"与"人一旦认识到自身基本本性后可能成为的人"。在亚里士多德看来，伦理学以人性目的为前提，当人们理解了人性的目的以后，才能从"偶然成为的人"（未受教化的人性）的状态转化为"人一旦认识到自身基本本性后可能成为的人"的状态，伦理实际上就是教人做人的道理，把人们从潜能转化为真实的人的现实状态。根据亚里士多德德性伦理学理论，麦金泰尔分析启蒙以来欧洲致力于构建的现代道德体系之所以不能成功，就在于现代道德学者们在丢失了"人性目的"的前提下构建自己的道德体系，迎合了现代"自我"的出现，这种不具任何必然的社会内容和必然性的社会身份的"自我"，是当代道德问题最深刻的根源所在。[①]麦金泰尔的分析是十分深刻的。西方自文艺复兴以来，随着个人的不断解放，自我不断走向膨胀，致使人与自然、人与社会、人同人自身的关系不断紧张：人对自然的过度开发、破坏，导致环境污染，流行疾病持续折磨人类；人对社会为所欲为，霸权、强权、倚强凌弱在世界上愈演愈烈；人对人损人利己、尔虞我诈现象层出不穷。就像美国电影《黑客帝国》里所展现的："人类每到一处都是拼命地扩张，直到把自然资源消耗殆尽。地球上只有一种生物与人类相似，那就是病毒。人类是地球的癌症，是瘟疫。"人类之所以出现当今"自我"的无限膨胀和扩张，是因为人类自身迷失了方向，丧失了人性根基，丢掉了人性的目的。在"上帝死了""存在决定本质"的理论背景下，道德判断的标准只能出于自己，对任何事物都可以从自我的观点出发，每个

---

① ［美］麦金泰尔：《谁之正义？何种合理性？》，万俊人等译，当代中国出版社1996年版，第6页。

人都选择自己想要成为的人，都选择自己喜欢的生活方式，因为在人没有了本质的情况下，每个人都选择自己认为正确的"人之所是"的价值标准，这种社会现实就导致了现代道德体系的坍塌和道德相对主义的盛行，致使"日常的道德陷入无休无止的争论之中和无序状态"。这就是现代"自我"的后果，其实，现代自我的出现带来的后果远远不只是道德体系的崩溃，深重的灾难使人失去了自己的本性，使人类偏离了真正的人的发展方向，即人性出现危机。因为人之所以为人的本质特征在于脱离其本能性、直接性的东西，人之所以能脱离这些东西，在于其具有精神的理性方面，"根据这一方面，人按其本性就不是他所是的东西"①。"不是其所是"才是"人之所应是"。孟子讲得更清楚。他说："口之于味也，目之于色也，耳之于声也，鼻之于臭也，四肢之于安佚也，性也，有命焉，君子不谓性也。仁之于父子也，义之于君臣也，礼之于宾主也，智之于贤者也，圣人之于天道也，命也，有性焉，君子不谓命也。"②也就是说，人的口都喜欢吃好吃的，眼睛都喜欢看美丽的景色，耳朵都喜欢听悦耳的声音，鼻子都喜欢闻香的味道，四肢都喜欢舒服些，这是人之自然的本性，也就是"人之所是"的东西。但是，做一个真正的人要有使命意识，责任担当精神，所以，真正的人不能把这些"自然"本性的东西当成人"人之所应是"的"必然"的东西。我国清朝思想家戴震也提出过"归于必然，适完其自然"的道德命题。"自然"即天然，非人为的本然状态，这里之人的自然本性；在这里戴震认为"必然"就是"天理"之意，"完其自然"也就是指用道德准则指导人的自然本能。"人之所应是"的东西、必然的东西是什么呢？孟子说就是"仁义礼智"。"仁义礼智"虽然有的人能够存有，而有的人则不具备，看上去像是命运所决定的，但孟子认为，一个真正的正人君子不能把它看作命运的东西，而应该当作天性的必然。中国传统哲学的主流儒家哲学是对"人是什么，人是谁"的追问

---

① [德]汉斯·格奥尔格·伽达默尔：《诠释学I真理与方法》，洪汉鼎译，商务印书馆 2019 年版，第 23 页。
② 杨伯峻：《孟子译注》，中华书局 2020 年版，第 377 页。

和求索，强调的是如何做人，儒家认为人之所以为人在于道德，用道德去牵引人前行。就是从"自然"走向"必然"。而现代自我追求自以为"是其所是的东西"，其实，这不是人本该具有的性质，所以，人天生需要教化的存在，人的本性就在于从个体性的自我走向普遍性的精神存在。谁沉湎于个体性，谁就是一个"未经教化"的存在，而不是一个"认识到自身基本本性后可能成为的人"。麦金泰尔提出：挽救西方现代道德的唯一出路就是"回到亚里士多德"，重新找回失落的人性传统。因为任何一种道德理论都有其社会学的背景，人是社会的人，社会的演进和变革具有历史性，人不能与其所在的社会、历史和传统割裂。失去了人性目的性的现代人成了"无家可归的人""单向度的人""异化的人"，只有回到传统，找回失落的人性，才能矫正人性的扭曲，挽救当今"人性危机""社会危机"。

从历史哲学的视野来审视，思想的历史其实是"绵延"的。意大利著名文艺批评家、历史学家和哲学家克罗齐说"一切历史都是当代史"，意思是"历史就是前人与后人的对话"，传统也就是现代，现代也即是传统。英国哲学家、历史学家、考古学家柯林伍德说"一切历史都是思想史"，当然，这些观点遭到很多人的批评，但另一方面在历史上也产生了很大影响。从一定意义上，实际上他们揭示了人与历史的关系，是历史与人的心灵的对话。历史是人的活动，历史留给人们的是对人的活动的反思，只有思想才能永续。传统的思想通过哲学家们对它的反思（哲学就是"思想思想"），才得以绵延，思想是不断延续的，历史是不会隔断的，人总是带有历史的印记的。古人多少代人苦苦追寻的宇宙和人生的意义，好多代人费尽心思找寻的关于宇宙、社会、人生问题的观念和方法，几千年来一直不断影响着前人和后人。从历史哲学的角度看，思想是不会隔断的，传统和现代都是思想的延续。

由此可见，传统与现代是不可分割的，现代是传统的演变和创新，是传统孕育了现代，人类是在对传统的接受和不断创新中前进的，丢失了人的目的性传统，就丢失了根和魂，构建当代中国生命伦理学理论的基础，传统是不能丢的。更何况中国儒家传统伦理蕴含了丰富的人文精神和做人的道理，比如，人与自然方面的天人合一，人与社会方面的允执厥中、和而不同、众缘和合，人与人方面的仁者爱人、己所不欲勿施于人、以和为贵，等等。这些都是儒家留给后人处理人与自然、人与社会、人与人之间关系的智慧，可以说儒家这些传统伦理智慧就是"生命的伦理"智慧，就是做人的伦理智慧，英国历史学家汤因比晚年与日本池田大作有一个关于人类未来的对话，在这个对话中，汤因比曾高度赞扬中国的这种智慧，他的主要观点是说，世界统一是避免人类集体自杀之路，将来统一世界的大概不是西欧国家，也不是西欧化的国家，而是中国，"避免人类自杀之路，在这点上现在各民族中具有最充分准备的，是两千年来培育了独特思维方法的中华民族"[1]。这种"独特思维方法"就是几千年来儒学留给中华文化的精华和智慧，"周虽旧邦，其命维新"（《诗经》），这些伦理思想传统智慧能够为当今我国生命伦理学理论基础的构建提供巨大的价值。

第二，对儒学的错误观念的批判。一方面要摒弃妖魔化儒学。重构主义儒学要对儒学进行实事求是的阐述，就要对激进的观点进行批判，摒弃极端的观点。妖魔化儒学就是一种对待儒学的极端观点。所谓妖魔化儒学就是指从五四到"文化大革命"期间，一些激进的知识分子把儒家仁义道德说成"吃人的礼教"，把中国传统全盘否定，全面抛弃掉，以便"破旧立新"。[2]妖魔化儒学认为旧的东西都是坏的，儒学是旧的东西，必须破除，新的东西就是好的，一切不利于破旧立新的都应废除。事实证明，这种观点太极端了。儒学至今不仅没有被废除掉，而且在当前更凸显其当代价值和意义。另一方面要告别殖民化儒学。所谓殖民化儒学，是指20世纪中叶以来，港台一些新儒家用现代西方的自由主义价值置换儒学的中心理念，这在很大程度上致使传统儒学被现代西方思想殖民化了。儒学有其自身的根本理念，比如仁和礼的概念，这都有具体的、丰富的思想内涵的，无论如何用现代的西方个

---

① [英]汤因比、[日]池田大作：《展望21世纪：汤因比与池田大作对话录》，荀春生等译，国际文化出版公司1985年版，第295页。

② 范瑞平：《当代儒家生命伦理学》，北京大学出版社2011年版，第2页。

人价值思想是难以置换的。当然，不是说儒学与现代西方思想是不可通约的，双双可以互相借鉴各自概念的内涵和用法，但从根本上来说，两者是绝对不可替换的。儒学是中国传统的精神和文化的结晶，凝结着中国人的血脉和基因，是中国人成长的文化积淀，彰显了中国气派，而西方自由主义价值有其生长的土壤和背景，源于西方的传统，绝不能用西方的自由主义价值观代替儒学的价值观。儒学不可被殖民化，当然，我们也不会强迫西方自由主义者接受儒学，我们尊重文化多样性，儒学与自由主义能够两者相互吸收、相互借鉴、相得益彰，是最好的文化发展思路。

第三，儒学为何需要重构？前述我们分析了儒学作为一种传统不能丢掉，又批评了对待儒学的不当观念（妖魔化儒学和殖民化儒学），如何对待儒学才是合理的、正确的观念呢？我的结论是：必须重构儒学。根据加达默尔哲学诠释学的理论，人们对文本的理解和阐释是没有终极性的。"任何理解和阐释都依赖于理解者和解释者的前理解。"[1]在伽达默尔看来，对一个传统物的理解必须放在一定的视域来理解，所谓"视域"，就是看的区域，它包括从某个点出发所看到的一切。理解者和解释者的视域不是封闭的和孤立的，而是在时间中进行交流的场所。理解者和解释者的任务就是扩大自己的视域，使它与其他视域相交融，视域融合具有历时性和共时性的特征，"在视域融合中，历史和现在、客体和主体、自我与他者构成一个无限的总体"[2]。这样一来，"理解始终就是一个对话和交流，是一个不断地探求和询问"。"每一说话者与同伴进行对话的内在无限性，是永远不会穷竭。"理解不属于主体的存在方式，而是此在本身的存在方式。[3]把理解当作"此在本身的存在方式"，理解就成了本体的东西。作为本体的存在，自康德以

---

[1]［德］汉斯·格奥尔格·伽达默尔：《诠释学I真理与方法》，洪汉鼎译，商务印书馆2019年版，第11页。

[2]［德］汉斯·格奥尔格·伽达默尔：《诠释学I真理与方法》，洪汉鼎译，商务印书馆2019年版，第13页。

[3]［德］汉斯·格奥尔格·伽达默尔：《诠释学I真理与方法》，洪汉鼎译，商务印书馆2019年版，第4页。

来，就将其视为一个永恒变化的存在，也就是说本体开始"动"起来了，而不是像之前的传统哲学把本体视作不变的、永恒的东西。这样就把传统的作为方法论和认识论的解释学转向了本体论性质的解释学。根据这种解释学的观点，理解所寻求的并不是对终极真理和意义的确定性的解决和认定，而是相反，即不确定性。理解的本质其实就是对于人类自身的一种超越，人们在力争使理解回到文本或历史本身的基础上，最终目的是使历史在诠释中成为现实。精神科学对意义的无穷探索，实际上就是对人的生命价值和意义的无穷探索，使生命超越得以永恒。哲学诠释学其实就是诠释学哲学，从诠释学哲学来看，理解与生命直接关联，狄德罗就是把解释学应用于历史哲学，把理解与生命关切联系起来。根据哲学诠释学的理论观点，对儒学文本的合理阐释是一个永无止境的事情，它与人们对生命意义的不断探索紧密相连，与时代的发展变化紧密相连，在当今，重构儒学就要把儒学融合于历史、当代社会现实和人类未来的视域之中，重构儒学的天道性理、人伦日常并探索它们在生命科技、医疗实践、卫生保健制度以及公共政策方面的体现和应用。[①]

三、西方正义论真的是普遍主义的吗?

"儒学有没有正义论?"这种质疑原因之一就是把西方正义论当作普遍主义的正义论。所谓普遍主义的正义论，即认为，存在着一种超越时空、超越文化的纯粹抽象的正义论，这种正义论放之四海而皆准。普遍主义者认为，当代西方正义论就是这种正义论。罗尔斯在无知之幕中建构起了自己的一套自认为是普遍的、永恒的正义原则，当初建构正义论的企图就是想建构一个新的理论体系，以取代长期在政治哲学和道德领域占支配地位的功利主义，构想一个普遍适用于不同国家、不同价值观的正义制度，他在《万民

---

① 范瑞平：《构建中国生命伦理学：追求中华文化的卓越性和永恒性》，《中国医学伦理学》2010年第4期，第6—8页。

法》中说，他的公平正义理论可以延伸到各种不同的国家，也可以延伸到不同的社会制度。罗尔斯正义论虽然在世界上产生了非凡的影响，得到了广泛的赞誉，但是，事实证明：他的普遍主义正义论的构想却是天真的。罗尔斯的正义论思想刚一提出就遭到了来自各个方面的批评甚至是攻击。首当其冲的是来自哈佛大学他的同事诺齐克。针对罗尔斯提出的"作为公平的正义原则"，诺齐克在其著作《无政府、国家和乌托邦》中提出了权利正义的正义理论，在诺齐克看来，正义不是意味着平等，而是意味着权利，个人权利神圣不可侵犯，"不断地干涉个人生活、侵犯个人权利"就是非正义的。诺齐克认为罗尔斯平等的正义观会侵犯个人的权利。他举了个篮球明星张伯伦的例子。他说，假如人们都按平等的正义分配到了D1，在这个时候，篮球赛季来临，俱乐部为张伯伦组织篮球赛，并与张伯伦签订协议，张伯伦从每张门票中取25美分，这样一个赛季下来，有100万观众观看了张伯伦的比赛，张伯伦可以得到25万美元，如此一来，原先的分配D1就被打破了，有了D2分配。诺齐克认为D2这种分配是正义的，因为每个人都是自愿的。如果政府只强调D1的分配，干预D2的分配，则就干涉了人的自由权利，诺齐克主张只有出于自愿的、自由的权利正义才是可行的。

　　尽管诺齐克与罗尔斯在正义问题上有争执，但他们所谓的普遍主义正义论都是自由主义的，一个主张是自由的普遍性，一个是强调平等的普遍性，都是以私有财产的自由为前提的。这种普遍主义的正义论真的存在吗？从社群主义对罗尔斯正义的批评中我们就可以得出答案。罗尔斯的正义理论不仅遭到自由主义内部的批评，也遇到了社群主义的挑战。社群主义者基于一种历史主义方法论的视角对以罗尔斯为代表的新自由主义普遍主义正义理论进行了强烈的批判。麦金泰尔在其代表作《谁之正义?何种合理性?》中力图通过对"诸种对立的正义和互竞的合理性"进行了详细的历史考察，说明这样一个观点：正义是一个变化中的德性概念，在不同的时代、不同的地域，人们对它赋予的内涵是不同的，日常生活中人们为各种不同的正义概念所充斥，以至于基本的争论难以得到合理的解决，这是因为存在着多种正义而不是一种正义，同样，"由于存在一种带有诸种历史的探究传统的多样性，所以事实将证明存在着多种合理性而不是一种合理性"①。所以，从历史的观点来看，永恒的、普遍适用于一切时代的正义观念将是不存在的。

社群主义的另一位代表人物沃尔泽从分配的角度论述了正义问题。他认为分配以及公正的和不公正的分配都是随着时间的推移而变化的，任何正义都逃不了一定的共同体视野，逃出一定的历史和文化的正义是不存在的。追寻一种普遍的正义是走错了方向。弄清每个特定共同体对各种社会利益价值的理解，是明确正义各种要求的关键。桑德尔堪称社群主义少壮派的代表人物，他批评罗尔斯关于正义是社会制度的首要价值的理论，他认为正义是内在于善的，没有善的正义失去了美德的意义，必然走向自由主义。以罗尔斯为代表的新自由主义与康德式的自由主义都是"道义论的自由主义"。这种"道义论的自由主义"主张权利优于善、独立于善，这种关于正义的理论就是在于证明多元社会中每个人的权利的合理性。在这些社群主义看来，正义是一个历史性概念，要弄清它的真实内涵必须立足于一定的共同体，对共同体社会利益充分考虑，所以，正义不是一个永恒的概念，是不断变化的美德。

在马克思主义看来，社群主义的上述观点有一定的合理性，但是他们的共同缺点是忽视了特定社会的物质生产方式而去讨论正义问题。马克思主义认为，正义观念是历史的，是由一定社会物质生活条件决定的。马克思在《哥达纲领批判》中痛批庸俗的社会主义效仿资本主义在分配上大做文章的行为，说这些庸俗的社会主义总是把分配看成不依赖于生产方式的东西，总是围绕分配在兜圈子，这是根本错误的，是开历史的倒车。他指出："消费资料的任何一种分配，都不过是生产条件本身分配的结果，而生产条件的分

---

① [美] 麦金泰尔：《谁之正义？何种合理性？》，万俊人等译，当代中国出版社 1996 年版，第 13 页。

配，则表现生产方式本身的性质。"①是的，分配与生产是息息相关的，没有生产，何谈分配？这是非常清楚的事实。谈论任何分配的正义不能脱离特定社会的物质生产条件，否则，就不能抓住事情的本质，只能是理论上的幻象、实践上的乌托邦。恩格斯在《反杜林论》中再次详细地论述了分配与生产、交换的关系，强调了分配不能脱离物质生产方式的观点。他说："一个社会的分配总是同这个社会的物质生产条件相联系，这如此合乎事理，以至经常在人民的本能上反映出来。当一种生产方式处在自身发展的上升阶段的时候，甚至在和这种生产方式相适应的分配方式下吃了亏的那些人也会欢迎这种生产方式。……只有当这种生产方式已经走完自身的没落阶段的颇大一段行程时，当它多半已经过时的时候，当它的存在条件大部分已经消失而它的后继者已经在敲门的时候——只有在这个时候，这种越来越不平等的分配，才被认为是非正义的，只有在这个时候，人们才开始从已经过时的事实出发诉诸所谓永恒正义。"②马克思、恩格斯对资本主义分配正义批判入木三分、非常深刻。任何分配都只能是一定生产、生活条件下的分配，正义的分配是历史的、具体的，任何脱离一定的历史条件而谈论正义，都是不科学的。虽然当某种生产方式处于上升期的时候，人们还看不到问题的真相，认为种种分配正义是真实的、是有道理的，即使那些因这种分配正义而"吃亏的人们"也是这样认为的。但当这种生产方式开始丧失了它的积极性，走向没落的时候，正义的分配存在的条件逐渐消失，人们开始觉醒，开始质问这种分配正义的合理性的时候，才认识到原来分配的正义是不正义的。于是，人们开始寻求真正的正义。所以，正义不仅是历史的、具体的，也是随着历史条件的变化而变化的，从来就没有什么所谓的永恒正义。

　　马克思主义不仅细致考察了分配的正义性问题，还对平等的权利的正义

---

① 中共中央马克思恩格斯列宁斯大林著作编译局：《马克思恩格斯文集》第3卷，人民出版社2009年版，第436页。

② 中共中央马克思恩格斯列宁斯大林著作编译局：《马克思恩格斯文集》第3卷，人民出版社2009年版，第155—156页。

问题进行了深入的分析。马克思在《哥达纲领批判》中详细论证了资本主义平等权利的不平等性问题，也即"平等权利的非正义性"问题。马克思分析指出，资本主义的平等权利实质上只是资产阶级的权利，对于无产阶级和广大劳动人民来说，它实际上是不平等的。因为"平等就在于以同一尺度——劳动——来计量"①。但是，每个人的体力或智力是不同的，体力或智力强的人在同一时间内能够提供较多的劳动，或者是能够提供较长的时间，按同一的劳动尺度来衡量，对于不同等的劳动，这种平等的权利就是不平等的。因为它不承认阶级差别，把劳动者不同等的个人天赋、工作能力都当成天然特权。马克思说：权利的本性在于使用同一的尺度，对于不同等的个人用同一尺度去衡量，从一个特定的方面去看待他们，而把其他的一切方面都忽略了。这种"同一"必然会造成"差别""不平等"。比如，一个劳动者已经结婚，子女很多，另一个劳动者没有结婚，也没有子女，在提供的劳动相同，并且由社会消费资金中分配的份额相同的条件下，那个没结婚的劳动者就比已结婚的劳动者实际所得到的多些，也就较富有一些。马克思指出："要避免这些弊病，权利就不应当是平等的，而应当是不平等的。"②马克思在这里分析了平等的辩证本性：平等孕育着不平等，不平等意味着平等。真正的平等的权利正义在于"权利的不平等性"。所以，马克思得出结论说："权利绝不能超出社会的经济结构以及经济结构制约的社会的文化的发展。"③只有到了共产主义社会高级阶段，消灭了脑力劳动与体力劳动的对立，消灭了人们对分工的"奴隶般的服从"，劳动不再成为人们谋生的手段，而是人们生活的第一需要的时候，平等的正义才真正能够实现。

---

① 中共中央马克思恩格斯列宁斯大林著作编译局：《马克思恩格斯文集》第3卷，人民出版社2009年版，第435页。
② 中共中央马克思恩格斯列宁斯大林著作编译局：《马克思恩格斯文集》第3卷，人民出版社2009年版，第435页。
③ 中共中央马克思恩格斯列宁斯大林著作编译局：《马克思恩格斯文集》第3卷，人民出版社2009年版，第435页。

综上所知，正义，作为一种价值观，无论从美德意义上去理解，还是从政治制度的角度来认识，它都是历史的概念，作为一种美德，正义从来都是具体的，不同时代都有其丰富的内涵，正如美金泰尔所说，任何美德的产生都有其社会学的背景，都是在一定的历史条件和背景下产生的，所以不会有永恒的正义；从政治制度来看，更是如此，正义在不同的社会、不同的时期都有其具体的内涵，所以，正义从来都不是不变的，从来都不是永恒的，普遍主义者所谓的普遍的正义是不存在的。

第二节　儒家正义论思想的意涵

儒家思想中不乏正义的思想（上一节已作阐明），但儒家思想中的正义论不同于当代西方流行的正义论，有自己独特的意涵。儒家思想是一个庞大的体系和脉络，它涉及先秦儒家、宋明儒学和现代新儒学，先秦儒家是儒学的源头，最能代表儒家思想的真意，本节主要从先秦儒家代表性的人物（孔子、孟子、荀子）的思想中来梳理儒家正义论的思想意涵。

葛兆光在《中国思想史》中指出：思想家们的思想是常常受制于那个时代的一般知识水准的，所谓"一般知识水准"，即是指构成一个时代知识和文化的平均值，由思想观念、知识、技术等构成。这是一个思想者真正理解思想家的思想的出发点，它是真正有效的思想土壤和背景，是理清思想家的思想脉络的关键。[1]依照这一思路，要真正弄清先秦时期孔、孟、荀的正义思想必须先了解这个时代的"一般知识水准"。

一、孔、孟、荀的时代

（一）宇宙、社会与人类的一体意识

孔子、孟子和荀子都生活在我国春秋战国时期，这一时期一般知识背

---

[1] 葛兆光：《中国思想史》第一卷，复旦大学出版社 2013 年版，第 68 页。

景是：在诸侯、大夫和平民生活中有"六艺"，即礼、乐、射、御、数、书六种知识。据葛兆光研究，当时这些六艺的知识除了实用性的政治、经济、军事技术外，最重要的精神性知识大约仍然是殷周时代沿袭下来的。历算与星占为主的天象之学、龟策为主的预测之学、象征为主的仪礼之学，不仅影响了诸侯贵族们的观念，也主宰了平民们的生活和行为。除了六艺这些知识外，这一时期在思想观念上还有一个重要变化：就是阴阳五行思想系统化、普遍化。①在这些知识和思想背景下，人们有一种普遍的认识：宇宙、社会和人类是一体的，天、地、人之间凡是对称的部分都有一种神秘的联系，人们在经验的基础上把这些对称或对应的关系概括为阴阳与五行，宇宙由阴阳五行和一些次要的关系构成一个和谐的统一整体。各种相关的部分互相感应，显示各种征兆，有不同的招取和禳除之法，道德善恶、巫宗祈禳等都可以在这里成为关键的力量。人们生活在一个神秘的世界之中。

（二）周文疲敝，礼崩乐坏

春秋时期，是中国社会结构发生重大变动的时期，随着平王的东迁，周王室与各诸侯国之间的离心力越来越大。周王室的地位日趋衰落，周天子只是名义上的"天下共主"，一些大的封国"挟天子而令诸侯"，肆意兼并弱小国家，"天下无道"，各诸侯独立发展起来，诸侯争霸，大夫擅权，诸侯彼此征战不断，天下更加大乱不已。西周初年，行之有效的礼乐制度已经不能维护现实的社会秩序，社会混乱，礼崩乐坏，这种局面与周初依靠礼乐制度使天下大治的局面相比，发生了天壤之别，这一时期又称"周文疲敝"。

（三）百家争鸣

随着周王室的实力和威望的衰退，周边诸侯国势力的日益兴盛，过去被垄断的思想权力也开始逐渐分散。早期执掌思想权力的都是一些贵族知识者，西周末年，出现了一大批类似王官的文化人，过去的"王官"即天子独占文化和知识话语，现在王官失守、学术开始下移，即出现所谓"天子失

---

① 葛兆光：《中国思想史》第一卷，复旦大学出版社 2013 年版，第 71—74 页。

官，学在四夷"的局面。更为重大的变化是这一时期"士"的崛起。"士"即介于下层贵族与庶民之间的、从事知识生产的人，由于"士"阶层的出现，思想话语的承担者与政治权力的拥有者开始出现分离，"思想"与"权威"的疏离正好造就了思想者。思想开始俯瞰政治，如果觉得它不符合人文价值和道德标准，就给予批评，思想脱离了实用的羁绊，就会酝酿出更加多彩的内容。面对礼崩乐坏、天下动荡的现实，思想者纷纷对周天子时代的政治的合理性、价值的依据等问题开始提出质疑，重新审视和追问礼仪本身的合理性，与此同时，思想家们也在为寻求回到有序的状态而纷纷努力献计献策，这就演变成了春秋到战国时代最为辉煌的百家争鸣。

（四）"儒"的来源

"儒"是一个社会的阶层，可以追溯到原始社会时期的巫觋，作为一个社会阶层出现于殷商时期。据章太炎说，"儒"在古文字中本来写作"需"，"需"是求雨的巫觋，到春秋时期，"儒"演变成了以传统礼仪知识谋生的自由职业者。据文献记载，"儒"似乎十分注重服饰，尤其注重服饰的象征意义。相传孔子及其弟子都很讲究服饰样式的象征意义，吉日、丧事、大祭、平居的服饰各有其样式。除了注重服饰及其象征意味，"儒"还看重仪式的方位规则等。仪式的秩序象征着一种社会的秩序，儒士们正因为是巫觋的后裔，他们沿袭了这种仪式和象征的传统，承继了礼仪的习惯，掌握了象征的知识。不过，这些知识的继承不是一成不变的，到了孔子及其弟子的时代，仪式背后的内容就发生了三大变化：从仪礼的规则到人间的秩序，更注重"礼"的意义；从象征的意味，他们发展出来"名"的思想；追寻仪礼的价值本原，他们找到了"仁"。[1]曾子、子思等儒者的思想越发向人文方面即以人的内在"人性"为依据的趋向，并且转而与"天"沟通，在宇宙中寻找终极合理性的趋向。

---

[1] 葛兆光：《中国思想史》第一卷，复旦大学出版社 2013 年版，第 86 页。

二、孔、孟、荀的正义论思想

（一）孔子正义论思想

1. 孔子正义论思想的价值基础："仁"之意涵

孔子承"周文之疲弊"而思救济之道，他深信天命。他认为：命，在外所不可知，在我所必当然。命源于天，仁本于心。人能知命依于仁。孔子深知自己源于上天的使命，并作为自己的天职自觉履行之。得明此道，始于他和弟子受困于匡之时，这在《论语》里是这样记载的：当孔子在匡受到威胁时，孔子说："文王既没，文不在兹乎？天之将丧斯文也，后死者不得与于斯文也；天之未丧斯文也，匡人其如予何！"（《论语·子罕》）意思是说，周文王去世后，发展文化的重任就落在了自己的身上。如果上天要想毁灭历史文化，我们就不能理解这些历史文化了，既然上天没有丧失这些历史文化，匡人也不可能拿我们怎么样。孔子"信道笃而自知明"，把继承周历史文化作为自己的天命，建立了仁的学说，"仁者，人也"。仁学即人学，徐复观从中国文化基本精神的人文转向视角对儒家"仁学"思想做了深入阐发，他认为，孔子在对周公礼乐文化的内在精神深入挖掘的基础上，使之转化成内在道德的人文主义，这一转化使中国文化的道德性格真正建立起来，这集中表现在孔子对"仁"的创新性发挥上。孔子开辟了内在的人格世界（此一人格内在世界可以用一个"仁"字代表），[①]使中国走上了人文世界的新道路，孔子以仁立教，强调人通过后天的学习，提升自己的素养，发展人类文化，以构建一种和谐安乐的社会生活秩序。"仁"是儒学的核心思想，不理解"仁"，很难理解儒学的实质，孔子之学又称仁学。程明道说："学者须先识仁。仁者，浑然与物同体。义、礼、知、信皆仁也。"[②]陆九渊说："仁，人心也，心之在人，是人之所以为人，而与禽兽草木异焉者也，可放而不求哉？古人之求放心，不啻如饥之于食，渴之于饮，焦之待救，溺之待

---

① 徐复观：《中国人性论史·先秦篇》，上海三联书店 2001 年版，第 61 页。
② ［宋］程颢、程颐著，王孝鱼点校：《二程集》，中华书局 1981 年版，第 16 页。

援，固其宜也。学问之道，盖于是乎在。"①孟子早已说过："仁，人心也；义，人路也。舍其路而弗由，放其心而不知求，哀哉！人有鸡犬放，则知求之，有放心而不知求。学问之道无他，求其放心而已矣。"②可以说，儒家之学乃求仁之学也。我们只有在了解仁的丰富内涵的基础上，才能更好地来理解和把握儒家思想中的正义论意涵。

"仁"字最早出现于春秋初期，在《诗经》《左传》等典籍都有记载。如："不如叔也，洵美且仁。"（《诗经·郑风·叔于田》）"卢令令，其人美且仁。"（《诗经·齐风·卢令》）《左传·定公四年》："乘人之约，非仁也。"这里的"仁"是"仁爱""仁厚"之意，孔子继承了仁的这些基本含义，并扩大了仁的内涵。

德国汉学家罗哲海从三个方面释仁：第一，仁具有"爱、亲情、怜悯"之意，如：《论语·颜渊》篇，樊迟问仁。子曰："爱人。"第二，把"仁"解释为"尊重他人"，"出门如见大宾，使民如承大祭；己所不欲，勿施于人"（《论语·颜渊》）。第三，"仁"解释为推己及人的金律，即"己欲立而立人，己欲达而达人"③。这些解释当然都有一定的道理，但是，没有深入到生命的本体层面解释仁。孔子将仁学根植于生命。与礼相比较，仁是生命内在的精神状态，礼是一种外在的规范，礼依于仁。"人而不仁如礼何？"所以，只有从生命的内在层面释仁，才能把握孔子仁的本意。在徐复观看来，孔子开辟的内在人格世界是从血肉、欲望中沉浸下去，发现生命的根源，本是无限深、无限广的一片道德理性，这就是孔子之所谓的仁。④仁就自身而言，是一个人自觉的精神状态。这种精神状态包括两个方面：一方面是指对自己人格的建立及知识的追求，发出无限要求；另一方面是指对他人感到有无条件责任。这两个方面简单来说就是成己、成物的精神状态，

---

① ［宋］陆九渊著，锺哲点校：《陆九渊集》，中华书局 2020 年版，第 430 页。
② 杨伯峻：《孟子译注》，中华书局 2020 年版，第 295 页。
③ ［德］罗哲海：《轴心时期的儒家伦理》，陈咏明、瞿德瑜译，大象出版社 2009 年版，第 139 页。
④ 徐复观：《中国人性论史·先秦篇》，上海三联书店 2001 年版，第 62 页。

前一个方面是成己，后一个方面是成物。仁既然是人的内在精神状态，就不能用客观世界中的标准来衡量、限制它，因为客观世界是"量"的世界，而人格内在世界是"质"的世界，它是一个层层向上的立体的世界。这种精神状态落实到一个人的生活实践上，是仁的一部分的实现，对于整体的仁来说，又是一种功夫、方法，即所谓"仁之方"（《论语·雍也》）。"仁之方"就是某一层级的仁。由于每个学生的气质、性格、修养各不相同，这些学生在向孔子问仁的时候，孔子只就仁的某个层次回答他们，比如司马牛问仁时，孔子说："仁者，其言也讱。"（《论语·颜渊》）樊迟问仁时，孔子回答说："居处恭，执事敬，与人忠。虽之夷狄，不可弃也。"（《论语·子路》）颜渊问仁，孔子说："克己复礼为仁。一日克己复礼，天下归仁焉。为仁由己，而由人乎哉。"（《论语·颜渊》）仲弓问仁，孔子回答说："出门如见大宾，使民如承大祭；己所不欲，勿施于人；在邦无怨，在家无怨。"（《论语·颜渊》）"仁"是孔子的一贯之道，成己、成物是"仁"的两个方面，这只是仁落实到现实层面，表达方便来说的，其实，仁的最高层次或境界是"浑然与物同体"（程明道）。人通过"克己"，战胜自己的私欲，最终达到"万物一体""民胞物与"的境界，这就是"仁"的真实内涵。一个人对"仁"的自觉，除了落实在生命的实践上，还表现在对学问的无限追求上。孔子说颜渊"吾见其进也，未见其止也"（《论语·子罕》）。孔子自述"学而不厌，诲人不倦"，"发愤忘食，乐以忘忧，不知老之将至"（《论语·述而》）。子夏说："博学而笃志，切问而近思，仁在其中矣。"（《论语·子张》）即是说，仁在学问之中，一切学问皆为仁所涵摄、成就。但古今中外，很多有学问的人，只能成为"学者"而不能称之为"仁人"，因为他们缺乏"恕"的功夫，即缺少"成物"的层次，还不能达到"与物浑然一体"的境界。孔子特别强调行仁的方法，即"己欲立而立人，己欲达而达人，能近取譬，可谓仁之方也已"（《论语·雍也》）。实践仁，即立人、达人，实际上就是成己、成物。另外，孔子还提出了"己所不欲，勿施于人"，这些都是通过自我反省的内心践仁的过程。孔子主张实现仁的关键在于己。也就是说仁具有自我之主宰性。孔子说："仁远乎哉？我欲仁，斯仁至矣。"（《论语·述而》）孔子认为仁道出于人心，返诸己即可得，求仁是一种内心的要求，是主动的，而不是被动的，只要有这种内在要求，仁，这种自觉的精神状态随时随地都可能产生。达到仁的境界虽然很难，但有实现仁的愿望的想法并不难。

张岂之将仁归结为生命、人心，他认为仁就是人心对生命的珍惜、热爱和尊重。[1]在这个意义上，仁有三个基本层次。第一个层次是对自我生命的珍惜和尊重。如孔子说："志士仁人，无求生以害仁，有杀身以成仁。"（《论语·卫灵公》）为了仁，可以献出自己的生命，但为了自己的生命苟活，不能伤害仁，这就是孔子关于生命与仁的观点。仁，是对生命的尊重，杀身成仁是对仁的最好诠释，是对尊重生命的最高表现。不食周粟而饿死首阳山的叔齐、伯夷被孔子大加赞扬，就是因为伯夷和叔齐在孔子看来是杀身成仁的典范。"求仁而得仁，又何怨？"（《论语·述而》）第二个层次是对父母兄弟的热爱。在《论语·述而篇》里，孔子把孝悌作为仁之本，他说："孝弟也者，其为仁之本与！"在《论语·阳货篇》里，记载了孔子骂宰我"不仁"的事情，宰我说三年之丧，期限太久了，孔子认为，"身体发肤，受之父母"，三年之丧表达了出于对父母的挚爱和对他们逝去的惋惜之情，这是"仁"之常情，而宰我则能在三年之丧期间能感到心安，孔子认为宰我是"不仁"之人。第三个层次是对所有人的热爱。《论语·雍也》记载：子贡问孔子："如有博施于民而能济众，何如？可谓仁乎？"孔子回答说："何事于仁，必也圣乎！"孔子认为"博施于民而能济众"就达到了仁，博爱可算得上圣了！《论语》里，孔子一般很少以仁许人，但管仲例外。管仲其主人被杀，自己非但没能为之牺牲，反而转过来为杀人者效劳，孔子还称其仁，很多弟子不理解。这是因为很多人不解孔子之意。管仲为齐桓公效劳，帮助其成就霸业，成为春秋五霸之一，而不是通过发动战争的形

---

① 张岂之：《中国思想学说史·先秦卷》（上），广西师范大学出版社 2007 年版，第 241 页。

式而成就的霸业，避免了大批人民生命的牺牲，保护了人民的生命，这不是"仁"吗？正是由于管仲之功，天下得到匡正，华夏族免遭劫难，无异于挽救了人民的生命，所以，在这个意义上，说管仲是仁者，是当之无愧的。

总之，在孔子这里，"仁"是人在生命中所开辟出来的内在的人格世界，就是博爱，就是对生命的尊重，就是"天地万物浑然一体"的精神境界，就是"无私心、合天理"，也是孔子所追求的人类美好生活的状态，这种状态用《论语》的话来说就是："莫春者，春服既成，冠者五六人，童子六七人，浴乎沂，风乎舞雩，咏而归。"（《论语·先进》）这是一幅和谐的画面，正是孔子描绘的理想生活状态：人们不刻意为自己的声、色、名、利而去打量、计较和安排，每个人尽自己的努力而做正当的事业，只求耕耘，不问收获，人人都有一颗"无私"的心，视民胞物与，万物一体，这是仁的最高境界。"无私"其实就是"公"，后来程颢之所以以公论仁，其意就在此。"公"就是"不偏不倚"，从这个意义上来看，"公"又叫"义"，立公心是"仁"，循理是"义"。所以，"仁"是"义"的本源，①是孔子正义论的价值基础，了解了仁的基本内涵，接下来我们再来看孔子的"义"的意蕴。

2. 孔子的正义论思想

孔子的"仁"实际上是表达的人的目的性概念，"仁者，人也"，"仁"是孔子对人的本质的认识，是中国历史上"人的第一次觉醒"。从内容上看，"仁"属于德性论的范畴，是一种"高级道德"（包利民）。之所以说"高级"，是因为它难以到达，"吾未见好德如好色者也"，孔子本人就不敢以仁自许，也不轻易把仁许之于他人。目的论不容易达到，只有强调规则——义。仁与义是并称的，仁是目的论的，义是道义论的。②"仁"是"义"之基础，"义"是"仁"之显现，"义"之依于"仁"，"义"又是

---

① 黄玉顺：《中国正义论的形成》，东方出版社2015年版，第23页。

② 包利民、［美］M.斯戴克豪思：《现代性价值辩证论：规范伦理的形态学及其资源》，学林出版社2000年版，第46页。

"礼"之所依。孔子说："君子义以为质，礼以行之。"（《论语·卫灵公》）义是礼的实质，礼是义的表现，义的实现、实行落实在礼的建构上，义是礼的规范建构的依据。"礼由义出"（《左传·桓公二年》），冯友兰说："礼之'义'即礼之普遍原理。"[1]"礼"又是成就"仁"的方法，孔子说："非礼勿视，非礼勿听，非礼勿言，非礼勿动。"（《论语·颜渊》）"义"是连接仁与义的枢纽，孔子说："行义以达其道。"可见，"义"是实现仁道的关键。这就是仁—义—礼的逻辑内涵。孔子想恢复周礼，挽救礼崩乐坏的局面，制礼必须有义，立义必须立仁，所以，孔子首先要阐明仁的思想。

义和礼都是实现仁的途径。孔子确立了仁的方向以后，实现仁的目标，必须进一步建立义和礼的理论。孔子提出"义"，就是要确立"礼"的根源、合理性依据。所谓"义"，在《论语》中就是指"正当"或"道理"的意思。"见义不为，无勇也。"（《论语·为政》）这里的"义"就是指正当的事之意；"君子喻于义，小人喻于利。"（《论语·里仁》）这里是讲"义"与"利"之比较，君子明白、通晓道义、仁义，即正当的道理。"君子之于天下也，无适也，无莫也，义之与比。"（《论语·里仁》）意思是说，君子对于天下的事，没有一定专注的，也没有一定反对的，只要合乎义便是。这里的"义"即"正当"的意思。孔子对子产说："有君子之道四焉：其行己也恭，其事上也敬，其养民也惠，其使民也义。"（《论语·公冶长》）这里的"义"即公正、合乎法度之意，由正当衍生。樊迟问知，子曰："务民之义，敬鬼神而远之，可谓知矣。"（《论语·雍也》）这里的"义"即"正当、合理"之意。黄玉顺在其《中国正义论》一书中把"义"解释为"正当性原则"和"适宜性原则"。[2]而德国汉学家罗哲海认为，先秦"义"这个词是在"义者宜也"的背景下使用的，"义"指"适当""合

---

[1] 冯友兰：《中国哲学史》，中华书局1961年版，第414页。
[2] 黄玉顺：《中国正义论的形成》，东方出版社2015年版，第23页。

宜"而非"正义"或"义务"之意。比如，孟子认为"劳心者治人，劳力者治于人"为"天下之通义"；荀子所言"故先王案为之制礼义以分之，使贵贱之等、长幼之差、知贤愚能不能之分，皆使人载其事而各得其宜"。这里的"义"都是适当、合宜的意思。儒家之所以重视义，一般是为了"确立具有严格的角色划分之阶层社会"，人人各尽其职责。"义"大多主要与"分""别""差""等"这些与确立社会阶层分化有关的词连用，所以，儒家的"义"并非主张普遍的平等。至于孔孟义利之辨的"义"，是指"公义"与"私利"的对立，公义的概念是与普遍的利益相一致的，罗哲海称之为利他的功利主义。所以，在先秦孔孟这里，伦理学才达到科尔伯格道德发展理论的第五序阶段，没有达到最高序阶第六阶段，即正义的阶段。罗哲海认为只有荀子的"敬"超越情感的差异性，对他人一视同仁地加以尊重，才达到了正义的阶段。[①]罗哲海是从道德发展理论的角度来分析儒家伦理的，按照道德发展理论对儒家伦理进行解释，有一定的合理性，但这里真正从儒家的视角来理解"义"的内涵更为切题。"正当、合宜、公正"乃正义的基本内涵。孔子对正义的论述具体体现在以下几个方面：

（1）由正而义。也就是说，孔子以"正"来论"义"，论述"正当、合理性"。"正"是指行的"正路""正道"，行为"正直"。孔子说："人之生也直，罔之生也幸而免。"（《论语·宪问》）人生在世凭着正直而生存，不正直的人也能生存，那是靠侥幸避免了祸害。孔子说："谁能出不由户？何莫由斯道也？"（《论语·雍也》）孔子意思是说人外出都要从门户经过，但为何人们不愿意从人生的正道、大道而行呢？大道、正道就是"义"，孟子说："义，人之正路也。"（《孟子·离娄上》）孔子认为，走正路首先要"正己"。孔子说："君子食无求饱，居无求安，敏于事而慎于言，就有道而正焉，可谓好学也已。"（《论语·学而》）意思是说，君子饮食不求饱，居处不求安，做事敏捷，言谈谨慎，并且有道之人辩证是

---

① ［德］罗哲海：《轴心时期的儒家伦理》，陈咏明、瞿德瑜译，大象出版社2009年版，第139页。

非，正义与非正义，这样才算是好学者。孔子对子路说："苟正其身矣，于从政乎何有?不能正其身，如正人何!"（《论语·子路》）这是子路问政于孔子，孔子告诉子路，一个人如果能自己身正了，从政就没有什么难的了!因为如果不能正其身，又怎能正人呢? 孔子还告诉子路："其身正，不令而行；其身不正，虽令不从。"（《论语·子路》）就是说一个人身正了，不待下令，那事情也就成了，如果他身不正，即使下令，也不会有人听从他。因此，季康子问政于孔子，孔子回答他说："政者，正也。子帅以正，孰敢不正?"（《论语·颜渊》）即是说，"政"即"正"，"正"是指人伦关系中上位者首先要正；在国家中，国君首先要正，老百姓才能顺从。你若以身作则，以正道率领下属，下属怎敢不正呢? 这在《礼记·哀公问篇》中也有记载。哀公问孔子："敢问何谓为政。"孔子回答说："政者，正也。君为正，则百姓从政矣。君之所为，百姓之所从也。君所不为，百姓何从?"在政治上，孔子主张以礼治国，为政以德，反对霸道，实现王道，这才是政治之"正道"，所以，孔子对齐桓公的评价是："晋文公谲而不正，齐桓公正而不谲。"（《论语·宪问》）之所以称齐桓公公正，是因为他"仗义执言，不由诡道"（《论语集注·宪问》）。也就是说齐桓公以义成就霸业，具有正当性。政治正当还表现在孔子的"正名"思想上。孔子认为"礼乐征伐自天子出"，才是天下有道，否则，"礼乐征伐自诸侯出"就是无道，就是礼崩乐坏，为治理"礼崩乐坏"的局面，孔子提出"正名"的思想。子路问孔子："卫君待子而为政，子将奚先?"孔子回答说："必也，正名乎!"（《论语·子路》）这是孔子最早的名分理论，正名，就是以划定"权分"为本，如何划定权分，齐景公问政于孔子时，孔子说得很清楚："君君，臣臣，父父，子子。"齐景公说："善哉!信如君不君，臣不臣，父不父，子不子，虽有粟，吾得而食诸?"（《论语·颜渊》）孔子认为，只有君、臣、父、子等各尽其责，建立公平的制度，社会才能安定，否则，"名不正，则言不顺；言不顺，则事不成；事不成，则礼乐不兴；礼乐不兴，则刑罚不中；刑罚不中，则百姓无所错手足。故君子名之必可言也，言之必可行也。君子于其言，无所苟而已矣"（《论语·子路》）。

（2）见利思义。《论语·宪问》："见利思义，见危授命，久要不忘平生之言，亦可以为成人矣。"这是孔子回答子路问"成人"的话，此处"义"与"利"对举，"义"是指道理或正当的意思，"利"是指收获问题或效果问题。孔子又说："君子喻于义，小人喻于利。"《论语·里仁》）孔子此一儒学义利之辨成为后世两千多年儒学"严辨义利"的基本基调。孟子的"王何必言利，亦有仁义而已矣"，董仲舒"正其义不谋其利，明其道不计其功"，再到宋明理学"求利害义"，都是在孔子义利基础上发展而来的。孔子说："富与贵，是人之所欲也；不以其道得之，不处也。贫与贱，是人之所恶也；不以其道得之，不去也。"《论语·里仁》）在孔子看来，只要符合正义原则，求富贵是正当、合理的，他说过："富而可求也，虽执鞭之士，吾亦为之。如不可求，从吾所好。"（《论语·述而》）孔子认为，只要富贵可求，哪怕做一个"执鞭之士"，他也愿意去做。就是说，求富是正常的人的行为，关键是要合乎"义"，孔子又说："不义富且贵，于我如浮云。"（《论语·述而》）在义与利的关系上，孔子主张正当的利益、人民大众的公共利益都是符合义的。孔子的立场是先义后利，以义驭利。

（3）义以为上。儒家贵义、尚义，主张"义以为上"《论语·阳货篇》。"君子义以为上。君子有勇而无义，为乱；小人有勇而无义，为盗。"孔子崇尚正义，把正义视作首位。子路说："不仕无义。长幼之节，不可废也，君臣之义，如之何其废之？欲洁其身，而乱大伦。君子之仕也，行其义也。道之不行，已知之矣。"（《论语·微子篇》）这是孔子借子路之口批评那些隐士时所说的话。"君子之仕也，行其义也"，君子不能像隐士那样，必须出来做官，才是符合正义的，这是一种担当、负责的体现。为了义，有时候君子可以牺牲自己的生命，这就是舍生取义，或称杀身成仁。

孔子在"克己复礼为仁"这一思想下，把"仁"作为努力的目标，通过制"礼"来实现"仁"，但"礼"是外在的规章制度，必须符合"义"的根据才能被实行，所以孔子把"义"作为上策，努力"行其义"。"义"在孔子思想中居于纽带的地位，连接"仁"和"礼"，具有重要作用。

（二）孟子正义论思想

孔子创立了仁的学说，这是孔子对中国文化的最大贡献。但孔子并没有说明仁的根源是什么，孟子继承孔子的思想，以良心论性善，以解决孔子遗留下来的问题。[①]孟子那里，正义原则指的是"人之所以为人者"，仁义并举，以仁义作为正义原则的基本内涵。仁义的理论支柱就是性善论。[②]也就是说，孟子的正义论是建立人性论的基础上，要厘清孟子的正义论思想，先要弄清其人性论的内涵。

1. 孟子的人性论思想

孟子性善论的思想早期集中体现在孟子与告子的争论上。孟子与告子两人关于人性的争论，一方偏重于人性的自然属性（告子），一方偏重于人的本质属性（孟子），结果谁也说服不了谁，两者各有道理。人性实际上包括人的自然属性和人的本质属性（即社会属性）两个方面，孟子把人性从告子主张的自然属性扩展到人性的本质方面具有重要意义。孟子所论人性乃人之本质属性，而非自然属性。这在《孟子·尽心下》里讲得很明确："口之于味也，目之于色也，耳之于声也，鼻之于臭也，四肢之于安佚也，性也，有命焉，君子不谓性也。仁之于父子也，义之于君臣也，礼之于宾主也，知之于贤者也，圣人之于天道也，命也，有性焉，君子不谓命也。"人大多都喜欢吃美味的佳肴，听美妙的音乐，闻扑鼻的清香，四肢都想享受安逸，这些都是人的自然属性，这些自然属性是人与其他动物都具有的，不能把人与动物区分开，不能把握人之为人的本质，这一点孟子是非常清楚的。所以，孟子说人因为有天命在，不把自然之性作为人的本质属性。孟子把仁、义、礼、智之性看作人的本性，这些是人之所以为人的根本。孟子说："人之所

---

① 杨泽波：《儒家生生伦理学引论》，商务印书馆 2020 年版，第 263 页。
② 宋志明：《中国文化正义精神论》，《北大中国文化研究》2015 年，第 94—95 页。

以异于禽兽者几希；庶民去之，君子存之。舜明于庶物，察于人伦，由仁义行，非行仁义也。"《孟子·离娄下》仁义之心，人人都有，但能存之者几希。孟子感叹"人异于禽兽者几希"，原因是君子能保存人本有的善良的本心，而普通人则不能存之，以致把它丢掉了。在孟子看来，学问之道就是找回丢失的本心。守住了本心，人就会响应内心的召唤，由"仁义"行，而非行仁义。他说："仁，人之安宅也；义，人之正路也。旷安宅而弗居，舍正路而不由，哀哉！人有鸡犬放，则知求之；有放心，而不知求。学问之道无他，求其放心而已矣。"《孟子·告子上》仁是人间安稳的住宅，义是人间正道，可惜只有君子才能认清这个道理，很多人却把它丢掉了，为学就是使人通过学习找回丢失的善良的仁义之心。为了不使善良的本心丢失，孟子特别重视存心。他说："君子所以异于人者，以其存心也。君子以仁存心，以礼存心。仁者爱人，有礼者敬人。爱人者，人恒爱之；敬人者，人恒敬之。"《孟子·离娄下》以仁和礼存心，识仁明礼，爱人、敬人，社会才能和谐。孟子认为，要存其心，还必须注重养性。"存其心，养其性，所以事天也。"（《孟子·尽心上》）人只有守住善良的本心，不断养护自己善良的品性，才能够领会上天的意旨。孟子认为，人之善性源于天，是天命，只有不断扩充自己善良的本心，才能认知人的善良本性，才能认知天命，即"尽其心者，知其性也。知其性，则知天矣"（《孟子·尽心上》）。如何进行"养性"？孟子有自己的观点。他说："人之于身也，兼所爱。兼所爱，则兼所养也。无尺寸之肤不爱焉，则无尺寸之肤不养也。所以考其善不善者，岂有他哉？于己取之而已矣。体有贵贱，有小大。无以小害大，无以贱害贵。养其小者为小人，养其大者为大人。今有场师，舍其梧，养其棘，则为贱场师焉。养其一指而失其肩背，而不知也，则为狼疾人也。饮食之人，则人贱之矣，为其养小以失大也。饮食之人无有失也，则口腹岂适为尺寸之肤哉？"（《孟子·告子上》）这段话告诉人们养性要"先立其大"。所谓"先立其大"，就是说体有大小、贵贱之分，都要养护，但养其大者能成为"大人"，养其小者成为"小人"，所谓"体之大者"，即仁义之性也，所谓"体之小者"，是指人的口食之欲等自然之性也。孟子这里以场师作比来说明此道理。养小体者就如同一个园艺师放弃梧桐、楸树，却去培植酸枣、荆棘，这肯定不是一个好的园艺师。也就像一个人为了保养他的手指头，却不去保养他的肩膀、背脊，结果断送了肩膀、背脊，这都是说明因小失大的道理。做人必须"先立其大"。孟子还有"天爵"和"人爵"来比喻体之大小。"有天爵者，有人爵者。仁义忠信，乐善不倦，此天爵也；公卿大夫，此人爵也。古之人修其天爵，而人爵从之。今之人修其天爵，以要人爵，既得人爵，而弃其天爵，则惑之甚者也，终亦必亡而已矣。"（《孟子·尽心上》）孟子认为，天爵即仁义忠信，这是上天赐予人的爵位，人爵是指世俗的官爵、权位，古人注重修养天爵，也就是注重修身，"自天子以至于庶人皆以修身为本"，修养高的人才配人爵，"以德配天""以德配位"，"内圣"才能"外王"，天爵修了，人爵自然就到了。而如今之人，要人爵而放弃天爵，所以，"终亦必亡而已矣"。在孟子看来，一个人认清自己的本质、识大体很重要，仁义就是人之大体，人之天爵，如果没有人阻拦你，你不去做仁义之事，是愚蠢的、不明智的，这是一个人处于被奴役状态的标志。"夫仁，天之尊爵也，人之安宅也。莫之御而不仁，是不智也。不仁、不智、无礼、无义，人役也。"（《孟子·公孙丑上》）孟子认为，大体决定小体。一个人只有先立其大，才能真正成为一个人。他说："先立乎其大者，则其小者弗能夺也。"（《孟子·告子上》）大体确立了，小体自然就不能被夺去了。陆九渊深刻领会孟子这一思想，在他的学堂里，凡进槐堂的学生，第一课就是：辨志明心。他说："凡欲学者，当先识义利公私之辨。今所学果为何事？人生天地间，为人自当尽人道。学者所以为学，学为人而已，非有为也。"[1]学，就是学做人，学为人之道。"仁也者，人也。合而言之，道也。"（《孟子·尽心上》）"人道"就是仁义之道，就是人之"大体"，这就是"先立乎其大"。孟子"立乎其大"的做人、育人观，

---

① ［宋］陆九渊著，锺哲点校：《陆九渊集》，中华书局 2020 年版，第 563 页。

寓意深邃，道出了人间真理，激励着无数的后人。"千教万教教人求真，千学万学学做真人。"陶行知的这句教育理念也是孟子思想的当代体现。

为了证明人性善，孟子从经验事实出发进行论证。他说："人皆有不忍人之心。……今人乍见孺子将入于井，皆有怵惕恻隐之心——非所以内交于孺子之父母也，非所以要誉于乡党朋友也，非恶其声而然也。由是观之，无恻隐之心，非人也；无羞恶之心，非人也；无辞让之心，非人也；无是非之心，非人也。恻隐之心，仁之端也；羞恶之心，义之端也；辞让之心，礼之端也；是非之心，智之端也。人之有是四端也，犹其有四体也。有是四端而自谓不能者，自贼者也；谓其君不能者，贼其君者也。凡有四端于我者，知皆扩而充之矣，若火之始然，泉之始达。苟能充之，足以保四海；苟不充之，不足以事父母。"（《孟子·公孙丑上》）"四心"人皆有之，这是一个事实，如同人皆有四体一般，没有"四心"，乃不是人也！但是，这"四心"只是一个"端"，所谓"端"，即是"萌芽""开端"之意。孟子的意思是说，性善是一个过程，只有把这"四端"不断地扩充起来，就如同熊熊燃烧的火一样，终必不可扑灭；就如同刚流出的泉水，终将汇入江河。假若能够扩充"四心"，人就能安定天下。如果不进行扩充，人的"四心"就会泯灭，就连赡养父母也难以做到。孟子这种思路与上面讲人要存心、养性是一致的。人心都有善良的种子，但这粒种子的发芽、成长需要人的培养，需要一定的适宜的环境条件，比如水、阳光、雨露等。没有一定的环境条件，种子难以成长。人的善良不是天生的，是需要不断涵养，不断培育的。接下来孟子继续用生活中的事例进行进一步比较论证上述观点。他说，就像长在大都市郊外的牛山之木，本来生长得很茂盛，由于人们老用斧头去砍伐它，尽管它也日日夜夜在雨水中润泽着，也有新条嫩芽长出来，不幸的是，紧接着放牛、牧羊的人群接连不断，最后这棵大树就枯萎了，这山就变得光秃秃的了。孟子说这能是山的本性吗？孟子的意思是说，人不是没有仁义之心，而是人没有保护好，而丢掉了。就像牛山之木，不断被人砍伐、放牧，使原来茂密的山林变成了光秃秃的山顶。所以，人性善而非人性本善，只是人性具有善良的开端，还需要人不断扩充这种善端，才能成为一个善良的人，才是善的完成。所以，孟子尤其强调人要不断完善、扩充自己的仁义之心："人皆有所不忍，达之于其所忍，仁也；人皆有所不为，达之于其所为，义也。人能充无欲害人之心，而仁不可胜用也；人能充无穿逾之心，而义不可胜用也；人能充无受尔汝之实，无所往而不为义也。"（《孟子·尽心下》）不忍扩展到所忍，即仁；不为扩展到为，义也。不害人，不挖洞钻墙，不想受人轻贱，这些心思人人都有，不难做到，这还不够，因为只是开端，还必须扩充之，才符合仁义。

性善还有其法则性根据，孟子引用《诗经》进一步证明人性善。《诗经·大雅》："天生烝民，有物有则。民之秉彝，好是懿德。"世界万物都有其法则，人喜欢好的品德，这就是人的法则。人的法则与万物的法则还有其不同的地方，那就是万物的法则是自然而然地实现的，而人的法则遵循主动性原则，也就是说，人的法则靠人的主动性才能实现。"求则得之，舍则失之。"（《孟子·告子上》）卢梭被称为人文世界中的牛顿，是因为他发现了人的规律：自由。自由即人具有主动性，一切行为都是由他自己选择决定的。舍生取义，贪生怕死，都是自由，都是选择的结果。人虽然本心是善良的，但还需要人去选择不断地去修养它，并持之以恒去维护、去涵养，才不至于善良的本心流失。人之所以会作恶，就是因为本心的流失。本心之所以会流失，一方面是环境的影响。孟子举例说："富岁，子弟多赖；凶岁，子弟多暴。非天之降才尔殊也，其所以陷溺其心者然也。今夫麰麦，播种而耰之，其地同，树之时又同，浡然而生，至於日至之时，皆孰矣。虽有不同，则地有肥硗、雨露之养、人事之不齐也。"（《孟子·告子上》）人的天生资质是基本相同的，少年子弟之所以在丰收的年份多半懒惰，灾荒的年份多强暴，是由于环境影响，就像大麦种了以后，如果土地一样，一般都会成长、成熟，纵使长得有所不同，那是由于土地肥瘠、雨露多少、人工勤快和懒惰不同之故。另一方面是利欲的影响。在《孟子·万章上》里，孟子借万章之口讲述了象害舜的故事：舜的父母让舜去修缮谷仓，等舜上了屋顶，便抽去梯子，还放火焚烧了谷仓，幸而舜设法跳下来了。于是，他们又打发舜去淘井，便用土塞住井眼，谁知舜已从旁边的洞穴出来了。象不是没有良心本心，他见舜时是"忸怩"的样子，很不自然，但由于想到能分到牛羊仓廪、干戈弓琴，嫂嫂为自己铺床叠被，才做出害舜的事情。这一切都是利欲的陷溺。在孟子看来，恶并没有独立的来源，只是良心的流失。良心本心存得住就没有恶，否则，存不住，就产生恶。"恶人之心，失其本体。"①人大都喜欢美好的品性，这是人的法则，但是，这一法则的实现要靠人的主动性和主体性。"我欲仁，斯人至矣。"（《论语·述而》）

2. 孟子正义论思想

"仁义礼智根于心"，人人皆有善良的本心，只有善，人才能达成价值共识，才会形成正义观念。

"居仁由义"，遵义而行，依义而为，才能实现仁。仁是义的根源和方向，义是实现仁的路径。孟子继承了孔子的思想，把仁视为最高的目标，并把孔子没有完成的任务——仁的根源来自哪里？——论证完成以后，继续探索实现仁的路径——义。"尊德乐义"是孟子的一贯主张，如果说孔子思想的核心是"仁"，孟子的思想核心就是"义"。在孟子这里，"义"是通过"礼"来建构和体现的。所谓"礼"，就是指社会规范及其制度，由"义"到"礼"，孟子的正义论直接指向社会制度的建构，这也是当今中外正义观念的一个普遍结构。

（1）社会分工的正义：百工和五伦

孟子最早提出了社会分工的理论。百工各司其职，各得其所，这就是一个正义的社会。在《孟子·滕文公上篇》，孟子与许行通过一段辩论，得出"百工之事，不可耕且为也"的道理，在一个国家里，有治理国家者，有各种工匠，有农夫，有教育者……只有各人尽到自己的职责，社会才能和谐运转，这才是正义的国家。柏拉图在《理想国》里提出了国家正义和个人正

---

① 王阳明：《王阳明全集·传习录上》，广陵书社2010年版，第15页。

义的概念，国家正义就是百工各司其职，个人正义是指一个人的灵魂的各个部分各自发挥自己的功能，可见，柏拉图这里所说的正义与孟子的分工正义思想有着惊人的相似。不过，孟子的分工正义的思想在历史上却遭人误解。尤其是他提出劳心者与劳力者分工的对立思想。孟子说："或劳心，或劳力；劳心者治人，劳力者治于人；治于人者食人，治人者食于人，天下之通义也。"（《孟子·滕文公上》）孟子这里说的劳力者与劳心者分工，即脑力劳动和体力劳动的分工，这是天下之通义，也就是通行天下的共同原则。孟子这里的劳心者与劳力者不是纯粹的剥削者与被剥削者的关系，实际上更多的是指他们之间的劳动交换关系，当然，在劳动交换上，也存在着某些剥削因素和剥削关系。从孟子整个思想来看，即使是劳心者指剥削者，但这里的剥削者也是指为天下民众的生存发展而劳心的人，而非那些残暴的剥削者。孟子把那些残酷剥削劳动人民的暴君称为"残""贼"，而非劳心者的行列。"贼仁者谓之贼，贼义者谓之残，残贼之人，谓之一夫。"（《孟子·梁惠王下》）孟子反对暴政，主张实行仁政，提倡"民贵君轻""轻徭薄赋""制民之产""保民而王""与民同乐"，反对统治阶级的压榨盘剥，这是造成"饥者不得食，劳者不得息"的社会根源。从这里我们可知，"劳心者治人，劳力者治于人"不是宣称剥削有理，不是为统治阶级的剥削而辩护，只是从劳动分工的意义上，劳心者与劳力者各自发挥各自的专长，分工治理，才能取得辉煌成绩，达到社会和谐。孟子提出的这种社会分工思想在历史上具有重要意义。我国著名历史学家范文澜对孟子分工思想的评价还是比较中肯的："孟子一生辩论，影响最大的在于辟杨墨，但有较多进步意义的却在辟许行。"[1]孟子认识和肯定了社会分工的必要性和合理性，这是对殷周以来实行的世卿世禄制度的一种反动，世卿世禄阶层既不劳心也不劳力，无法推动社会历史的发展。孟子还指出了忽视社会分工的危害性。他说："且一人之身，而百工之所为备，如必自为而后用之，是率天下而路

---

[1] 范文澜：《中国通史简编》，河北教育出版社2000年版，第12页。

也。"（《孟子·滕文公上》）对一个人来说，各种工匠的产品对他都是必不可少的。孟子指出：如果每种产品都要自己制造才去使用它，那等于是率领天下的人疲于奔命。分工是社会的一大进步，没有社会的分工，就没有人类历史的前进和发展。恩格斯在《反杜林论》中就肯定了分工的社会意义："当人的劳动的生产率还非常低，除了必需的生活资料，只能提供微少的剩余的时候，生产力的提高、交换的扩大、国家和法律的发展、艺术和科学的创立，都只有通过更大的分工才有可能。"[1]孟子把社会分工视为天下之"通义"（普遍正义），实际上，其根据在于"物之不齐"。社会秩序所需要的恰恰是"不齐""有别"，这是社会分工的结果。

经济上的社会分工在社会中就体现为一种社会等级形式，社会各成员各安其分，各司其职，严格确定了他们在社会关系体系中的身份和角色。这种分工是维持社会秩序良性运转所必须的，这是社会正义的体现。在人际关系上，孟子也提出了"五伦"的秩序规范，即"父子有亲，君臣有义，夫妇有别，长幼有序，朋友有信"。"五伦"，后来儒家又称"五常"，即父子、君臣、夫妇、长幼、朋友之间五种伦常关系。值得注意的是，通常人们把它理解为五种对应的关系，即父子要讲究骨肉亲情，君臣之间要讲礼仪之道，夫妻之间要有内外之别，老少之间要有尊卑之序，朋友之间要讲诚信。黄玉顺认为，这种理解是有问题的。他说，这是不懂古汉语一种常见的"互文"的表达方式造成的。所谓"互文"，是指在主语和谓语各不相同的一组句子中，每一个谓语都同时是对所有主语的陈述。[2]黄玉顺认为，按照"互文见义"的原则，"五伦"应理解为：不论父子，还是君臣、夫妇、兄弟长幼、朋友，都应该有亲、有义、有别、有序、有信。也就是说，"五伦"的核心思想是要求社会成员之间遵循"亲、义、别、序、信"这五种伦常规范。每个人遵循着五种规范，社会人际关系就能和谐，就能达到社会正义。

---

① 中共中央马克思恩格斯列宁斯大林著作编译局：《马克思恩格斯文集》第 9 卷，人民出版社 2009 年版，第 189 页。
② 黄玉顺：《中国正义论的形成》，东方出版社 2015 年版，第 216 页。

（2）社会制度的正义：仁政论

作为一种制度设计的正义，体现在孟子的仁政思想中。即，符合仁政的，才是正义的。孟子仁政观的出发点在于："人皆有不忍人之心。先王有不忍人之心，斯有不忍人之政矣。以不忍人之心，行不忍人之政，治天下可运之掌上。"（《孟子·公孙丑上》）也就是说，性善论是孟子整个思想体系的出发点，无论是政治还是人际关系等方面。为什么"天下可运之掌"呢？孟子说："亲亲，仁也；敬长，义也。"（《孟子·尽心上》）"人人亲其亲，长其长，而天下平。"（《孟子·离娄上》）每个人都行仁义，就会实现"老吾老，以及人之老，幼吾幼，以及人之幼"。孟子的仁政思想主要体现在以下几方面：第一，尊王贱霸。反对霸道，主张王道。孟子批评春秋各国诸侯争霸是违背仁义的，是非正义的战争。他说："春秋无义战，彼善于此，则有之矣。征者，上伐下也，敌国不相征也。"（《孟子·尽心下》）在孟子看来，国与国之间的征伐，都是非正义的，只有上伐下，才是可以的。孟子所谓的正义之战、正义之师是这样的：他与梁惠王有一段对话，他告诉梁惠王如要战败秦国，只要他实行仁政，减轻赋税，老百姓精耕细作，在闲暇时，讲求孝顺父母、尊敬兄长、待人忠信老实，就是制造木棒，也能抗击秦国和楚国的军队。因为"仁者无敌"。只有实行王道，保民而王，就能做到"莫之能御也"。第二，民有恒产。要实行仁政，最根本的要保证老百姓有生活的产业保障。孟子说："无恒产而有恒心者，惟士为能。若民，则无恒产，因无恒心。苟无恒心，放辟邪侈，无不为已。"（《孟子·滕文公上》）孟子这句话讲出了道德根源于经济基础的道理，任何伦理道德都要从它的经济关系中去找到它的起因，"仓廪实而知礼节"说的就是这个道理。所谓"恒产"，就是指维持一个家庭生活所必要的耕地、住宅以及其他农副业生产资料。有恒产，是孟子经济思想的核心，这是孟子经济上的一贯主张，为了实施有恒产的计划，他提出了恢复井田制。实际上，孟子这意思就是保民生，这是治国者执政之本。第三，民贵君轻。孟子说："民为贵，社稷次之，君为轻。是故得乎丘民而为天子，得乎天子为诸侯，得乎诸侯为大夫。诸侯危社稷，则变置。牺牲既成，粢盛既洁，祭祀以时，然而旱干水溢，则变置社稷。"（《孟子·尽心下》）在人民、国家、君主三者的关系上，孟子认为，人民最重要。如果国家不能保证人民的利益，人民就可以推翻国家。政权可以更迭，君主可以改易，这一切都取决于人民的态度。"天视自我民视，天听自我民听。"君权是人民给的。上天是听从人民的意志的。得乎民，才能得天下。孟子"民为贵"的思想具有重要意义，把之前的"天命观"下降到人间，强调人的主体性、主动性，肯定了人的价值，非常了不起。

孟子的仁政思想还包括"尊贤使能""与民同乐"等方面，仁是正义的标准，不仁就是非正义。在孟子看来，只有实行仁政，才能治平天下，才符合正义。仁是国之废兴存亡的关键，"天子不仁，不保四海；诸侯不仁，不保社稷"。仁，乃义之本也。一个正义的社会，必定是一个仁政的社会。

（3）义与利

尊德乐义，是孟子的一贯主张。义，多是指精神方面的理想追求，精神与物质是分不开的，所以，讲到"义"，必然会提到"利"，《孟子》开篇就谈到了见梁惠王的一场义利之辩。梁惠王见面就问孟子，你不远千里而来，肯定会给我的国家带来利益吧？孟子说："王，何必曰利？亦有仁义而已。"（《孟子·梁惠王上》）前面我们论述了孟子民有恒产的思想，看来孟子不是否认利的。为什么告诫梁惠王不要言利，而只讲仁义呢？实际上，孟子这里讲的"义"是"公利"的意思，"利"则是私利之意，也就是说，孟子强调的是公利重于私利。正是由于孟子重公利而贬私利，他才强调舍生取义。他说："鱼，我所欲也；熊掌，亦我所欲也。二者不可得兼，舍鱼而取熊掌者也。生，亦我所欲也；义，亦我所欲也。二者不可得兼，舍生而取义者也。生亦我所欲，所欲有甚于生者，故不为苟得也；死亦我所恶，所恶有甚于死者，故患有所不辟也。"（《孟子·告子上》）生和死属于"利"的范畴，与"义"形成一对矛盾，生活中很多情况下两者"不可得兼"，孟子劝说人们在这种情况下"不为苟得"，宁可牺牲私利，为了公利（义）。

义是人生最高的价值，是最大的利，为了公利，可以不顾牺牲个人的私利。但是，不符合义的利再大，也不能为。孟子在《滕文公下》中讲述了他与其弟子陈代的故事。陈代认为为了大利，可以牺牲小义。孟子反对，认为陈代的观念是不可行的。孟子举了赵简子命令王良给一个叫奚的臣子驾车去打猎的例子。一天，王良给奚驾着车去打猎，一天没打着一只野兽，奚就说："王良是个拙劣的驾车手。"王良得到这个消息，要求再去一次打猎，奚也勉强同意了。这次一个早上就打了十只野兽，奚又告诉赵简子说："王良是个驾车高手。"赵简子就对奚说，那就叫王良专门为你驾车好了，奚同意，但王良不肯。王良说自己不愿意为小人驾车，驾车人以跟坏的射手合作为耻，这种合作即使得到堆积如山野兽，我也不肯干。孟子讲这个故事的意思是"枉道而从'利'"，所获再多，君子也不当为。也就是说不能因利失义。为利舍义，最终也得不到真正的利。在义与利的关系上，孟子认为义重于利，不合义的利再大，也不为，只要合乎义，即使失去再大的利，也是应当去做的，这就是正义的真正内涵。所以，孟子说："自反而不缩，虽褐宽博，吾不惴焉？自反而缩，虽千万人，吾往矣。"（《孟子·公孙丑上》）缩即正直之意。人要正直就要走正道，选择正义之路，不管有没有人同往，不管付出多大的牺牲，都要勇往直前。

（三）荀子正义论思想

如果说孔子强调仁，孟子注重义，那么，荀子则重视礼。所谓礼，就是指治理国家和社会的一套规范、制度。社会正义，包括两个方面：一是指个人行为的正义，即个人行为符合社会规范、礼仪；另一方面是指制度的正义，即制度、规范本身符合某种更为普遍的正义原则。制度正义是正义论研究的主要论域，罗尔斯正义论就是建立在这一论域中的，他说："正义是社会制度的首要价值，正像真理是思想体系的首要价值一样。"[1]荀子的正义

---

① ［美］罗尔斯：《正义论》，何怀宏、何包钢、廖申白译，中国社会科学出版社1988年版，第1页。

思想正是在社会正义这个层面来讨论的。"行义以正，事业以成。"（《荀子·赋》）崇尚正义，是荀子的价值追求。

1. 隆礼重法：统礼义，一制度

"礼以行义。"（《左传·僖公二十八年》）义是通过礼来实现、实行的，隆礼是荀子正义论思想的重要内容。据张岂之考究，《荀子》一书提到礼的地方有300多处。①荀子之所以重视礼，是因为"人生而有欲且好利"，欲望不能满足，就会不停地去追求自己所欲，并且人的欲望是无穷的，所以，要有一个标准来限制人的欲望，否则的话，人们就会陷入无休止的争执之中，"争则乱，乱则穷"。"先王恶其乱也，故制礼义以分之。"（《荀子·礼论》）荀子认为，礼是治乱的根本，建立礼，才能定纷止争，实现社会安定。为此，荀子提倡"统礼义，一制度"的思想。他说："故有俗人者，有俗儒者，有雅儒者，有大儒者。不学问，无正义，以富利为隆，是俗人者也。……法先王，统礼义，一制度；……张法而度之，则晻然若合符节：是大儒者也。"（《荀子·儒效》）荀子这段话是告诉人们，俗人与大儒的不同就在于：俗人在"无正义"的前提下"以富利为隆"，也就是说，这种谋利行为不符合正义；而大儒却不同，他们能够"统礼义，一制度"，即，先确立正义的原则，然后建立制度规范，以正义原则"统""一"诸多制度。大儒所为，乃荀子之所主张的。尊崇礼是荀子思想的核心，礼是治国的根本，"国之命在礼"（《荀子·天论》）。隆礼就要首先建立正义原则，因为礼源于义。只有隆礼重义，国家才能治理好。"隆礼贵义者其国治，简礼贱义者其国乱。"（《荀子·议兵》）荀子的礼义制度涉及方方面面，其内容包括社会成员的一切规范、社会的等级制度以及对物质生活需要的分配标准等。

不仅重视礼，荀子还引法入礼，强调法的重要性。礼仪制度不能无法度，"礼仪生而制法度"，有礼仪就要制定法度。他认为，礼是高于法的，

①张岂之：《中国思想学说史·先秦卷》（上），广西师范大学出版社2007年版，第366页。

是法的纲领和准则，是支配一切的基本原则。荀子在法治方面提出了很多有价值的思想。第一，在法的理论上，荀子提出了"法义""法数"和"类"的概念，"法义"是指法学原理，"法数"是指具体的法律，"类"是指律例。只有兼通义、数、类三者，才能运用自如。第二，在法的适用上，强调刑赏适度、对等。荀子认为，刑赏要适度，不能因人的好恶而影响刑赏，赏罚要公平，爵赏和贤德、刑罚和罪过是对等的关系，不能随意轻重，赏功罚过，必须"无恤亲属，无偏贵贱"（《荀子·王霸》），不能"以世举贤"和"以族论罪"。第三，在治人与治法上，重视治人。荀子认为，法是人制定的和执行的，良法取决于治法的人与执行法的人之好坏，所以，一个国家得到有效治理，要靠法治，良好的法治，又必须依靠治法和执法的好人。人决定法，法取决于人。所以，在荀子看来，在治理国家中，仁人君子很重要，他们是礼义法度的根本，是礼义与制度的枢要，是国家治乱之所系。正所谓"君子也者，道法之总要也，不可少顷旷也。得之则治，失之则乱"（《荀子·致士》）。治人重于治法。

2. 明分使群："维齐非齐"的正义观

荀子从人的本质及其存在的事实层面论证了正义的本质是"分"。所谓"分"，即每个人根据正义原则，各得其所。这一观点与当代社会正义观非常接近。荀子说："水火有气而无生，草木有生而无知，禽兽有知而无义，人有气、有生、有知，亦且有义，故最为天下贵也。"（《荀子·王制》）人为天下最贵的存在，因为人有生、有气、有知且有义，这是对人存在价值的肯定，是对人的最高评价，正如莎士比亚所说"人是万物之灵"。这也是人之所以为人的根本之所在。荀子在当时能对人的认识作出这样的判断，说明儒家对人的认识已达到相当高的水平。自从苏格拉底高呼"人啊！认识你自己"以来，历代哲人都在不停地反思和追问：到底人是什么？人是谁？时至今日，仍然有很多人不明白"人与其他存在有何区别"，不明白人生的意义和价值到底是什么？也就是说"人为什么活着"的问题仍没有弄清楚，可以说，这些人对人的认识，离荀子对人的认识高度相差得还很远。荀子认识到：人不只是为了苟活，有时为了"义"可以牺牲自己的生命，有时为朋友的情谊，可以两肋插刀，"有情、有义"，这才是一个真正的人。西方的《泰坦尼克号》、中国的《赵氏孤儿》两部作品之所以能够成为不朽的作品，就是因为其中描述了伟大、光辉而真实的人性，都把生的机会留给了别人，而自己却无悔地选择了牺牲。

荀子不仅认识到人存在的本质，而且还道出了一个事实：人能群。所谓"能群"，即人能够结成群体，过群体的生活。也就是说，人是一个社会存在。他说："人，力不若牛，走不若马，而牛马为用，何也？曰：人能群，彼不能群也。"（《荀子·王制》）人的伟大就在于组成社会以生存，这也体现了人的能动性、主动性、创造性和主体性。然后，荀子又分析了"人何以能群"的道理，荀子认为，人能群的原因是因为人根据"义"确定了名分，确立了分工组织和等级。义（正义）是"明分"的依据和标准，"分"是"群"的基础，是人类社会存在和社会组织的根本。"人之生不能无群，群而无分则争，争则乱，乱则穷矣。故无分者，人之大害也。"（《荀子·王制》）分，能止争；义，能定分。这里的"分"，不仅仅是指社会分工，还包括社会的伦理关系、各种等级关系。比如，荀子说："君君、臣臣、父父、子子、兄兄、弟弟一也。农农、士士、工工、商商一也。"（《荀子·王制》）这里"一也"就是一样的意思，就是说君像君的样子，臣像臣的样子，父像父的样子，儿子、兄弟、士、农、工、商，各像各的样子，就如同天与地上下之分的道理是一样的。还有社会财富的分配等。荀子认为，"分"是不齐之齐，不平之平。荀子引用《尚书》里的话说这叫"维齐非齐"。意思是说，要做到整齐划一、平等，就必须通过不整齐划一、不平等的方式才能实现。荀子这一观念充满辩证的思辨，具有深刻的意蕴。在当代，人们总是用"平等"来批评儒家的等级观念，其实，这种批评是很难成立的。因为"等级"只不过就是"级别"而已，这是社会存在的一个事实，古今中外皆如此。就如当代来说，中外社会依然存在级别，各种行业都存在，行政领域的官员有级别，从国家级、省部级到普通的职员；技术工人有级别之分；大学老师有教授、副教授、讲师之分。平等不是没有"等级"（级别）之分。从辩证法的角度来看，平等总是设定了不平等，没有不平等，平等就无法表现自己，就没有意义。同一必然包含着差异，平等必须用不平等来维持，这就是平等的悖谬。[①]所以，荀子在"义"的基础上确立了"分"的思想，这种"维齐非齐"的社会正义观在当今具有重要意义。

3. 正义与仁爱

荀子被学者称为"孔子之后最彻底的儒家"[②]。是因为荀子始终贯彻仁爱为唯一本源这个根本原则。荀子提出"仁爱始于自爱"的观点，在《荀子·子道篇》，记载了孔子与其弟子关于"仁者自爱"的对话，比如，孔子问颜渊："知者若何？仁者若何？"颜渊回答说："知者自知，仁者自爱。"孔子赞赏颜回："可谓明君子矣！"还记载了"仁者使人爱己""仁者爱人"等很多这样的对话，从这里可看出，荀子是赞同这种观点的。仁者自爱、爱己、爱人，自爱、爱人、爱己，则产生自利、利人、利己、爱有差等，这样就会导致利益冲突，如何处理利益冲突？荀子又回到仁的根本上来，贯彻"一体之仁"的理念，通过"推扩"，"老吾老以及人之老，幼吾幼以及人之幼"，推己及人，最后达到仁民爱物，万物一体的理想境界。仁，是义的根本，义源于仁，仁者人也，仁者义也，有仁有义，才是一个真正的人，这就是荀子的人学观，也是其正义观。不仁、不义，非人也。正义是人的本质内涵。

荀子的仁、义思想还体现在君民关系上，就是尊君爱民。尊君为了爱民、养民，在荀子那里，君与民如舟与水的关系，他在《王制》中说："'传曰：君者，舟也；庶人者，水也。水则载舟，水则覆舟。'"水能载舟，亦能覆舟，可见，荀子对人民力量之强大的认可和重视，民是君的基础，君是民之所依，尊君的目的为了保民，君主要遵从道义，荀子在《王霸》《儒效》里多次谈到"行一不义，杀一无罪，而得天下，仁者不为

---

① 王晓升：《平等的悖谬：从否定辩证法的视角看》，《道德与文明》2016年第4期，第45—47页。
② 黄玉顺：《荀子：孔子之后最彻底的儒家》，《社会科学家》2015年第4期，第15页。

也"。荀子主张"志爱公利"，公利就是爱百姓、利百姓，这些思想与孔、孟一脉相承。

在"仁—义—礼"的正义逻辑结构中，荀子不仅强调礼、义、仁的重要性，还特别强调"智"的作用。他说："今人之性，固无礼义，故强学而求有之也；性不知礼义，故思虑而求知之也。"（《荀子·性恶》）意思是说，人的自然本性中是没有礼义的，通过化性起伪，礼义都是人为而生，人要确立礼义制度，必须首先要认识、认知什么是仁、什么是礼、什么是义。认知就是"智"的发挥。礼义是人通过发挥"智"的能力，主动学习、认知而获得的。"人无礼义则乱，不知礼义则悖。"（《荀子·性恶》）可见，通过发挥"智"的能力，知礼非常重要。为此，荀子非常鼓励人学习以知礼，他在《劝学》里论述了学习的重要和学习的方法。关于荀子对"智"的重视，引起当代学者杨泽波特别注意。杨泽波在其《儒家生生伦理学引论》中坚持三分法，即把人之性分为：欲性、仁性和智性，他特别强调了智性的意义，把对智性作用的提升，称为儒学的第二次启蒙。先秦时期早期启蒙还不够，当时的启蒙，只是把人从原始宗教中解放出来，开辟了人文的方向。如今第二次启蒙就是坚持荀子提出的智性路线，发挥"智"的作用，对仁性加以真正的内识，彻底摆脱仁性的无知、失当、保守、遮蔽等弊端，从根本上杜绝心学的流弊，使其上升一个新高度。[1]荀子"智"的路线，由于宋代以后地位大为降低，智性在儒家发展得不够好，不够强大，这不能不说是儒学发展中的一大遗憾。在保持仁的前提下，进行一个智性大发展，任重道远。

三、儒家正义思想的特征

（一）仁爱的正义

法国现代作家加缪曾说过：没有正义的爱是脆弱的，没有爱的正义是

---

[1] 杨泽波：《儒家生生伦理学引论》，商务印书馆 2020 年版，第 274 页。

虚幻的。显然，正义与仁爱都是人类道路上不可或缺的德性。可惜，近代以来，在资本逻辑的支配下，人际关系中，"心性钝化""仁爱脆弱"是不争的事实。由于原子式个人的张扬，功利主义的盛行，在正义与仁爱的道路上，人类走上了分离的道路。正像范瑞平所说："当代正义论关注的仅仅是社会结构的正当性，其理论前提是正当与善的分离。"[①]当代正义论都试图在任何具体的善生活之外独立地寻求正义的概念。这可能是启蒙以来西方学者构建普遍的道德体系失败的根源。儒家却不是这样认为的。由上述可知，儒家首先认为人是社会中的人，是生活在社会关系中的人，在社会人际的关系网络中，每个人一生下来就被社会赋予了一定的身份和伦理角色，而不是一个个孤立而分离的原子式的权利个体，"仁者，人也"。只有在人与人之间的关系中才能真正认识人的本质，荀子说"人有情有义为天下贵"，就在于人能群。人与人的关爱是人之为人之本，即仁为本，这是早期儒家公认的原则，无论是孔子、孟子还是荀子，都把仁作为人之本源。他们的正义理论都是立足于"仁"之上的，大多情况下，他们都把仁义并举，"仁"是他们的正义论的基础，没有仁，就不会有义，义是仁的体现和坚守。所以，台湾学者林存光说："我相信我们仍然有充足的理由把古典儒家的某些思想观称作'仁道的正义'。"[②]林存光根据罗尔斯正义的两个原则，提出了儒家正义论的两个原则。第一个原则：基于每个人在人格上都具有平等的道德尊严，每个人都应受到与他同类一视同仁地人道对待。第二个原则：在机会平等的条件下地位和职务向所有人开放，社会的职业分途和经济的不平等的安排，应适合于每个人的基本生存需求和进一步的道德分层发展的需要。第一个原则被称作人道原则，第二个原则叫作均平与等差和公平机会原则。两个原则应以词典式次序排列，第一原则优先于第二原则。林存光对儒家伦理的这两个正义原则的归纳具有一定的合理性，能准确把握儒家正义论的基本内涵，人

① 范瑞平：《当代儒家生命伦理学》，北京大学出版社 2011 年版，第 154 页。

② 林存光：《追求仁道的正义：古典儒家的正义论探析》，载《第四届世界儒学大会学术论文集》，文化艺术出版社，2012 年，第 221 页。

道放在正义的首位，不平等的分配是在机会均等和向所有人开放地位和职务的前提下，这体现了儒家仁道的正义思想。总体而言，儒家正义体现的不是纯粹而冷漠的理性，也不是单纯而激烈的情感，而是一种以仁道为上，各得其所，使社会走向和谐的正义。

（二）差别的正义

儒家正义是一种有差别的正义。因为它是建立在仁爱的基础上的，儒家认为"爱有差等"，从爱己、爱家人、爱朋友、爱他人、爱万物，这是一个逐步外推的过程，正像费孝通在《乡土中国》中所描述的那样，中国传统社会伦理结构是"差序格局"的社会。体现在这种仁爱的正义就会是有差别的、不平均的。儒家正义还体现在社会的"分"上，这里的"分"，不仅指社会的分工，还包括社会的分级，士士、农农、工工、商商以及君君、臣臣、父父、子子、兄兄、弟弟，根据正义原则，把每个人安排在一定的身份、地位和角色之中，各人各尽其职，各得其所。这种正义体现的是有级别的、有等级的正义，所以，这是一种差别的正义，"不平等"的正义，而不是平均的正义。

（三）以义为正

中国儒家正义不同于西方"以正为义"的正义观。所谓"以正为义"，即是主张实然指导应然、"存在即合理"的思路来考虑正义，更强调"程序正义""形式正义""权利的正义"，而不是强调"实质的正义"。中国儒家强调"以义为正"。[①]所谓"以义为正"，即主张符合"义"的，才是应该做的、正当的，遵循从应然求实然的思路。"义者，宜也。"儒家总是从"义""利"对立来思考"义"的内涵，主张先义后利，见利思义；以"君子"与"小人"的身份展示"义"的形象，提倡见义勇为，舍生取义。《荀子·赋篇》说："行义以正，事业以成。"行正义，事业就做成了，"义之

[①] 李德顺：《西方传统重"以正为义"，而中国传统重"以义为正"：中西"正义"理念之异同》，《北京日报》2020 年 6 月 29 日第 1 版。

不正，事业不成"，义以为上，一切以"义"作为取舍的标准，儒家重"以义为正"，这是儒家正义观的特征之一。

（四）兼有"得其应得"与"得其需得"之内涵

得其应得，这是基于权利之上的正义基本内涵，也是当代西方正义观的基本主张。儒家正义观不仅包含了这一意涵，而且还涵盖了"得其需得"之意蕴。在儒家正义观中，"得其应得"主要体现在儒家的"礼"和"分"上，即社会按照各种分工、各种级别、一定的礼义规范而进行分配，使个人各得其所，各得其应得；"得其需得"则表现在儒家的"仁"上，上文已阐明儒家正义论建立在"仁"的基础上，仁肯定人之为人的内在价值，肯定人的尊严，尊重人，成为仁的基本价值追求，这就为"得其需得"提供了理论前提。儒家的仁还包含人性平等的意涵，"四海之内皆兄弟""民吾同胞，物吾与也""满街都是圣人""圣人与吾同类"，这些儒家的主张意味着每个人都具有同等的人性价值，都应给予同等的对待。提倡仁道的儒家更强调"善的优先性"，关注人的存在和发展，必然蕴含对人的存在和发展所需资源（"得其需得"）的肯定。从历史上看，"得其需得"也是儒家生活的一个事实。比如，在家庭生活中，儒家是坚持"得其需得"的正义原则的，在社会生活中，"得其需得"的正义形态主要体现在不同时期的赈灾、救荒等社会举措上。因此，从正义的维度看，儒家正义兼有"得其应得"与"得其需得"之意涵。[①]

第三节　儒家正义思想对解决医疗公正问题的启示

儒家正义思想建立在仁爱的基础上，具有"仁爱的正义""差别的正义""以义为正"等特征，兼有"得其应得"与"得其需得"的意涵。正义也是儒家生命伦理的原则之一，从生命伦理的视角来看，儒家正义论思想对

---

① 杨国荣：《重思正义：正义的内涵及其扩展》，《中国社会科学》2021 年第 5 期，第 75 页。

解决我国当前医疗公正问题具有重要意义。

一、以伦理看待生命：公共医疗政策建立的基础

儒家生命伦理有四个基本原则：仁爱原则、公义原则、诚信原则和和谐原则。[1]公义原则是儒家生命伦理的一条重要原则。公义原则即儒家的正义原则，是含有仁爱的正义原则，就是要以"义"的德性为核心，在社会资源的分配上以仁义的考虑为依据，结合实际情况，按"得其应得"与"得其需得"相结合的方式进行分配。儒家伦理和儒家正义论给我们的启示之一就是：当今我们在制定公共医疗政策时，需要贯彻"以伦理看待生命"的精神。

在儒家看来，人是生存在社会关系网络之中的人，人的依赖性是人们生存的事实，离开社会，人类难以生存。麦金泰尔在《德性之后》（1981）、《谁之正义？何种合理性？》（1988）之后，又在1999年写出了《依赖性的理性动物：人类为什么需要德性》，在这本书中，麦金泰尔采取了不同于以往分析伦理问题的历史主义视角，而是转向人的动物性和依赖性这一新的思维视角，论证了"人的依赖性为德性奠基"的思想。这一观点恰恰与儒家的"人是关系性存在"，人与人相互守望相助的"仁"的思想不谋而合。麦金泰尔几乎倾其一生的研究，最终回到了中国儒家的传统，这不仅是中西文化的互相融合，而且揭示了人性的真谛。人生命的脆弱性和依赖性，是由人的生物学特性所决定的，人类是脆弱的，人类生命常常被伤害、疾病与残疾所困扰，这是一个生命的事实，因此，人类的生存不得不经常需要依靠他人。由于人的脆弱和依赖他人，人与人之间就有了"人伦"，所谓人伦，就是人与人之间相处的原理，也是人之为人的道理，即"人之理"。以伦理看待生命，就是要从人伦出发思考生命、思考人类，就是要"学会伦理地思考"这种思维方式和方法。

---

[1] 范瑞平：《当代儒家生命伦理学》，北京大学出版社2011年版，第243页。

以伦理看待生命，在制定公共医疗政策时，考虑的不仅仅是对弱者、残疾人的照顾与同情，而应是从人类共同体的角度来思考问题。比如，在对待残疾人的政策制定上，不是仅仅出于对残疾人的同情考虑，因为建立在这种情感基础上的公共医疗政策是脆弱的。我们应有伦理的觉悟：个体的诞生，无论概率多小，都有成为残疾人的风险和可能，与其说残疾人是人中的弱者、失能者，不如说他们承担了其他正常人的全部风险。所以，我们对待残疾人不应当出于同情，而应该是感恩，基于感恩而建立的公共医疗政策与基于同情建立的公共医疗政策肯定有天壤之别。对待流行病也是如此。人类的历史是与流行病共存的历史，人类从来就没有中断过与流行病的抗争，对流行病的治疗和控制，每个国家都倾尽自己全部力量。时至今日，人们对流行病的态度仍是"恐惧"，尽力"退避三舍"，生怕被感染。人们对疾病、死亡流行的恐惧，来自于身边"人人自危"的切身体验，对患有流行病的人，人们缺乏一种伦理的关切和伦理体验。社会所给予的一切，仅限于对流行病的治疗，远未达到伦理的高度。从医学层面来看，流行病毒通常随着流行的扩展而不断变异和衰退，患有流行病的人不仅是恶毒病毒的不幸感染者，也是伦理共同体中的"人"的挡箭牌和殉难者，我们应该对他们表现出更多的伦理敬意和关切。[①]所以，基于伦理的态度来看待残疾人和患有流行病的人，我们的公共医疗政策的制定，就应该从"人"的类观念出发，考虑到这些弱者不仅是不幸的，而且他们为社会、为他人承担了患病的风险，从伦理的角度制定的这样的政策比基于对残疾人和患有流行病的人的同情而制定的政策要更为合理，也更符合人性。

二、"仁爱的正义"：医疗公正理论建构的原则

在中国传统文化中，儒、医是不分的。儒家提倡仁，医者也要做到仁。医者仁心，医者也是仁者。中国有个成语叫麻木不仁，《辞海》解释为：

[①] 樊浩：《伦理道德的精神哲学形态》，中国社会科学出版社 2019 年版，第 215 页。

"肢体麻痹，没有感觉。"①这一解释是源于前人对医生与仁的关系的认识。程颢说："医书言手足痿痹为不仁，此言最善名状。"②所谓"痿痹"，就是肢体丧失了感觉，不能动了。这里的"仁"就是感通之意。程颢又说："医家以不识痛痒谓之不仁，人以不知觉不认义理为不仁，譬最近。"③不知痛痒，谓之不仁，有知觉、识痛痒，便唤作仁。"切脉最可体仁。"④程颢从中国古代医学不仁（肢体麻木、无所知觉）的观念出发来解释仁，当然不是让人们来认识这种生理上的感知，而是从生理上、医学上的不仁，来体验、感悟人的仁性本质。仁的最高境界就是万物一体，即万物连通一体。作为一个有仁性的人，当他面对同胞或宇宙万物处于苦难、不幸情境之时，自然会从心中油然而生一种恻隐之心，一种不安和不忍之心。这就是作为仁的人之表现，表现出人与万物的息息相通、相感，而不是一种漠视、硬心肠、麻木。这是仁心的境界，是人之为人的本质，也是圣人的境界。从医学上以感性知觉论仁到以万物同体论仁，这是仁的境界的提升，也是从感性到理性的飞跃。

医和儒之所以分不开，就因为他们都以"仁"为本，医生，作为一种职业，是最人道的职业，医学作为一门科学，也是最人道的科学。要实现医疗领域的医疗公正，不能脱离医疗事业的人文本性。儒家正义具有仁爱的正义的特征，在构建当今医疗公正理论和实践中，贯彻仁爱的正义这一儒家特色，意义深远。麦金泰尔针对自由主义正义观仅就权利、利益对等意义上的正义的弊端，提出了"正义的慷慨"这一正义德性概念。⑤麦金泰尔认为，在人的脆弱性和依赖性的前提下，人们要实现幸福的目的，仅仅有正义规则是不行的，还必须具有"正义的慷慨"的德性。麦金泰尔举了个美国刑罚制

---

① 辞海编辑委员会：《辞海》（第七版），第四卷，上海辞书出版社 2020 年版，第 2886 页。
② [宋] 程颢、程颐著，王孝鱼点校，《二程集》，中华书局 1981 年版，第 15 页。
③ [宋] 程颢、程颐著，王孝鱼点校，《二程集》，中华书局 1981 年版，第 33 页。
④ [宋] 程颢、程颐著，王孝鱼点校，《二程集》，中华书局 1981 年版，第 59 页。
⑤ 姜丽：《人的脆弱性、依赖性与"正义的慷慨"：麦金泰尔正义思想的新维度》，《道德与文明》2018 年第 5 期，第 91 页。

度的例子来说明这个概念。美国监狱关押的犯人很多，而且监狱条件又很糟糕，对许多受惩罚的人来说，慷慨就是要帮助那些刚从监狱出来的人，以便他们可以回归社会。并且不求任何回报，这就是一种正义的慷慨。当然，不致力于这些事情的人，也不是不公正行事，只是他们不能维持正义。[①]可见，要真正实现正义，不能没有"正义的慷慨"。"正义的慷慨"这一概念既包括正义的一面，又含有慷慨的方面。正义，强调的是人与人、人与社会之间在给予和接受的关系上的相互平衡、利益交换的规则；慷慨强调的是非计算性，即不计较、不打量、不计得失，任由仁性感觉而为的精神状态。"慷慨是正义的内在要求"，一个制度无论多么完美，也不能缺少正义和慷慨的美德，麦金泰尔甚至说："没有慷慨就没有真正的正义。"[②]"正义的慷慨"是正义与慷慨的结合，只有这种结合，才能克服正义之脆弱。慈继伟在《正义的两面》里论述了正义局面的脆弱性，他说："不论作为个人德行，还是作为社会制度，正义都是十分可观的道德成就，但同时也是相当脆弱的道德成就。"[③]正义的局面的维持需要具有正义美德的人。如果人缺少正义美德，再正义的规则，也难以付诸实施。正像麦金泰尔所说："正义的规则只有对那些具备正义美德的人来说才是有意义的。""没有人的正义美德或没有具备正义美德的人，正义的秩序和规则只能是一纸空文，一如仅仅有严格系统的交通规则并不能杜绝因闯红灯等违章驾驶而造成的交通事故一样。"[④]麦金泰尔强调，个人美德是正义的前提，正义之所以脆弱，是因为具有正义美德的人的匮乏。尼布尔也谈到了"道德的人"和"不道德的社会"问题，他认为社会正义以自利为中心，是不道德的，而人以仁爱为中心，是道德的。

---

① [美]艾里克斯·弗罗伊弗：《道德哲学十一讲·世界一流伦理学家说三大道德困惑》，刘丹译，新华出版社 2015 年版，第 118 页。

② [美]艾里克斯·弗罗伊弗：《道德哲学十一讲·世界一流伦理学家说三大道德困惑》，刘丹译，新华出版社 2015 年版，第 119 页。

③ 慈继伟：《正义的两面》，上海三联书店 2001 年版，第 9 页。

④ [美]麦金泰尔：《谁之正义？何种合理性？》，万俊人等译，当代中国出版社 1996 年版，第 16 页。

其实，尼布尔在这里主要是看到了仁爱与正义的对立问题。而在中国儒家看来，仁爱与正义不是分离的，程明道说："仁者，浑然与物同体。义、礼、知、信皆仁也。"①义，也是仁。正义，是仁爱的正义，是建立在仁爱基础上的正义，正像麦金泰尔说的"正义的慷慨"那样，既有权利、利益之平衡之正义，也包含"正义的慷慨"之德性，是正义与仁爱的合一。"正义的社会不能缺少爱，正义不仅是爱的先决条件，而且是爱的构成要素。"②正义与爱是不可分割的。这恰如利科在《爱与公正》中所说："公正是实现爱的必要媒介，爱只有在公正的支持下才能进入实践和伦理的领域，同时，爱又是公正的守护者，它能为迷失的人再次指明方向。"③爱和正义是一个和谐的社会不可或缺的德性，正义本身蕴含着爱，缺少爱的正义是难以维持的，缺少正义的爱也是不存在的。正义也不是像社群主义者所认为的那样，正义是一种"补救性的德性"，只是在缺乏爱的共同体里才是必须的。在一个充满无限仁慈的共同体里，也会出现矛盾冲突，只不过这种冲突发生于个体内部：对于别人的不同的相互冲突要求，你该选择支持哪一个呢？这正如尼布尔所指出，需要正义原则来确定爱的分配。④儒家"仁爱的正义"兼具正义与仁爱的内涵，对于一个正义社会的建构，弥足珍贵。

儒家"仁爱的正义"这一正义理念落实到现实医疗公正的实践中，无论是医疗公正理论建构，还是医疗实践政策的制定和执行，既要体现权利、利益之平衡之正义，也要体现"正义的慷慨"即仁的德性，避免像罗尔斯的正义理论设计中对残障人士的忽视。罗尔斯的正义理论遭到很多后人的批评，其中麦金泰尔、阿马蒂亚·森和玛莎·纳斯鲍姆都批评罗尔斯正义理论设计没有给残障人参与建构正义原则过程的资格。罗尔斯正义理论虽然考虑到对弱势群体的关注，在"最少受惠者"的基础之上，给予弱势群体以物质补

---

① [宋] 程颢、程颐著，王孝鱼点校，《二程集》，中华书局 1981 年版，第 16 页。
② [加] 威尔·金里卡：《当代政治哲学》，刘莘译，上海三联书店 2004 年版，第 314—316 页。
③ [法] 保罗·利科：《爱与公正》，韩梅译，华东师范大学出版社 2016 年版，第 3 页（译序）。
④ 刘时工：《爱与正义》，中国社会科学出版社 2005 年版，第 170—171 页。

偿。但是，罗尔斯正义理论起点是契约平等，其本质是康德式的契约论理性建构主义。其理论前提是社会结构中的公民要具有平等与自由的理性能力。针对罗尔斯正义理论对残障人的忽视，森和纳斯鲍姆提出了"能力进路"的正义理论，这一理论主张把每个个体的"可行能力"（天赋能力、内在能力等综合能力）作为正义的目标和核心，尤其是把残障者问题纳入正义领域，社会要尊重和接纳不健全者，为他们提供各种可能，尽一切可能让他们能够过健康生活、接受教育、完全参与社会生活，满足他们对健康、参与和自尊的需求，这样的社会才是正义的。[①]以自由看待发展，以人格自尊得到保障作为衡量社会正义的标志，这是当代社会正义的新趋向。

总而言之，在一个医疗公正理论的建构和实践中，既不能缺少正义的考量，也不能忽视仁爱的因素，这就是儒家"仁爱的正义"对当前解决我国医疗公正问题的启示之二。

三、"差别的正义"：公共医疗政策的制定的理念

"义者，宜也，尊贤为大。"儒家的正义是一种"差别的正义"，这也是"爱有差等"的体现。"差别的正义"首先承认人与人之间的差别，"物之不齐，物之情也"。客观物质世界的实际情况也是不齐的，人的天赋、后天的努力等方面各不相同，这也是人类存在的事实，医疗资源的正义分配，也应是根据人的需要、能力、贡献等实际情况来进行分配，这一理念落实到医疗保健政策的制定中，就是要反对平均主义的医疗保健政策。

首先，平均主义的医疗宣称是平等的最佳医疗。这种观点认为，每个人都应接受平等的最佳医疗，道德的直觉不能接受某个人由于缺乏最好的药物或医生而死去，认为这是不公平的。乍一看，这种观点还挺有道理，因为人都有尊严，人生来是平等的，为什么有的人能够得到最佳的医生、最好的药

---

① 姜丽：《人的脆弱性、依赖性与"正义的慷慨"：麦金泰尔正义思想的新维度》，《道德与文明》2018 年第 5 期，第 94 页。

物而活下去，而有的人因为没有这些条件而死去呢？感觉、直观不能替代理性。人们面对的事实是，无论医疗技术如何发达，相对人们对医疗资源的需求来说，都是有限的，而人对医疗资源的需求是无限的，无论公平的医疗意味着什么，都不可能使每一个人都得到最佳的医疗服务。

其次，公平的医疗也不意味着平等的医疗。如果一个政府必须确保每个人在其需要时都能获得平等的医疗，对这个政府来说，这是非常困难而棘手的事情。由于危重病诊疗需要惊人的花费，就连西方早期鼓吹平均主义医疗理念的学者也不得不面对现实。丹尼尔斯主张，政府要保证基本医疗层面的平等，不管"基本医疗层面"所指的具体内涵是什么，如果把重症护理服务囊括进基本医疗层面的话，就是说无论经济上还是地理上存在怎样的差异，政府必须保证每一个人都能获得重症医疗护理的服务，这对于任何一个国家来说，都是十分困难的。即使退一步来说，"基本医疗层面"医保制度被界定并且建立起来以后，可能又会有人提出：政府是否允许"稍微好些"的医保呢？比如那些有钱的富人，他们想得到比"基本医疗层面"更好的医疗，如果政府允许，那么，先前的平等医疗就被打破了，反之，如果政府不允许，就会违背自由的理念，限制了某些人的自由权利。所以，正像马克思所说，真正的平等是包含不平等的。马克思在对平等权利的批评中详细分析了平等权利的实质是不平等。马克思举例说，就像按每个人提供劳动量来分配，看上去是平等的，实际上，每个劳动者的情况是不一样的，有的结婚了，子女很多，有的劳动者没有结婚，也没有子女，在提供的劳动相同，并且由社会消费资金中分配的份额相同的条件下，那个没结婚的劳动者就比已结婚的劳动者实际所得到的多些，也就较富有一些。所以，看似平等，实际上是不平等的。要真正实现平等的分配，就只有"不平等"地进行分配。同样道理，真正实现医疗资源的公平分配，也必须是"不平等"地进行分配。

最后，平等的医疗分配会导致不利的后果。如果一个政府对所有医疗资源平等地进行分配，就意味着政府拥有全部的医疗资源，具有保障每个人获得平等的医疗的权威。权力的集中，如果缺乏有效的监督，必然会导致腐败，也可能导致医疗保健的不平等。同时，由于政府对医疗资源的垄断，也会导致每个人自由选择医疗服务权利的丧失。

差异的正义，对于医疗改革而言，就是不能全国一盘棋。必须重视处理好统一与区域性的辩证关系，面对全国医疗资源、医疗条件分配不均衡的现实，必须实行差异政策。多年来国家一直重视一些城市大医院的建设，忽视区域性中小医院的发展，尤其是乡镇卫生院的建设，这一方面造成城乡医疗不平衡加剧，另一方面也不符合人民健康的医疗改革目标。按照差异的正义原则，在当前，我们应该进一步加大对乡镇基层卫生机构的投入，加快发展乡镇基层卫生机构的建设，不同的地区按照不同的医疗模式进行改革，比如发达的大城市可以借鉴新加坡的模式，欠发达的基层偏远地区可以效仿英国的模式，等等。

总之，"差异的正义"分配理念给医疗公正的启示就是：在医疗资源的分配中或者在医疗保健政策的制定中，在全民都能得到基本医保的前提下，实行医疗资源的"不平等"分配，根据个人实际的需要，结合其能力、贡献等条件，给人以合理的自由选择权限，对医疗资源进行分配，以实现事实上的公平。

四、"得其应得"与"得其需得"相结合：医疗公正的实践原则

"差异的正义"实际上就是"不平等"的正义，要真正在医疗实践中落实这一理念，在医疗资源的分配中就要实行"得其应得"与"得其需得"相结合的原则、措施。"得其应得"是基于权利正义的视角，按照同一的尺度，比如能力、贡献财力等，对现有的医疗资源进行分配。这种分配是对行为主体的自主行动来追求富足的一种鼓励。在医疗保健中，我们区分基本医疗保健需要和非基本医疗保健需要，对于非基本医疗保健的需要，我们可以根据个人的支付能力来分配，因为毕竟目前每个人都享有核磁共振检查、肾移植、体外受精、高等病房、美容手术等这些治疗或待遇是不现实的。当

然，仅仅有这种分配还不够，因为每个国家都有一些弱势人群，他们由于自身的不幸，不能与正常的理性人一样参与社会活动，对这些人，社会要给予一定的照顾。这些人群包括：（1）残疾人；（2）没有家庭或缺乏家庭支持的人，比如寡妇、孤儿、鳏夫、无子女的老年人等；（3）遭受自然灾害的人，比如那些遭受洪水、饥荒等自然灾害而不幸的人。政府要给予他们一定的医疗照顾，给予一定的物质帮助等。这是贯彻"得其需得"的原则进行分配医疗资源的必然选择。"得其需得"，这是基于人性的平等性以及人都具有内在价值这一角度提出的分配原则，医疗公正中贯彻这一原则，不仅要对弱势群体提供医疗照顾和帮助，还包括为全民提供基本的医疗保障。对于一些基本医疗需要，比如初级保健、基础免疫、计划生育服务等，这些医疗要能保证每一个人的公平分配。因为人都有生存的权利，这是最基本的人权，要保障这一基本人权的实现，政府就必须为其民众提供基本的医疗保障。当然，"基本的医疗保障"，这是一个变化中的概念，要根据一个国家的医疗水平和经济水平来决定，随着国家医疗水平和经济水平的发展，基本医疗保障的范围会越来越广泛，保障的层次一定会越来越提升，基本保障的内涵也必定会越来越丰富。

第三章　国外医疗公正理论借鉴

公正是人类文明社会的标志，它涉及人们生活的各个领域，而医疗领域的公正则是社会公正的核心和最基本的原则。[①]因此，医疗公正问题吸引了无数学者的眼球，引起了国内外学者的高度关注，取得了丰硕的研究成果，尤其是在医疗公正的理论研究方面，硕果累累。分析、研究并借鉴这些成果的积极意义，对构建我国的医疗公正理论、解决医疗公正实践中的问题具有重要意义。

第一节　国外医疗公正的理论基础

国外医疗公正是建立在其正义理论的基础上的，在正义理论的研究方面，国外学派林立，并且取得了很大的进步。

一、功利主义正义观

功利主义（Utilitarianism）作为一种伦理学说最早萌芽于17世纪培根和

---

① 陈劲红：《论生命健康权与医疗公正》，《东南大学学报》（哲学社会科学版）2007年第12期，第41页。

霍布斯的著作中，18世纪的休谟、斯密等对之都有一定的发展，到18世纪末19世纪初，在杰利米·边沁和约翰斯图亚特·密尔那里功利主义得到系统、严格的论证，形成一个完整的学说。功利主义把促进和满足"最大多数人的最大幸福"作为基本原则。①"效用或功用"是功利主义的核心概念，"幸福"——"趋乐避苦"是对"功用"的界定。对于这一原理，边沁在《道德与立法原理导论》中讲得很清楚："功利原理是指这样的原理：他按照看来势必增大或减小利益有关者之幸福的倾向，亦即促进或妨碍此种幸福的倾向，来赞成或非难任何一项行动。"②边沁还指出："当一项行动增大共同体幸福的倾向大于它减小这一幸福的倾向时，它就可以说是符合功利原理，或简言之，符合功利。"③密尔是功利主义伦理学说的集大成者，在他1861年出版的《功利主义》一书中吸收了边沁功利主义的合理因素，同时作了某些新的修正和发展，在他这部代表作中，密尔正式提出了"功利主义"一词，它是一种以实际功效或利益作为道德标准的伦理学说。这一学说以人们行为的后果来判断行为的对与错，只要一个行为的后果给最大多数人带来了最大利益，这一行为就是对的，反之，则是错的。功利主义从行为后果是否有助于增进幸福或增加快乐、避免不幸或减少痛苦，是否有助于实现最大多数人的最大幸福，来判定行为的正当与否，这一思想非常符合人们的直觉，因此，它成为19世纪对西方政治和经济思想影响最大的一部学说。在论及公正时，功利主义者认为，只要一个行为给最大多数人带来了最大利益的后果，这一行为就是公正的。密尔在其《功利主义》一书中用了占全书三分之一的篇幅专门论述了公正。他认为公正涉及平等、权利、义务、良心等各个方面，在整个功用的阶层上，它比任何其他道德的地位都高。每个人只有具有公正的美德，才能使人人互不伤害，人人之间才能维持安宁，个人的幸福才能迅速增长，最大多数人的最大幸福才能得以实现。密尔之后，功利主义不断得到

---

① ［英］穆勒：《功利主义》，叶建新译，中国社会科学出版社2009年版，第18页。
② ［英］杰利米·边沁：《道德与立法原理导论》，时殷弘译，商务印书馆2000年版，第58页。
③ ［英］杰利米·边沁：《道德与立法原理导论》，时殷弘译，商务印书馆2000年版，第59页。

完善。20世纪以来功利主义形成两种基本形态：行动功利主义和规则功利主义。前者认为一个行为是正确的，当且仅当，与任何其他的选择相比，它所导致的结果至少与那些选择所导致的结果一样好；①后者认为：一个行动是正确的，当且仅当，那个行动是一个规则要求我们做的事情，而那个规则则属于这样一套规则——对那套规则的接受和服从会比接受和服从任何一套其他规则产生更大的社会效用。②无论是行动功利主义还是规则功利主义，最终仍然是把功利（效用）作为判断行为对错的唯一标准，这一点与边沁、密尔并没有什么不同。

功利主义学说并不是什么新的东西，正如罗素所说："边沁及其学派的哲学全部纲领都是从洛克、哈特里和爱尔维修来的。"③尽管密尔是把功利主义作为一种伦理学学说提出来的，但就功利主义这种思想的影响来说，它在经济学和政治学领域带来的影响更大。罗素这样评价它的地位："功利主义的重要地位与其说是哲学上的，不如是政治上的。"④的确，功利主义在经济领域和政治上产生了很大影响。亚当·斯密著名的经济学著作《国民财富的性质和原因的研究》对资本主义市场经济的发展具有举足轻重的地位，该书贯穿着现代市场经济原则和社会建设基本理论，在斯密这里可以看到功利主义的鲜明体现。斯密从人是自私的利己的"经济人"出发，论证了资本主义市场经济通过"看不见的手"对社会进行调节，从而使每个人的利益得到满足，也最终增进社会的公共福利，使个人利益和公共利益得到协调发展。马克思说："在穆勒的学说里可以看到，功利论和政治经济学是完全结合在一起了。"⑤不过，在当代政治哲学研究中，功利主义遭遇了重大困境，遭到了来自各方面的批评。首先是来自自由主义的批评。自由主义者认为，功利

---

① 徐向东：《自我、他人与道德：道德哲学导论》（上册），商务印书馆 2007 年版，第 335 页。
② 徐向东：《自我、他人与道德：道德哲学导论》（上册），商务印书馆 2007 年版，第 339 页。
③［英］罗素：《西方哲学史》（下），马元德译，商务印书馆 2018 年版，第 357 页。
④［英］罗素：《西方哲学史》（下），马元德译，商务印书馆 2018 年版，第 357 页。
⑤《马克思恩格斯全集》第 3 卷，人民出版社 1960 年版，第 483 页。

主义的核心概念是"功利"，这与正义问题的核心概念——"权利"是有冲突的。众所周知，当代正义理论特别强调个人权利。罗尔斯强调指出，作为社会制度的首要德性的正义是不能受制于社会利益的，他说："每个人都拥有一种基于正义的不可侵犯性，此种不可侵犯性即使以整个社会的福利之名也不能加以逾越。"[①]罗尔斯认为，在一个正义的社会结构中，正义具有首要价值，正义概念较之于善的概念具有优先性，一切违反正义而获得的利益毫无价值可言，一切利益、善都需要在正义原则的基本约束范围内进行。[②]总之，建立在功利基础之上的功利主义不足以为现代宪政提供坚实的理论基础。极端自由主义者诺齐克更是强调权利，把自己的理论建立在权利之上，在诺齐克这里，权利具有优先性。诺齐克在《无政府、国家和乌托邦》前言中提出："个人拥有权利，而且有一些事情是任何人或任何群体都不能对他们做的（否则就会侵犯他们的权利）。"[③]诺齐克认为，根本就不存在功利主义的利益汇总式的社会实体，存在的仅仅是个别的人。个人是唯一的实体。个人权利具有神圣不可侵犯性，诺齐克把权利看作一种"边界约束"，即他人的权利构成你行为的道德边界，否则，就是侵犯了他人权利，把他人当作手段，违反了康德意义上的"人是目的"的原则。罗尔斯、诺齐克都认为正义是尊重权利而不是利益，正义成了功利主义的阿喀琉斯之踵。以大多数人利益的名义侵害个人的权利，这是社会的严重不公正。功利主义的问题，用德沃金的话来说，就是"没有认真对待权利"。首先，功利主义也遭到了摩尔的批评。在《伦理学原理》一书中，摩尔给密尔的功利主义贴上了"自然主义谬误"的标签。所谓"自然主义谬误"，即用某种自然属性来定义善，也就是用"是"来定义"应当"。摩尔说："有足够的理由认为，快乐主义（功利主义）通常是自然主义的一种形态——人们之所以接受它，通常是由

---

① ［美］约翰·罗尔斯：《正义论》，何怀宏等译，中国社会科学出版社 2009 年版，第 3 页。
② ［美］约翰·罗尔斯：《正义论》，何怀宏等译，中国社会科学出版社 2009 年版，第 25 页。
③ ［美］罗伯特·诺齐克：《无政府、国家和乌托邦》，姚大志译，中国社会科学出版社 2008 年版，第 1 页。

于犯了'自然主义谬误'的缘故。"①其次，马克思的批评。马克思认为斯密所说的个人利益促进社会利益的增进情况只适用于简单商品交换的社会，而不适用于资本主义社会。在简单商品交换中，每个生产者通过交换的方式来实现自己的自私利益，共同利益就体现为自私利益的交换。而在资本主义社会中，资本家和工人之间不存在简单商品生产和交换中的情形。资本家和工人的利益是不可调和的。资本家的个人利益得到了满足，但是工人的利益却受到了极大的损害。所以，马克思认为，在资本主义生产条件下，只会使资本家与工人之间的差距加剧，不可能出现功利主义所设想的个人利益得到满足的同时增进社会利益和公共利益的情形，按照功利主义的原则，资本主义社会不可能走向社会正义，只会带来更为严重的社会断裂。实现社会正义，只有超越个人利益和公共利益对立的"虚幻共同体"，走向个人利益和公共利益一致的"真实共同体"。第三，其他的批评。功利主义倡导趋利避害的快乐主义，从一定意义上鼓动了人们对金钱的欲望的认可，穆勒说："爱好金钱，不仅是生活中最强烈的推动力之一，并且在许多场合中，金钱以其本身而被人欲求。""金钱从幸福的手段，变成了个人幸福观念的一个主要成分。"②金钱本来是满足人们欲望的手段，在功利主义的吹捧下，金钱变成了本身可欲求的东西。这种金钱观促成了"金钱万能论""商品拜物教"，对道德的败坏起到推波助澜的作用。杜威在评价功利主义时就指出，把获得手段作为目的，埋没了人的创造性，把人们的兴趣都集中于获取快乐的手段上，这就肯定了人们对财富和财富所得到的享受的无度的欲望，从而支持并掩饰了由资本主义财产欲所产生的种种罪恶。

针对来自各界的批评，穆勒等功利主义者对其理论不断地进行修正和完善，但不管怎样修正和解释，国际上学术界的一个事实是：自1971年罗尔斯发表《正义论》以来，围绕正义而展开的争论逐渐成为伦理学、政治哲学乃

---

① ［英］G.E.摩尔：《伦理学原理》，长河译，上海人民出版社2003年版，第81页。
② 周辅成：《西方伦理学名著选辑》（下），商务印书馆1987年版，第265—266页。

至法哲学研究中的一大核心。功利主义理论在《正义论》发表后的二三十年时间里大多都被置于主流的正义争论之外。[①]

二、新自由主义正义论：以罗尔斯为代表

20世纪以来，在分配正义领域，以罗尔斯为代表的平等主义分配正义理论影响极大，受到人们的普遍欢迎。罗尔斯在对功利主义批判的基础上，提出了以公平为基础的平等主义的分配正义理论。罗尔斯主张首先应建立一个正义制度之上的社会，然后才会有公平正义的分配正义，所以，他特别强调社会制度的正义性。他说："正义是社会制度的首要价值，正像真理是思想体系的首要价值一样。一种理论，无论它多么精致和简洁，只要它不真实，就必须加以拒绝或纠正；同样，某些法律和制度，不管它如何有效率和有条理，只要它们不正义，就必须加以改正和废除。"[②]罗尔斯认为："正义的主要问题是社会的基本结构，或者更准确地说，是社会主要制度分配基本权利和义务，决定由社会合作产生的利益之划分的方式。"[③]罗尔斯在洛克、卢梭、康德等社会契约论的基础上用反思平衡的方法提出自己的正义论思想体系。他认为在一个无知之幕和原初状态下，人们都会选择两个正义原则：第一是平等自由原则，即所有的社会基本善——自由和机会、收入和财富及自尊的基础——都应当被平等的分配。第二是公平机会原则和差别原则。公平机会原则，即社会所有的地位和职务向所有人开放，这样一来，由于每个人的资质、天赋等条件的差异，就会出现不平等的分配结果，为了矫正这种不平等的分配，罗尔斯又提出了差异原则，也就是说，社会和经济的不平等分配除非对最不利者有利。所谓"最不利者"，也有叫"最少受惠者"，即是指那些自然天赋较差、家庭出身差、资质差、社会地位低下、受教育程度

---

① 邵风：《一种功利主义的正义理论何以可能：以约翰·密尔为中心的考察》，《天府新论》2021年第1期，第73页。

② ［美］罗尔斯：《正义论》，何怀宏等译，中国社会科学出版社1988年版，第1页。

③ ［美］罗尔斯：《正义论》，何怀宏等译，中国社会科学出版社1988年版，第5页。

差、拥有资源最少、收入最低、生活质量不高的人。罗尔斯深刻认识到个人所获天资、社会背景作为分配应得的依据，具有偶然性和任意性，再进一步来说，就是个人的后天努力，虽然不同于先天禀赋和偶然获得的社会背景，也同样受到先天偶然因素的影响，实际上，一个天赋能力较低、灵活性较差的人与一个天赋较好的人相比，即使前者较后者更努力，也很难有平等的机会，所以，后天的努力可以追溯到其原初禀赋的差异。在承认差异事实的前提下，罗尔斯指出人们分配所得到的财富和资源当然是不平等的，但这种分配必须是对"最少受惠者"最有利。也就是说，允许这种不平等，反而能有利于每一个人。"没有人天生就应该从自己的天赋中受益，但如果某些人因自己自然天赋而受益，同时，这种受益又促进了在'自然博彩'中较不幸者的利益，这样的不平等就不是不公平的。"[①]在罗尔斯看来，社会是个合作体，社会合作能使一个人比仅仅靠自己的努力独立生存得更好，如何分配合作产生的利益，罗尔斯认为，要排除人的自然天赋和社会因素的偶然差异造成的不平等，使大家都处于同一条起跑线上，就要使自由市场的分配在正义的政治和法律制度的监督之下，为此，罗尔斯提出差别原则，其目的在于缩小人们由于资质、运气、家庭背景、社会关系等偶然因素的差异所带来的分配结果上的巨大差异，使偶然性、任意性因素所造成的不平等限制在一定范围之内，从而调整社会的不平等和经济的不平等分配。罗尔斯认为，这样的分配才是正义的分配。罗尔斯还强调这两个正义原则的地位并不是并列的，而是应以词典式次序排列，从而又引出两个优先原则：一是自由的优先性，即自由只能为了自由的缘故而被限制；二是正义对效率和福利的优先。平等的自由是第一位的，不能因为其他权利的获得而牺牲自由，这是正义的首要原则。在这两个原则中，实际上，第一个平等自由原则强调的是政治的正义，第二个机会均等和差异原则强调的是经济的正义。在罗尔斯看来，平等的自由是政治正义的基本原则，互利是经济正义的基本原则，对于一个实

---

① ［加］金里卡：《当代政治哲学》，刘莘译，上海三联书店 2004 年版，第 112 页。

行市场经济制度的资本主义社会来说，在经济上很难做到平等的分配，因为财富和收入的分配是与权力和权威紧密相关的，这样，在经济和社会方面不可能做到事实上的平等，只能做到公平的机会均等。在罗尔斯这里，政治上的平等只是宪法和法律上的平等，事实上，宪法和法律的平等并不能保证人们在实际政治活动中的平等，因为经济和社会地位不平等的人，很难能在实际的政治活动中是平等的。罗尔斯的平等的正义只是形式上的，仅仅只有地位、职位等向所有人开放，是不能保证政治生活中真正的平等的。正如在经济分配中不可能做到平等一样。但在罗尔斯看来，不平等并不等于不正义，"只要所有人都从不平等中得益，这种不平等就是正义的"。这一满足人们直觉的正义观念，使罗尔斯得到了当时人们的大力拥护。人们寻求实际生活事实上的平等的希望，就被罗尔斯悄然排除了。罗尔斯的正义理论正是那个时代的产物。罗尔斯所处的时代是西方信仰出现危机的时代，存在主义的焦虑、虚无主义的盛行，使人感到无意义生活的无奈，人们对现实社会感到普遍不满，迫切需要找到一种能够给人以安身立命并为之献身的价值观念的支撑。而由于这时的元伦理学只重视道德语言的逻辑研究，不能给人们的生活提供以价值的指导，再加上西方马克思主义学派对资本主义制度的批判，各种非道德主义思潮对资本主义民主制度信仰基础的动摇，在这种背景下，人们不禁要问：什么样的制度是正义的？一个正义的社会结构应该是什么样的？我们到底需要什么样的正义？这些正是罗尔斯倾尽近20年的心血潜心研究的问题。他的《正义论》的问世，"标志着伦理学研究中的重大转折，使伦理学从元伦理学转到古典的传统——规范伦理学"，这部著作也被誉为"二次大战后伦理学、政治哲学领域中最重要的理论著作"，罗尔斯本人也被称为"20世纪的洛克"。

三、激进自由主义正义论：以诺齐克为代表

平等与自由是近代以来正义的核心议题。资产阶级革命靠"平等和自由"的口号取得了凯旋，资本主义制度确立以来，平等和自由的矛盾越来越

突出，罗尔斯想牺牲某些个别的自由来缓解社会平等的压力，建构了自己的正义理论，虽然赢得了部分人们的欢呼，同时，也遭到了来自社会各界的激烈批评和热烈讨论。正如金卡里所说："要想了解当代的各种正义理论，罗尔斯的理论是一个自然的出发点。罗尔斯的理论支配着当代政治哲学的论争，并不是因为人人都接受他的理论，而是因为其他不同的观点通常是在回应罗尔斯理论的过程中产生的。"[1]的确，在《正义论》出版3年之后，诺齐克批评罗尔斯的著作《无政府、国家与乌托邦》问世了，出乎意料的是诺齐克的这部关于正义的论著也获得了相当的成功。该书先从讨论国家存在的必要及其功能入手，提出了最弱意义上的国家理论，诺齐克认为国家最重要的功能就是保护其成员的权利，保障人民的自由。如果一个国家超出了它的功能，就是不正义的。由此，诺齐克提出了对罗尔斯正义理论差别原则的猛烈批评，他批评罗尔斯主张社会通过建构基本制度（政治结构和主要经济、社会安排），来对一个人的利益和负担、权利和义务进行分配。为此，诺齐克认为正义本身就不应该是"分配"，分配就是对社会公共资源进行分发配给。"分配"就好像意味着有一个机构拥有所有资源，并拥有权利对其掌握的资源进行分配。诺齐克宁愿用"持有"来修饰正义，他提出了自己的持有正义理论。持有即人们所持有的东西。持有正义所关心的问题是：人们对自己的持有怎样才算正当的持有？怎样的持有结果才是正义的？一个社会总的持有正义的状况是什么样的？其核心问题是权利问题。在诺齐克看来，持有正义包含三个原则：一是获取的正义原则，二是转让的正义原则，三是矫正的正义原则。获取就是指对物品等持有的最初获得，或者是对无主物的获取。对于这两方面东西的获取，是否符合持有的正义，就是看人们对所拥有的东西是否具有权利。如果人们对其所拥有的东西是拥有持有的权利，那么这种持有就是正义的，否则就是非正义的。如何认定是不是有权利持有呢？诺齐克认为这主要看对无主物以及其他物品的最初的获取是否合法，合法

---

① ［加］威尔·金里卡：《当代政治哲学》，刘莘译，上海三联书店2004年版，第19页。

的就是正义的持有，否则，就是不正义的。对无主物的合法获取，诺齐克赞同洛克的观点，就是通过对无主物的劳动而获取，才是合法的。当然，这里边如何理解"劳动"，也是一个非常复杂的问题，这里不作深入分析。按洛克对所有权的定义，你的劳动只有"还留有足够和同样好的东西给其他人共有"，也就是说，只要不损害别人，占有一个无主物就是合法的。对于无主物以外的东西的拥有如何才是正义的呢？这就涉及诺齐克持有正义的第二个原则：转让的正义原则。就是说，一个物品从一个人转到另一个人那里，怎样的转让才是正义的？诺齐克的回答是：只要通过自愿的交换、馈赠、转让的途径得到的东西都是合法的、正义的。凡是通过盗窃、抢夺和欺诈等手段获得的东西都是非法的持有，都是不正义的。还有第三个正义原则，即矫正的正义。所谓矫正的正义，就是对前两种方式的不合法获取而给予受害者一定的补偿的正义原则。矫正的正义执行起来比较困难，因为按照诺齐克的说法，在获取物上只要有一个环节不合法，这种持有就是不正义的。对于一个物品的历史追溯起来是一件非常棘手的问题。正是这一点成为诺齐克持有正义的"阿喀琉斯之踵"。在诺齐克看来，一个社会总的持有现状或结果是否正义，主要取决于每个人的持有是否正义，只要每个人的持有是正义的，这个社会的总体的持有也就是正义的，如果大多数人的持有是非正义的，那么这个社会总体的持有也就是非正义的。诺齐克指出："持有正义的理论的一般纲要是：如果一个人按获取和转让的正义原则，或者按矫正不正义的原则对其持有是有权利的，那么，他的持有就是正义的。如果每个人的持有都是正义的，那么持有的总体就是正义的。"[1]以上就是诺齐克持有正义的主要思想。

在诺齐克这里，分配正义是以持有正义来表达的。当然，他所讲的持有正义，不是不包含分配。比如，对最弱意义的国家来说，也需要对人们的"持有"收取一定的"保护费"，以保障国家的正常运转，才能保障人民的

---

[1] ［美］诺齐克：《无政府、国家与乌托邦》，中国社会科学出版社1991年版，第159页。

权利，否则，国家的存在也就失去了意义。个人权利是诺齐克持有正义的核心，构成诺齐克分配正义的道德边际约束。就是说一个人对其所有物拥有的权利构成他人持有的道德界限。如果一个人的持有侵犯了他人的权利，这种持有就是非正义的。诺齐克的持有正义观有一种诉诸人的直觉和常识的感染力：即不经我的同意，不能夺走我有权利的任何东西。[①]诺齐克的个人权利神圣不可侵犯性思想源自康德。康德义务论道德哲学提出了"人是目的而不是手段"的命题。康德认为，每一个拥有生命的个体都有尊严，没有人可以在不经他本人同意的情况下为他人或整体而作出牺牲，诺齐克继承了康德的这一思想。在诺齐克看来，罗尔斯的差别原则的分配正义思想侵犯了他人的个人权利，违背了康德的"人是目的而不是手段"的思想。诺齐克把包括罗尔斯在内的所有主张按（××）分配的正义原则都称之为模式化分配正义原则，不管你在括弧中填上"能力""贡献""需要"等，这种模式化的分配正义原则只注意到接受的一面，只看到了接受者的权利，而忽视了给予的一面，忘记了给予者的权利。不管是通过所得税、消费税、遗产税等各种税收制度，还是直接收取企业利润，在诺齐克看来，这些模式化分配正义原则都会造成不断地干涉个人生活，侵犯个人权利。他举了篮球明星张伯伦的例子加以论证。按照自愿交换的原则，正常情况下，张伯伦会有比一般人更多的收入，球迷都喜欢看他的比赛，愿意出钱购买他参加的比赛的门票，这样，张伯伦凭借自己的特长，就可以得到比一般人更多的收入。如果国家强制向张伯伦收取一定的税收，进行再分配，分给那些收入较低的、天赋能力较弱的人，这样就会侵犯张伯伦的个人权利，即便通过这样的再分配，暂时拉平了人们的收入，但只要国家尊重人们的自愿交换，每当赛季来临的时候，球迷们还会继续购买张伯伦的门票，张伯伦的收入还会继续提高，人们的收入又会出现不平等。除非国家禁止自由交换，这样就会侵犯人们的自

[①] 何怀宏：《诺齐克的权利正义论：兼评诺齐克与罗尔斯之争》，《外国哲学》（第13辑），商务印书馆1994年，第271页。

由。所以，诺齐克认为，模式化的分配正义都存在不断地干涉人们的生活、侵犯人们的自由权利的风险。而权利原则的分配正义是一种非模式化的，是历史的分配正义原则，它衡量分配是否正义是看持有是否正义，即看持有物的来源和历史，而不是看其当下的结果，不是像功利主义那样重结果而不重来路，它没有任何标准，不确定把任何方面作为分配的尺度，是无模式的分配正义原则。诺齐克对罗尔斯的批评，除了对其差别原则的批评之外，还涉及其他方面，比如，对罗尔斯用原初状态、无知之幕来证明正义原则的可靠性问题，诺齐克提出能不能用日常事例来证明其基本原则；还有在社会合作与分配的关系问题上，罗尔斯认为，分配正义的问题是由社会合作引出来的，由于社会合作比个人独立生活能提供更大的利益，对于这些利益如何进行分配，这就产生了分配正义的问题，但诺齐克否认这一观点并提出批评。再者，还有如何看待天赋对分配的作用和影响的问题，罗尔斯把天赋看成一种集体资产，由个人的天赋差别带来的分配差别是不正义的，应该进行再分配，而诺齐克则不这样认为，诺齐克认为，天赋差别是一个事实，是一个道德上中性的事实，有些人由于各种原因，自然天赋较差，没有其他人自然天赋上的优势，这不是不公平，只能说是不幸，我们只需要首先承认这一事实，由此带来的不幸我们可以通过别的办法来解决或缓和，比如通过说服和个人慈善等方式，但绝不能通过国家用强迫的办法来解决，这样不仅会造成更大的不幸，而且也是不正义的。

四、社群主义正义思想

社群主义（communitarianism）兴起于20世纪80年代，是在批判自由主义思想的基础上产生的一股社会政治思潮。社群主义者反对自由主义者（如密尔、罗尔斯和诺齐克等人）把人类关系建立在权利和契约的基础上，强调共同体的价值，他们试图通过恢复西方社会古老的共同体传统来克服当今社会出现的个人主义和利己主义的价值倾向。社群主义有不同的版本，姚大志在《正当与善：社群主义研究》一书把社群主义分为哲学社群主义、政治社群主义、古典社群主义和新社群主义四种类型。[①]社群主义者大多以批判自由主义而著称，他们缺少与康德、密尔、罗尔斯等自由主义者相抗衡的理论体系。根据他们对待自由主义的态度，可分为激进社群主义和温和社群主义，激进社群主义者拒绝自由主义理论，坚决支持社群控制，包括美金泰尔、查尔斯·泰勒、迈克尔·桑德尔在内的几位有影响的当代伦理学家、政治学者都支持这一观点；温和社群主义强调各种社群的重要性，试图容纳自由主义理论的某些观点，包括亚里士多德、格劳秀斯、大卫·休谟、黑格尔、约翰·麦凯、迈克尔·沃尔泽等。[②]社群主义对自由主义的批判主要集中在三个方面：第一，正义原则和原子式的个体。社群主义批评自由主义的正义原则是建立在无知之幕基础上的，在无知之幕的背后，站着的是一群孤立的、相互隔离的原子式个体，这些原子式的人是可以独立于社会的。社群主义者批评说：基于"个人在社会之外是自足的"自由主义观点完全忽略了个体的社会性，没有考虑历史文化等因素对人的影响，这是一种"明显错误的道德心理学"（泰勒），自由主义所谓的"原初状态、无知之幕和完全理性人"这些设计，在人类历史上从没有存在过，基于这样的设想推导出的正义理论是不可信的，所以自由主义提出的正义原则是不存在的，更谈不上正义对于"善"的优先性。第二，正义原则的一元普世价值。自由主义认为自己的正义原则是超越时空的，它普遍适用于任何时代、任何背景和任何个人。社群主义认为人都是历史的、社会的人，不同历史时代和环境下，人们所形成的道德规范是有很大差异的，从来就没有永恒的正义原则。第三，正义与善。自由主义者强调个人权利的优先性，主张"正当（正义）优于善"，他们的理由是，正义是一种普遍的道德规范，它比实际的各种利益（善）都要高，而且善是由正义来规范的。社群主义者的观点恰恰与自由主义者相反，他们认为善优先于正义，正义内在于善。姚大志对自由主义和社群主义所说的

①姚大志：《正义与善：社群主义研究》，人民出版社2014年版，第3页。

②［美］汤姆·比彻姆、［美］詹姆士·邱卓思：《生命医学伦理原则》（第5版），李伦等译，北京大学出版社2014年版，第354页。

"善"进行了深入分析，他认为自由主义者所说的善是"个体善"，而社群主义者所说的善是"共同善"或"最高善"。也就是说，社群主义者强调的是共同体的善。[①] 社群主义者认为自由主义对个人权利优先的强调会阻碍社群价值的实现，正义原则妨碍了"善"的实现。在桑德尔看来，正义只是一种补救性的德性，只是在爱失去的地方，才显得正义的重要，如果人们能够对他人、社会给以更多的爱的关注，就没有必要去强调个人的权利。因此，在一定意义上，对正义的关注越多，就越说明道德情况的恶化。社群主义在这里对自由主义的批评，指出了自由主义的要害，刺中了自由主义的"阿喀琉斯之踵"，即共同体对个人主义所具有的批判效力。个人主义与共同体，是自由主义与社群主义分歧的关键之所在。社群主义虽然提出了德性正义观，但这种正义观在实践中的可操作性是值得进一步思考的，他们对激进自由主义的批判有些也是不公正的，比如，他们认为自由主义理论家支持原子式的个人，怀疑共同利益的存在，这种概括是不准确的。密尔、罗尔斯是他们最常攻击的两位学者，但这两位学者都提出了共同善的理论以及社会传统和政治共同体观点。他们对权利的批判中，没有看到权利给社会带来的价值，权利可以阻止不道德的发生，促进社会的有序变化，增加社会的凝聚力等，看不到权利在生命伦理学和政治学中所占有的举足轻重的地位。不过，社群主义对自由主义的批评，改变了伦理学理论自启蒙以来的发展方向，"回到亚里士多德"，德性伦理学复兴就是一个明证。社群主义提倡邻里关系、社群关系的和谐以及促进公共健康、制定国家目标的必要性，这些都极大地影响了当今伦理学的进程。

在社会公平正义方面，社群主义者反对新自由主义忽视共同善的正义观，他们主张一种以德性为内容德性正义观。桑德尔认为正义内在于善。"正义的首要性不仅是一种有关正义的主张，而且也是一种关于正义与归于

---

① 姚大志：《正义与善：社群主义研究》，人民出版社 2014 年版，第 12—13 页。

善概念下的那些美德之间的关系主张。"①在正义内在于善观念的指导下，社群主义者认为，正义不可能独立或优先于善，从根本上来看，正义就是社群的共同善或公共利益。在分配正义方面，社群主义者反对构建一个单一的公正理论来评价所有的社会，他们主张公正的原则应该是多元的，它应该来自尽可能多的不同道德社会群体的不同的善的概念，这方面代表性的人物主要有英国牛津大学的戴维·米勒（David Miller）和美国当代著名的政治哲学家迈克尔·沃尔泽（Michael Walther）。米勒基于人类现存的关系模式的多元性，提出了多元分配正义原则，他把人类关系模式归结为三种：团结的共同体（Solidaristic community）、工具性联合体（instrumental association）以及公民身份（citizenship）。依据这样三种关系模式，米勒提出了与之相对应的三种分配正义原则，即按需分配、应得分配和平等需求的平等分配原则。他不仅强调多元分配正义观点，而且，他认为分配正义是社会公正的主题。他说："我们能够肯定，对诸如收入和财富、工作和教育机会、医疗保健等等此类的资源的分配是任何（社会）正义理论所关心的重点。"②沃尔泽从分配正义的复杂性出发，根据社会物品的多样性提出了多元主义的分配正义理论。他认为正义的基础存在于不同社群的人们对社会善意义的多元主义理解之中，他把物品的意义当作解决社会正义原则争论的依据，以物品意义为依据，提出了三个分配正义原则：自由交换、应得和需要。

第二节　国外几种代表性的医疗公正理论

一个国家实行什么样的医疗保健制度才是公正的？这个问题一直是近几十年来争论的热门话题。基于不同的正义理论，有不同的答案。不同版本的功利主义、新自由主义、激进自由主义、社群主义都参与到对医疗保健正义

---

① ［美］迈克尔·桑德尔：《自由主义与正义的局限》，万俊人等译，译林出版社2001年版，第162页。

② ［英］戴维·米勒：《社会正义原则》，应奇译，江苏人民出版社2008年版，第13页。

中来。每一种正义理论都对医疗领域的公正产生了一定的影响，下面就几种代表性的国外正义理论在医疗领域公正的影响做一简单梳理，并对国外医疗公正的研究进行综合评价。

一、功利主义医疗公正观

功利主义者主张在医疗领域的分配一般应采纳符合功利主义的原则，这样才是公正的。他们认为医疗资源是有限的，而人们对它的需求是无限的，不可能人人都享有，医疗资源分配只有以增进最大多数人的最大福利为原则。也就是说，为避免医疗资源的浪费和无用的医疗，功利主义者主张在稀缺资源的分配中必须考虑到其利用效果。比如，1980年美国马萨诸塞州总医院做出决定：在他们医院不得进行心脏移植手术。原因是心脏移植耗资巨大，这些资源可以造福于更多的病人。这个决定就是基于功利主义的考虑而做出的。功利主义公正理论要求医疗政策的制定要基于成本效益的分析之上，即一个国家在制定医疗政策时，应对可能实现的方案将会产生的全部利益和所需的花费做出评估，这些所需的花费和可能带来的利益包括经济的和非经济的因素，在此基础上，通过对拟订方案的成本效益分析确定最终方案。①按照成本效益分析方案来制定医疗政策，就要确定医疗保健的范围，这就要求政府做出选择：给予何种医疗需要的病人优先权，何时某种医疗资源用在别的领域更好。比如，在稀缺资源的分配中就要从这种医疗资源的利用效果出发，来确定谁该得到这一资源，在一些特定的情境中，这样分配医疗资源还是起到重要作用的。如在救助自然灾害中的受伤者时，当现有的医疗资源不能够满足救治所有的伤员时，医生们会对那些有可能救活的受伤者优先进行治疗，这就是按成本效益分析做出的决定。

从成本效益分析的理念出发，为了使医疗资源利用的社会效益达到最大

---

① 张艳梅：《医疗保健领域的功利主义理论》，《医学与哲学》（人文社会医学版）2008 年第 9 期，第 30 页。

化，功利主义者主张通过医学标准和社会标准来确定在医疗实践中医疗资源具体应如何分配。按医学标准来确定医疗正义的分配，主要是从医学上对病人疾病治疗的可行性、成功的概率、医学收益情况等方面进行分析。另外，医学标准还要考虑患者的年龄、并发症、预期寿命等因素。比如，一个需要急救的病人比一个慢性病人享有治疗的优先权，患了同样疾病的老人和小孩，同等情况下，小孩享有治疗的优先权。按医学标准，灾难的受害者一般根据医疗需要被分类。那些受重伤，并且得不到紧急救助就会死去的，但得到救助就能够活下来的排在首位；那些治疗能够推迟而又没有当下生命危险的排在第二位；那些受轻伤的排在第三位；即便接受治疗也没有明显效果的被排在第四位。这一优先计划是公平的，但不包括关于个人的相对社会价值的判断。功利主义者反对不惜一切代价挽救一个病人的生命，如果对病人的治疗效果不佳或者是不起作用，就应该放弃对这个病人的治疗。可见，医学标准主要是从治疗的必要性、迫切性、成功的可能性、预期寿命的长短等方面来考虑医疗资源分配的。这必须是客观的，此外还取决于医学科学和医务人员技术所能达到的水平。医疗资源分配的社会标准是指根据病人的社会价值、应付能力等社会因素筛选医疗资源的接受者。社会价值主要是看病人过去或未来对社会贡献的大小，应付能力主要指病人配合治疗的能力、社会应付能力、经济支付能力等。按照这一标准，社会贡献大的人分配医疗资源时享有优先的权利，对于科学研究有重要价值的病人享有优先的权利，对资源的需求量相对较少的病人享有优先的权利。总之，功利主义理论强调综合多方面的原则和标准以期达到最大化的公共效益，这样才是符合医疗公正的。

二、平等主义医疗公正理论

罗尔斯并没有对医疗领域的正义问题进行系统的论述，根据其正义理论，不平等分配有利于最不利者的原则，医疗资源也应这样分配。罗尔斯认为，由于人的遭遇不是自己可以控制的，很大程度受制于先天与后天的社会因素，如果社会让所有人单独面对不幸的遭遇，如贫困和疾病，这是不公平的。即使疾病的产生常常与个人的生活习惯和自由选择有关，例如酗酒和参加高风险运动。但是，这些习惯和生活方式的选择往往受个人的社会背景和遭遇的制约，让患病的人单独面对疾病的痛苦也是不公平的。[①]后来，丹尼尔斯把罗尔斯的正义理论进一步发展，把它延伸到医疗领域，丹尼尔斯在罗尔斯理论的基础上提出了自己的医疗公正理论。沿着罗尔斯的公平正义思想，丹尼尔斯从当时美国医疗上存在的不公平的现实出发，论证了医疗公正是维护机会平等的重要手段的思想。丹尼尔斯认为：由于先天和后天的社会因素，人们面临个人无法控制的不同遭遇，如贫困和疾病，公正的医疗保健就是要排除疾病，使每个人都能成为正常的竞争者，让每个人在机会上都是平等的，在医疗资源的分配上，一个正义的社会应该将它所拥有的医疗资源公平合理地分给每一个社会成员。丹尼尔斯反对按市场的规则分配医疗资源，他认为医疗资源不同于一般的社会商品，它应比其他社会商品更公平地被分配。丹尼尔斯指出，医疗保健不仅是一种福利，而且是一种权利。医疗保健权利就是要保障每个社会成员都能获得合理份额的医疗资源的权利。享有医疗保健的权利是使每个人达到公平均等机会的一个重要条件，丹尼尔斯指出，每个人都有获得医疗保健资源的权利。[②]丹尼尔斯在对医疗制度的必要性深入分析的基础上，提出了一个正义社会结构的标准：一个正义的社会结构不仅要保障所有人的基本自由，还要通过医疗制度去排除阻碍个人公平均等机会的自然因素，以保障每个人都能享有公平平等的机会。公平平等机会有两种含义，一种是形式的公平平等机会，就是要求社会扫除对一些平等机会的障碍，比如人人有平等的医疗权，医生要对病人一视同仁，这只是从形式上排除了对于医疗保健享有平等权利的障碍，这只是一种消极限制，对于那些无能力就医的人来说，社会就没有积极义务去帮助他们，因此对于无能力的就医者是毫无意义的。这种形式上的平等也是激进的自由主义者所积

---

① 陶黎宝华、邱仁宗、陈浩：《价值与社会》第二集，中国社会科学出版社1998年版，第252页。
② Norman Daniels. *Just Health Care*, Cambridge University Press, 1985, p.4.

极倡导的。另一种是积极的公平平等机会，坚持社会有积极义务纠正妨碍平等机会的所有影响因素，要求社会对不利影响因素进行纠正。丹尼尔斯的公平平等机会指的就是这种积极的公平平等机会。丹尼尔斯认为我们有义务积极提供医疗保健手段治疗无论是社会原因还是社会和自然双重原因造成的疾病和残疾。[①]丹尼尔斯认为医疗保健主要目标是维持、恢复、补偿受限的机会和因疾病和残疾失去的功能。医疗保健和其他社会物品的区别就在于医疗保健"对于保证正常物种功能很重要，这个正常的功能对于向个人开放的机会范围具有决定意义"[②]。每个人都有获得医疗保健资源的权利，但由于医疗资源是有限的，人们对它的"需求"却在不断膨胀，为了避免落入对资源"需求"无节制的尴尬局面，丹尼尔斯提出了"适度的最低限度"的医疗需求概念，即社会在医疗方面要保证每一个人能得到得体而又最基本（decent minimum）的医疗服务。从得体而又最基本这个观念出发，我们可以进一步认为社会应该拥有一个二级医疗制度。透过一个公共医疗部门或其他社会保障制度保证每一个市民的基本医疗服务得到满足。同时也允许一个由私人医疗机构组成的市场存在，令支付能力较高的人士能够在市场上选择较高水平的医疗服务。[③]丹尼尔斯的这一思想似乎能够调和自由选择和基本需求之间的矛盾，可是"适度的最低限度"的医疗需要的满足，会给社会带来沉重的负担，因为一个重病患者要恢复到维持正常机能的费用是巨大的，有时甚至是医学上不可能做到的。

另一位平等主义医疗公正理论的重要代表人物是德沃金。他提出了资源平等分配的正义理论，资源平等分配要求："一种分配方案在人们中间分配或转移资源，直到再也无法使他们在总体资源份额上更加平等，这时这个方

---

① 张艳梅：《论丹尼尔斯医疗保健公正理论》，《医学与哲学》（人文社会医学版）2007年第4期，第21页。

② Norman Daniels. *Just Health Care*，Cambridge University Press，1985.p.41.

③ 陶黎宝华、邱仁宗、陈浩：《价值与社会》第二集，中国社会科学出版社1998年版，第254页。

案就做到了平等待人。"①德沃金把"平等的关切"看作社会至上的美德，他认为没有这样美德的政府，就只能是专制的政府。在医疗资源分配上，德沃金特别强调平等权利的重要性，他反对完全由自由市场决定医疗资源的享有权。因为自由的医疗市场不能给没有医疗支付能力的人们以优惠和补贴，它使人们只能购买他们有能力支付的医疗保健服务，这样做的结果是人们没有受到平等的对待。德沃金认为："承认一个人是人类社会的完整的成员，同时又以与此不一致的方式来对待他，这样的对待是极不公正的。"②德沃金认为一个人因为无力支付医疗费用而不能得到他所需要的医疗服务，这样的社会是不公正的。这里可以看出，德沃金实际上是主张在医疗资源的分配上应按需分配。德沃金的医疗分配公正的理论不同于其他平等主义者的地方是：他的资源平等思想强调个人责任和社会责任。德沃金认为如果一个人的贫困和疾病是由其主观原因造成的，如因懒惰造成经济贫困，因不良习惯造成疾病，而不是由于其先天和后天的客观的社会因素造成的，那么，这个人就应该自己对自己的行为造成的后果负责。在国家的社会责任上，德沃金反对政府从摇篮到坟墓照顾人们，他提出了国家应按照"谨慎的保险"原则提供给每个人医疗照顾。所谓"谨慎的保险"是指，按照一个明智的人在自己的医疗保险上做出的选择行为，比如一个人在医疗保健上尽量多花钱直到再多花钱也不能为健康和预期寿命带来任何好处为止，甚至是花去昂贵的费用买了仅仅为了多活几天的医疗保险，这样的选择就是不明智的，也是国家所不能提供的。一个明智的人会在生命的所有阶段都用保险的方式抵御严重的医疗保健风险，"一旦需要就得到合理而有效的治疗；他们会放弃一旦需要就能得到的大胆而价值不大的治疗，而转向更多其他方面的好处，如教育、住房

---

① ［美］德沃金：《至上的美德：平等的理论和实践》，冯克利译，江苏人民出版社2003年版，第4页。

② ［美］德沃金：《认真对待权利》，信春鹰、吴玉章译，中国大百科全书出版社2002年版，第8页。

和经济安全"①。德沃金认为国家应向这种情况下的人提供所需要的医疗需要，谨慎的保险原则能够体现个人责任，国家应按这一原则确定医疗救助的对象。

三、激进自由主义医疗公正思想

功利主义强调追求最大效益的正义思想和平等主义机会均等的正义思想都遭到了激进自由主义的猛烈攻击。激进自由主义强烈反对政府以任何方式干预公民的自由权利，反对任何形式的政府分配思想，主张由市场来分配资源才是公正的，这一思想主要以诺齐克为代表。在诺齐克看来，个人权利具有至上的价值，任何权利本身就是正义的目的。政府应保障个人的自由选择权，不应该对经济困难者提供足够的医疗服务。诺齐克认为，经济困难者得不到医疗服务是运气不好而不是不公平，每个人都应该对自己的健康负责，很多疾病是与患者本人不良的生活习惯以及他所从事的高风险的活动等有关，如果医疗服务以需要为基础，那么注意自己健康的这些人被迫承担不注意健康的人的费用，这是不合正义的。人人都有医疗的选择权，如果由政府来提供医疗服务，这就限制了人们的医疗选择的权利，政府不应该征收高额税收剥夺他人的财产权利而为经济困难的人提供医疗服务，社会税收的安排会引起不平等。穷人可以通过慈善活动获得医疗救助，但政府不可以采取强制的分配措施。所以，诺齐克主张应该将医疗服务商品化，按每个人的支付能力、由市场决定医疗资源的分配，医疗费用最终由消费者承担，个人以保险或直接付款的方式支付，这才是公正的。

四、社群主义医疗公正思想

无论激进社群主义者，还是温和社群主义者，在医疗资源分配上，他们

---

① ［美］德沃金：《至上的美德：平等的理论和实践》，冯克利译，江苏人民出版社2003年版，第366页。

既反对以个人权利为基础的激进自由主义公正观，也不赞成平等主义的医疗公正观，他们更注重把共同体的价值放到核心地位。比彻姆和邱卓思在他们合著的《生命医学伦理原则》（Principles of biomedical ethics）一书中用这样一个例子来描述社群主义的思维：一个父亲被要求将自己的肾捐给他将要死于肾衰竭的女儿，但父亲拒绝了。在主张以权利为基础的正义理论看来，这位父亲出于自己拥有的保护自己身体的完整性、自我决定、隐私和保密等方面的权利，父亲的拒绝是理所应当的，无可指责的。但是，在社群主义者看来，这位父亲的做法是不正确的。他们"将指责（父亲）仅仅站在他的利益上而没有实现对于家庭财产和价值的承诺，没有充分注意到他的责任"①。社群主义者之所以指责这位父亲，是因为他们认为家庭具有内在的价值，对每个成员具有重要意义，这位父亲的选择将有损这个家庭的整体利益，整个家庭也将受到巨大打击。在医疗政策的制定方面，社群主义者的观点是应以良好的社会共识，而不是个人权利来制定。例如，社群主义者丹尼尔·卡拉汉认为，应该抛弃政府中立的自由主义假设，社会应该贯彻实质性的善观念。在每个案例中，卡拉汉都会问"什么最有益于一个良好的社会"，而不是去问"它有害吗？或是，它违背自主吗"②。在医疗实践中，麦金泰尔则主张"内在于实践中的利益"对共同体利益的重要性，医生的美德源于照顾、教育和实践智慧等社群和机构的实践。医学有一部保持传统的历史，这种传统要求人们参加培养美德的医疗实践。③也就是强调社会实践的首要性。沃尔泽强调的是过去与现在的社会道德实践。在他看来，没有一个单一的正义分配的标准能统摄所有社会物品的分配，他主张公正应该是一个多元原则构成的"公正域"，公正的内容和标准随着社群的发展而提出。沃尔泽认为，一个

---

① Beauchamp T.L., Childress J.F. *Principles of biomedical ethics*, 4th ed. Oxford University Press，1994.p.78.

② ［美］汤姆·比彻姆、［美］詹姆士·邱卓思：《生命医学伦理原则》（第5版），李伦等译，北京大学出版社2014年版，第356页。

③ ［美］汤姆·比彻姆、［美］詹姆士·邱卓思：《生命医学伦理原则》（第5版），李伦等译，北京大学出版社2014年版，第355页。

社区的传统和实践包括平等享受医疗的义务，他不认为美国现在的双层制医疗体系（全民享有最低限度医疗体系和强势群体通过合同购买医疗服务的体系）是公正的，尽管他本人勉强承认这种双层医疗体系。沃尔泽认为，公正的传统和"关于医疗之重要性的共识"，使美国人通过分配公正的方式获得了比双层制医疗体系更多的医疗服务。[①]

第三节　国外医疗公正理论的评价、借鉴与启示

公平正义是社会主义的核心价值，医疗公正是当今中国亟待解决的现实问题，如何构建我国医疗公正理论，解决我们面临的问题，同样"需要借鉴人类政治文明有益成果"。

一、国外医疗公正理论评价

（一）研究特征

1.医疗公正标准的多元性。从上述医疗公正的理论研究现状来看，不同的学术派别提出了不同的医疗公正标准。功利主义者提出对医疗资源要做成本效益分析，把医疗资源用在体现效益最大化的病人身上，这样才能体现医疗公正；平等主义者认为人人享有健康的权利，所以医疗资源应该按病人的需要，人人平等分配；极端自由主义者尽管非常重视个人的权利，但他们极力反对把医疗需求看作一种权利，他们主张医疗资源应该按市场需要来分配，这样才是真正的公平分配；社群主义者摒弃了以个人权利为基础的看法，从维护共同体价值的总体利益出发，认为医疗资源的分配正义应建立在对病人的关怀基础之上。这些医疗公正标准的多元性，同时也体现了国外学者在医疗公正理论领域取得的研究成果的丰富性。

[①] ［美］汤姆·比彻姆、［美］詹姆士·邱卓思：《生命医学伦理原则》（第5版），李伦等译，北京大学出版社2014年版，第227页。

2.研究方法的学科交融性。从研究方法上来看,上述学术派别对医疗公正理论的研究运用了政治哲学、伦理学、经济学和社会学等多学科的研究方法。比如罗尔斯、德沃金、诺齐克等人偏重从政治哲学的视角对医疗公正进行研究;社群主义者偏重运用伦理学的方法进行研究;有的学者着眼于多学科的视域综合运用跨学科的研究方法进行研究,像丹尼尔斯就综合运用了经济学、社会学、伦理学等学科的方法对医疗公正进行研究。

3.研究思路的统一性。无论是功利主义,还是新自由主义、激进自由主义、社群主义,他们都是首先提出自己的正义的一般性理论,然后再把这些理论运用到医疗领域,进而提出医疗公正的理论,他们的研究都是遵循从一般到特殊的逻辑进路而展开的。

(二)存在问题

1. 善与正当的分离。当代国外正义理论所关注的大多是社会结构的正当性问题,其共同特征是企图建立一种与个人对善生活的理解相分离的正义概念,其理论前提是善与正当的分离。建立在这些正义理论之上的医疗公正理论就免不了带有善与正当分离的特点。正如范瑞平所总结:"所有当代正义理论都有一个共同的特点,就是试图分离正当与善。"[1]功利主义正义观追求的是善的最大化,不管不同版本的功利主义如何定义善,有的把善定义为效用,有的定义为快乐,都不能偏离对善的最大化的追求,善的最大化就是正当的,从不对何谓正当加以证明,好像善的就是正当的,这是不言而喻的。自由主义者牢牢抓住这一把柄,对其进行猛烈的攻击,以致功利主义影响后来日趋衰落,让位于自由主义。无论是新自由主义,还是激进自由主义,他们都先对正当加以界定与论证,都认为正当独立于善,并且正当优于善。无论是罗尔斯,还是诺齐克都是如此,虽然他们提出的正义原则各不相同,但是在善与正当的分离上是一致的。都认为正义原则独立于善并且优于善。对此,麦金泰尔认为这是一种本末倒置的观点。在麦金泰尔看来,正义

---

[1] 范瑞平:《当代儒家生命伦理学》,北京大学出版社 2011 年版,第 158 页。

具有德性的性质和规则的性质，首先应该是德性的正义，善应当是正义规则的基础，作为规则的正义应当以善为前提。无论是正当优于善，还是善优于正当，两者都是有失公允的。一个优良的社会既离不开善的德性，也不能缺少正当的规则，没有规则，社会生活就缺乏稳定性和秩序，人们的利益、权利就会经常被侵犯；缺少德性，一个社会就会失去团结、正义与和谐。

正当与善的分离，是启蒙以来道德哲学家们企图凭借理性构建一个普遍的道德体系的结果。启蒙运动，用康德的话说就是："有勇气运用自己的理性！"启蒙运动的抱负就是建立一个由理性来证明的、被所有人（不论其道德的、形而上学的或宗教的信念是什么）能普遍接受的、运用于个人与社会的道德体系，他们认为，这种道德体系不再需要诉诸传统或依赖特定的道德共同体。启蒙计划留下了两个道德遗产：后果论和义务论。这两个道德遗产都不同于传统目的论。传统目的论是以善为目的的，践行德性的生活就是正当的生活，善与正当之间有着内在的联系。而当代后果论和义务论，要么把后果当作目的的，用"目的证明手段的正确"，这是追求善的最大化，而忽视正当的做法；要么只是追求道德规则的唯一正当性，而忽视人的真正的善生活。事实证明，启蒙计划不依赖于道德传统而建立有实质内容的、普遍适用的道德体系破产了。各种道德体系纷纷登场，除了后果论、义务论，还有情感主义、直觉主义、存在主义等道德学说体系，各种体系之间相互不可通约，谁也说服不了谁。由于在启蒙运动建立的指导个人和社会的普遍道德体系实践中遇到了巨大困难，于是，人们把焦点转移到社会基本结构上来，他们试图提供关于社会结构的正义框架，而不涉及人们对善生活的理解的内容。虽然不能通过理性发现一种普遍适用的关于善生活的道德体系，当代正义论者也希望运用理性构建一种正义原则以指导人类社会的政治和经济生活。这种动机之下，就诞生了正当与善分离的当代正义论。

正当与善真的能够分离吗？从罗尔斯的理论来看，正当与善彻底分离是不可能的。罗尔斯声称自己的理论是善的弱化理论，所谓善的弱化理论，是指罗尔斯把善仅仅定义在工具善的层面，即善是指自由、财富、收入、自尊等，也就是把这些所谓的善看作实现生活计划的必需品。与工具善相对应，还有一种善叫内在善，即内在生活意义上的善。罗尔斯只把自己的正义理论建立在善的弱化理论上，也就是说，他认为善的弱化理论可以与任何合理的、具体善生活的观念相容。当这种理论运用到具体生活领域时，才能看出这种工具善也不仅仅是工具，而必须是与具体的善生活概念相联系。比如，丹尼尔斯把罗尔斯的正义理论运用到医疗领域，试图建立公正的医疗保健体系，丹尼尔斯认为，疾病和残疾损害了个体的正常机能，并因而使其无法享受到健康人的正常的机会，因此，政府要对每一个公民做到医疗保健公正，就要提供国家医疗保障体系。这里对"正常机会"就要进行实质性分析。由于恶意或过失行为所导致的个体残疾或疾病对受害者来说是不公平的，社会正义必须惩罚肇事者向受害者赔偿以维护正义。但是，如果是由于偶然的事件而造成的疾病或残疾，很难说是不公平，对受害者来说，只能说是不幸。再者，如果是出于个体的自愿行为而导致的残疾或疾病，如吸烟、酗酒、暴食等引起的，这就更难说是不公平了。因此，这里疾病或残疾致使个体的机会受限，必须要弄明白具体情况，才可以断定公平与否。另外，疾病或残疾也不一定就必然缩小个体正常的机会，比如，残疾的个体或患有某种疾病的个体可以免服军役，因此，战争年代就更不容易丧命。有些乞丐故意把自己弄残疾以博取公众的同情，等等，这些事例表明，疾病或残疾能给个体带来更多的机会。所以，要借助对正常机会的实质性理解，才能证明疾病或残疾剥夺了个人的正常机会。由此看来，罗尔斯和丹尼尔斯的机会概念并非像其所生成的那样是善的弱化理论，实际上，这种善的理论是不能缺乏善的实质内容的。正如范瑞平所说："任何脱离善生活而建立的普遍正义原则，就像启蒙计划想仅仅通过理性建立普遍的道德体系一样，必定失败。我们无法构建实质性的正义理论而不涉及任何关于善的具体理解。"①一个真正的、可行的正义理论、公正的医疗保健理论都不可能建立在善与正当的分离基础上，

---

① 范瑞平：《当代儒家生命伦理学》，北京大学出版社 2011 年版，第 167 页。

没有善生活概念的正义只能是冷冰冰的规则，这样的正义规则是缺乏人的内在目的的，是无法使人仅通过这样的规则而达到善生活的；同样，缺乏正义规则的善生活也是不可能的。因为就当前的社会来说，一个社会如果缺少了正义的规则，仅仅依靠内在的善来生活，只能是幻想。

2. 原子式的个人：正义理论的出发点。当代正义理论和在这些正义理论影响下的医疗公正理论之所以出现善与正当的分离，不是偶然的，是有着深刻的根源的。那就是这些理论都是从原子式的、孤立的个人出发的。启蒙以来，尤其是资产阶级革命以来，打破了神圣的宗教对人的束缚，摧毁了封建专制对人的控制，大大解放了个人。西方近代发展起来的各种学说以及在这些学说基础上建立的资本主义国家，其背景都是政教分离，以及传统封建社会的身份制与近代国家一般公民之间的对立。不管是17世纪占主导地位自然法理论，还是社会契约论思想，抽象的个人观都是他们理论论证的逻辑原点。所谓抽象的个人观，即是指个人被抽象地描绘成有着既定的兴趣、愿望、目的、需要的人，并且把要达到这些目标的有关个人特征如本能、才能、需要、欲望、权利等，也都设想成了既定的、独立于社会环境的，而社会和国家则被描绘成满足个人需求的社会安排的制度体系，这些制度体系被当作是一种技巧，一种可变的工具，一种能够实现既定个人目的的手段。"先在的个人主权是团体权力最终的和唯一的来源"，"共同体不过是每个个人的意志和权力的或紧或松的一种联盟"，"社会生活的所有形式都是个人的创造"，"只能认为是实现个人目的的手段"。这是从霍布斯到康德的所有近代自然法理论家的共同观点。[①]这种抽象的个人观在政治领域带来的是"德性的边缘化"。把政治看作仅仅是实现个人目标的工具，现代政治哲学的首创者马基雅维利首先切断了政治跟道德的关系，他与古典政治哲学实行了彻底的决裂，主张手段证明目的，在他这里，德性与社会的关系出现了一个根本性的颠倒。到后来19世纪，米勒又尝试着把法律和道德区分开来。韦

---

① [英]卢克斯：《个人主义》，阎克文译，江苏人民出版社2001年版，第68页。

伯在《新教伦理与资本主义精神》一书中分析了宗教伦理对资本主义发展曾起到巨大的道德作用之后，不得不承认，"大获全胜的资本主义，依赖于机器的基础，已不再需要这种精神的支持了"①。以致后来他提出信念伦理和责任伦理的区分，他认为，在政治领域（公共领域）尤其要强调责任的伦理，因为"政治往往无道德"（马基雅维利），在私人领域则主张信念伦理的重要。社会划分为公共领域与私人领域，实际上就是把善（德性）和规则的分离。善（德性）属于私人领域的事，公共领域（政治领域）则只重视规则就行了，把对规则的服从视为唯一的德性，像康德那样，除了服从规则，道德什么都不是。在罗尔斯那里，德性就是情感，就是"按正当的基本原则去行动的强烈的欲望"②。德性也就被边缘化了。正如台湾学者林远泽所说："在形式主义个人自律概念下，维持公民平等的刑事法律作为正义理念的客观化建制，逐渐产生'实证法的去道德化'之法治外在化的趋势。"③

这种抽象的个人观在价值领域带来的是善的私人化。现代道德哲学的价值理论是以人性理论为前提的，按照抽象的人性观，人的行为是由动机引起的，而行为的动机就是个人欲望或偏好，善就是欲望或偏好的满足。从抽象的个人、原子式的个人来看，每个人都有自己的善观念，欲望或偏好是因人而异的，功利主义把利益最大化视为善，自由主义把正义视为社会的首要价值，并认为正当优于善，社群主义者把共同体的利益视为善。这样一来，人与人之间就充满了分歧，在善的观念上，就很难达成一致的观念，于是，"善被私人化了"。

抽象的个人，是当代正义理论的出发点。各种正义理论都把个人看作相互隔离的原子式个体，并且这些原子式的个人是可以独立于社会的。泰勒曾批判指出，许多自由主义者都认为个人在社会之外是自足的，这种观点都

① ［德］马克斯·韦伯：《新教伦理与资本主义精神》，于晓、陈维纲译，生活·读书·新知三联书店 1987 年版，第 142 页。

② ［美］麦金泰尔：《德性之后》，龚群等译，中国社会科学出版社 1995 年版，第 293 页。

③ 林远泽：《儒家后习俗责任伦理学的理念》，联经出版事业股份有限公司 2017 年版，第 73 页。

是基于"原子主义"和一种"明显错误的道德心理学"，完全忽略了个体的社会性，忽略了历史文化等环境因素对个人的影响。麦金泰尔指出，前现代社会里，人们是通过社会群体的成员身份来认同自己和他人，用他的话说就是："我是某某人的兄弟、堂兄弟和孙子，是这个家庭的成员，而这个家庭属于这个村庄或部落。"[①]每个人都在社会关系网络中占有一定的位置，与这个位置联系在一起的身份属性构成了"我"的实质性的一部分，确定了"我"的责任和义务。在麦金泰尔看来，现代社会破坏了前现代社会的社会关系网络，所以，人从社会群体的成员就变成了孤立的个人。抽象的个人把人身份属性全都抽空了，使人成为一个独立于他人、社会之外的原子式的人。在抽象个人观的基础上，无论是经济人，还是功利人，人们都有自私自利的竞争需求和利益之争，所以，人们才呼唤机会的平等与正义。

人，都是具体的历史的人，没有脱离社会的人。马克思说："一种在社会中进行生产的个人，因而，这些个人的一定社会性质的生产，当然是出发点。"[②]马克思是从社会生产出发来认识人的，没有社会，没有生产劳动，人就无法生存，所以，进行生产活动的活的个人才是马克思研究人的出发点。马克思还说："人并不是抽象地蛰居在世界以外的存在物。人就是人的世界，就是国家，社会。"[③]马克思批评被亚当·斯密和大卫·李嘉图当作出发点的单个的孤立的个人的观点以及卢梭的社会契约论的观点，马克思说他们统统都是错觉，只是美学上大大小小的鲁滨逊故事的错觉。马克思认为这种单个的个人一方面是封建社会形式解体的产物，另一方面是16世纪以来新兴生产力的产物。马克思发现我们越往前追溯历史，个人就显得越不独立，越从属于一个更大的整体；最初从属于家庭以及扩大成为氏族的家庭；后来从属于由氏族间的冲突和融合而产生的各种形式的社会。只是到了18世纪，在"市民社会"中，对个人说来，社会才成为实现他私人目的的手段，才是外

①［美］麦金泰尔：《德性之后》，龚群等译，中国社会科学出版社1995年版，第93页。
②《马克思恩格斯文集》第8卷，人民出版社2009年版，第5页。
③《马克思恩格斯文集》第1卷，人民出版社2009年版，第3页。

在的必然性。产生这种孤立个人的时代，正是迄今为止最发达的社会关系的时代。所以，马克思分析指出："人所体现的深刻社会关系，人是最名副其实的社会动物。人不仅仅是合群的动物，而且也是只有在社会中才能独立的动物。孤立的一个人在社会之外进行生产是十分罕见，也是不可思议的。这就如同人们不在一起生活和彼此交谈而竟有语言的发展一样。"①马克思认为人的社会性是人的本质属性，他在批判费尔巴哈把宗教的本质归结于人的本质时指出："人的本质不是单个人所固有的抽象物，在其现实性上，它是一切社会关系的总和。"②

3. 对医疗公正的特殊性的研究创新力度不够，尚需向深层发展。上述各个学术派别大多是在对公正的一般理论研究的基础上，进一步提出医疗公正理论。由于医疗公正不同于一般的公正，它具有自身的特殊性，对医疗公正的研究要立足于医疗实践，认真分析医疗领域公正的特殊性，才能找到科学的医疗公正理论。只有丹尼尔斯注意到了这个问题，他说："比起其他许多工业资本主义国家或社会主义国家，美国人很少主张平等医疗保健体系，但仍有一个信念就是：医疗保健资源应比其他社会商品更公平的分配。"③但丹尼尔斯对医疗公正的特殊性的分析还有待进一步向深层拓展。

4. 重抽象的理论研究，具体应用理论研究不多，且可操作性不强。医疗公正是人们追求的价值目标，抽象性理论研究当然不可缺少，但仅停留在抽象的层面，难以实现真正的医疗公正。理论源于实践，但最终要用于指导实践，方能体现理论的价值。从上述对医疗公正的理论研究来看，抽象性的理论较多，具体应用理论尚不多见，且可操作性不强，比如功利主义者提出的成本效益分析，哪些病人的价值较大？采取具体什么标准去测量不同病人的价值？在这些问题上都没有给出明确的可操作的方案，都是比较模糊。还有像平等主义者提出的医疗资源应根据病人的需要平等分配，这个理论听起来

---

①《马克思恩格斯文集》第8卷，人民出版社2009年版，第5—6页。

②《马克思恩格斯文集》第1卷，人民出版社2009年版，第501页。

③Norman Daniels. *Just health care*，Cambridge University Press，1985.pp.17–18.

很完美，但对"何谓平等"这一问题本身就有不同的答案，更何况医疗资源本身的有限性，这个客观现实就不可能满足人人平等的医疗需求。社群主义者提出把医疗资源分配建立在关怀的基础上，关怀应被给予哪些病人？给予何种关怀？这更没有可操作的标准。

5. 缺少对实现医疗公正的日常生活实践进路的研究。公正（包括医疗公正）从来都不是完美无缺的，只有永恒的对公正（包括医疗公正）的追求。社会是在公正价值精神引领之下，通过人们对当下不公正制度的逐个克服、超越而走向公正。人类社会在不断克服日常生活中的不公正中前行。[①]对医疗公正理论的研究，深入探索人们日常生活实际中医疗不公正的现实，努力寻求克服医疗不公正的途径，无疑是一套可行的研究路径，但目前这方面的研究尚不多见。

二、借鉴与启示

罗尔斯的《正义论》不仅是国外研究正义问题的热点，21世纪以来，我国学术界也出现了研究罗尔斯《正义论》的热潮。这一方面说明我们在社会各领域也面临着亟待解决的正义的问题，另一面说明罗尔斯《正义论》虽然是资本主义的正义，是适应资本主义市场经济体制产生的价值理念，但对我们社会主义市场经济的建设同样有借鉴意义。社会主义市场经济建设要遵循市场经济的一般规则，又要不偏离社会主义的性质，正义既然是符合市场经济的价值理念，社会主义市场经济同样需要正义这一价值观，正义价值观也是社会主义市场经济可资借鉴的价值理念。关键是如何借鉴？借鉴肯定不是照搬，不是奉行"拿来主义"的原则，借鉴是扬弃后的合理性肯定与消极性的去除。我们要在坚定文化自信的基础上，立足马克思主义立场，对国外正义理论及医疗正义思想进行科学批判、过滤，去其糟粕，取其精华。[②]

---

① 高兆明：《平等权利：正义的核心》，《探索与争鸣》2011年第11期，第28页。
② 谭培文：《罗尔斯〈正义论〉的西方批判的批判》，《社会科学家》2018年第1期，第47页。

国外这些医疗公正的理论研究的特点和经验，对我国医疗公正研究有巨大的启示作用，主要体现以下几个方面。

（一）扬长避短，取其所长

借鉴国外医疗公正理论研究的长处，大力推进我国医疗公正理论研究。实现医疗公正，离不开正确的理论指导。当前我国正在进行新一轮医疗体制的改革，探索实现医疗公正的路径，急需理论的指导，我们可以借鉴国外这方面研究的积极成果，结合我国实际，探求我国医疗公正的正确理论。

比如，功利主义公正理论强调使有限的医疗资源收到最大化的效益，这在一定程度上，在特定的医疗境遇条件下，具有积极意义。阿马蒂亚·森对此就有明确的评价，他在《以自由看待发展》中所客观指出的，虽然我们对功利主义视角的长处可以进行争论，但它确实提供了一些洞见：（1）按其结果来评价各种社会安排的重要性；（2）评价各种社会安排时，需要关切所涉及的人们的福利。关注后果和人的福利是功利主义理论的关键因素。[①]但是功利主义医疗公正理论关注的是医疗资源分配达到总体利益的最大化，这就意味着可用一些人的较少的损失获得另一些人的较大的利益，甚至可以为了使多数人分享较大健康利益而剥夺少数人的生命健康权利。这就违背了人人享有平等的医疗保健权利，违背了公正的核心理念。医疗资源的分配不能仅仅以纯粹经济学的计算来进行，如果一个社会通过拒绝向社会中最羸弱的病人提供医疗服务而实现其最大社会效用，那么，这个社会就是不公正的社会。

激进自由主义否定医疗需求是一项权利的看法也是有可取之处的。他们认为要明确分辨清楚"不幸"和"不公平"两个概念。一般情况下，我们可以说病人不幸染上了疾病，其他人往往不需要对病人的不幸负责任。染上疾病与基本权利受到侵犯，例如被禁锢，是别人的不当行为引起，我们每一个

---

① ［印］阿马蒂亚·森：《以自由看待发展》，任赜、于真译，中国人民大学出版社2002年版，第51页。

人均有责任尊重其他人的人身自由，不许伤害其他人。当一个人的权利受到侵犯时，这往往是某些人的所为，社会并且可以向侵犯者追究责任。此外，每个人的人身自由应该平等地受到尊重，我们不能选择地容许某些人的基本权利可以受到侵犯而其他人却不可以。某些人的基本权利受到侵犯，可以被视为受到不公平对待。但是疾病往往由一些我们无法控制的自然和社会因素带来的，并不是人为蓄意造成的，就像天灾和意外一样，我们往往只能说患上疾病是病人的不幸。因为疾病的源头往往不是来自某些人的行为失当，所以，无法找到特定的人士对病人的疾病和痛苦负责，这与其他权利受到侵犯的情形十分不同。对待别人的不幸我们应伸出援助之手，这是道德的要求，但你若不去帮助他人，也没有犯不公平对待别人的错误。当然，这并不是说可以对别人的不幸漠不关心，而是照顾别人不幸的道德要求没有尊重别人基本权利的要求那样强烈。激进自由主义者主张通过慈善活动来对经济困难者给予照顾和关心，这种照顾对于他们的需要来说是远远不够的。

另外，平等主义者主张平等的、机会均等的医疗分配思想，考虑到了下层人民的利益，具有很大的吸引力，但是由于医疗资源的有限性，如何确定一个人人都可得到的最低限度的医疗保障，却是一个难题；社群主义者提出建立在公正与关怀基础之上的医疗公正理论也是一种比较理想的选择，但是如何统一公正与关怀，对哪些人关怀，何种程度的关怀，这些都是需要深入探讨的问题。

总的来说，一个符合社会公正的医疗制度，就是能够将社会医疗总成本的承担合理地分配到不同的社会成员身上，并能够把医疗服务合理地分配给有需要的人士。医疗服务完全商品化或公有化，都不是理想的选择。前者由每个人的支付能力来决定医疗资源的分配，没有支付能力的社会弱者将被排除在医疗资源的分配之外，这显然不符合公正的本意，公正从来都是弱者的关注。后者医疗服务完全由政府负责提供，以税收承担服务开支，无偿地供给有需要的人士，虽然这个模式可以比较有效地满足低下阶层对医疗服务的需求，但是这种制度难以避免市民滥用服务，造成浪费，而支付能力更强的人却没有多大的自由选择更昂贵和水平更高的服务，因为私营医疗服务没有生存空间。每一个人对医疗服务开支的承担与得到的服务水平应如何安排才符合公正的要求，有赖于我们能否建构一套公正理论，作为医疗制度安排的指导方针。

（二）立足国情，为我所用

每种正义论都有其产生的背景，国外正义论虽然有不同的版本，但其内容大同小异，背景是相同的，都是在启蒙影响下，通过资产阶级革命建立起资本主义制度的背景下，平等与自由的矛盾日趋激烈，如何缓解这一矛盾，于是，纷纷寻找正义的良方，他们的出发点都是抽象的个人。

但在中国的国情不同于西方。中国没有经历严格意义上的像西方近代启蒙意义上的启蒙运动，中国历史上所谓的启蒙是指五四新文化运动。众所周知，这场启蒙运动迫于救亡的需要，也迫于当时的世界形势，使中国走向了新民主主义革命的道路，而不是像西方走向了资本主义革命，所以，中国没有出现西方社会所强调的理性存有者之世界公民的身份与封建身份制的角色伦理的对立，也没有基于资本主义发展的市民社会与现代国家，因而没有产生当代西方介于"善的私人化"与"实证法的去道德化"之内在道德与外在政治相互割离的问题。还有一点不同于西方的是：西方国家大多有基督教的背景，基督教创世与末世为西方社会进步改革的观念提供了不可或缺的历史断裂观的基础，复古保守与启蒙改革这一组对立的概念必须预设历史的可断裂性。而中国历史中并没有长期的宗教战争，包括儒学在内的中国传统文化却大都主张，历史是相因而连续的。历史在复古和革新之间没有截然的区分，只要复古是返回人伦常道，那么复古就是革新，反过来，只要革新是为人伦常道实现，那么革新就等于复古。[①]中国传统社会是在西周宗法制度与伴随传统家天下观念而发展起来的，儒家文化一直是中国传统文化的主流，在其文化进化的历史经验中，的确始终没有机会反省它与传统政治之间的界限

---

① 林远泽：《儒家后习俗责任伦理学的理念》，联经出版事业股份有限公司 2017 年版，第 99 页。

问题。基于这样的传统建立起来的现代中国，尽管也有公共领域和私人领域的区分，但不像西方在这两个领域的对立那么明显，我们可以不从韦伯提出的政治领域的责任伦理与私人道德领域的自律伦理之区分的视角来思考中国社会的正义问题，我们可以基于儒家正义与关怀伦理的思想来思考当今中国的正义理论的构建。

　　国外正义理论尽管有不同的版本，这些不同的版本的正义理论都有一个共同的出发点，就是抽象的个人。把人看作独立的、孤立的、先在于国家社会的个人，这是他们正义理论建构的共同特征。从霍布斯到康德社会契约论者是如此，罗尔斯无知之幕背后的个人是如此，科尔伯格自律和正义是道德发展最高阶段的理论也是如此。就连社群主义者也不例外。他们所强调的共同体其实是"一个令人不安的概念"，因为那是资本主义世界失去制度自信的心理反应。资本主义共同体本来就是一个"虚假共同体"，因为真正的共同体的性质本来就是与个人利己主义利益绝对对立。正如谭培文教授所指出：社群主义的个人存在实在性与社会集体抽象性、善的道德与个体自我统一性等观念，无非就是缘起于莱布尼茨"单子论"所揭示的个人主义原子不可入性的翻版。①个人主义在西方有深厚的沃土，也有其长久的历史，这也是他们的国情，调节原子式个人之间的冲突，要借助于正义的理论。其实，人的存在一开始并不是完全孤立而独立的，"人是最名副其实的社会存在物"，马克思分析得非常透彻而且深刻，不能把人与人之间的关系都简单化约为人与物之间的主客二元关系，"人是人的最高本质"，必须把人当人来看待，人有知有情亦有义，是天下最贵的存在。西方哲学讲人是理性的存在，中国哲学讲人有仁义礼智，这是人之本性，马克思主义哲学讲人是社会的存在，无论中、西、马三方哲学都把人看作不同于物的存在，都是从人与物的区别来认识人。人，既有理性又有情感，正如孟子所言，人皆有不忍人之心，这才是真正的人性，所以，才是万物之灵。人有人性，有灵性，又具

---

① 谭培文：《罗尔斯〈正义论〉的西方批判的批判》，《社会科学家》2018 年第 1 期，第 47 页。

有神性，不能仅仅把他看作"经济人""功利人""孤立的人"，要从真正的人的角度来思考、审视人的问题，才是解决正义问题的唯一出路。

在当代中国，公平正义问题显得尤为突出，这是当代中国发展所要解决的关键问题。党的十八大指出公平正义是中国特色社会主义的内在要求；党的十八届三中全会把"促进社会公平正义、增进人民福祉"作为全面深化改革的出发点和落脚点。公平正义是人类社会文明进步的标志，是人类社会发展目标的价值选择，我们只有在人类文明演进的大视野中把握这一问题，才能真正理解当前我国重视社会公平正义问题的战略价值。医疗公正是当前我国面临的急需解决的突出难题，解决这一难题，我们既要有中国的问题意识，接中国之"地气"，立足中国国情，也要有世界眼光，借鉴国外不同的医疗公正理论，结合我国实际，通过深入探讨医疗公正与一般公正理论的基本特点之间的联系，通过比较医疗和其他社会物品的不同，以期找到一个更加合理的一贯的医疗公正分配原则，来指导我国医疗公正的制度安排。哲学的任务就是对不同理论和价值观念进行比较和权衡，对不同群体的需要和利益进行判断、解释和论证。这也就是哲学不能在制定医疗公正政策中缺席的原因。

（三）方法论借鉴

国外探索正义的路径总体上包括两种：一种是先验主义的制度分析路径，这是致力于制度安排的正义研究路径，以洛克、卢梭、康德以及罗尔斯为代表；另一种是经验性的研究路径，致力于可行能力的研究路径，分析不同地区、不同国家以及不同性别和不同种族的人们在实质性自由意义上的能力差别，这是一种关注现实的正义研究方法，他们在研究中重视"关注人们的实际行为，而不假定人们都遵从理想的行为模式"[①]。以克服现实中的不正义、不平等事实为目标，而不是重视系统理论的构建。这一研究路径是以阿马蒂亚·森和纳斯鲍姆为代表。借鉴这两种研究路径长处，一方面，从我国

[①] 龚群：《追问正义》，北京大学出版社 2017 年版，第 229 页。

医疗实践出发，大力探索克服现实中存在的医疗不公正的路径；另一方面，也要结合我国实际，进一步丰富和完善医疗公正理论。理论源于实践，医疗公正理论的建构不能脱离现实的医疗实践，从实践中存在的不公正的医疗现实出发，深入分析这些不公正产生的背景，逐步探索克服医疗不公正的途径，是当下建构我国医疗公正理论的必由之路，由此，也能使医疗公正理论得以进一步的丰富和完善。

（四）没有绝对的、单一的医疗公正的标准

医疗公正是一个历史的、具体的概念，不同的国家、不同的时期，医疗公正的理论、内涵都是有差别的。没有永恒的、普遍的正义，也没有永恒的、普遍的医疗公正。正像汤姆·比彻姆和詹姆士·邱卓思所说："在医疗资源体系中没有单一的公正分配理论对健康政策的建构性反思是必须的或充分的。……每种有影响的公正理论都重构道德生活有效视角的哲学，但每种又只是部分地抓住了道德生活的范围及其多样性。"[1]是的，人们的道德生活是多样的，每一种医疗公正理论只是抓住了其中的某个方面，很难顾及全部，这是不能形成单一的医疗公正理论的原因之一，之所以没有单一的医疗公正标准，关键还在于，公正的核心是利益的分配，在社会发展的具体阶段，不同利益群体之间的人们相互争斗相互妥协，公正就是人们对处理和调节各种社会关系所形成的规矩和制度的认可。[2]也就是说，人们对公正的要求以及公正的内容总是与人们现实的具体的社会关系相联系的。在社会历史发展的不同阶段，甚至同一阶段的不同时期，不同民族，不同国家，人们的社会关系状况都不相同，这就决定了公正是具体的、历史的，随着历史的发展而不断变化的，不可能是永恒的、绝对不变的。当今社会是一个开放的社会，民主、自由、平等、正义等价值观念成为人们共同的、普遍的追求，人的主体性和人的尊严越来越得以彰显，人的个性越来越得到发展，各种各样

---

① ［美］汤姆·比彻姆、［美］詹姆士·邱卓思：《生命医学伦理原则》（第5版），李伦等译，北京大学出版社2014年版，第262页。

② ［美］罗尔斯：《正义论》，何怀宏等译，中国社会科学出版社1988年版，第9页。

不同的价值观念越来越受到尊重，在这种社会背景下，人们之间形成了多元化的社会关系，这就决定了人们对公正的要求会有不同的标准。当代哲学家米勒就提出不同的共同体决定适用不同的分配正义的原则理论。他根据人与人之间在社会生活中互动模式的不同，提出三种基本的共同体关系模式：公民身份共同体、工具性联合体和团结性共同体。由这三种不同性质的共同体决定实行三种不同的正义分配原则。公民身份共同体适用于罗尔斯的平等自由原则，也就是其正义论的第一个原则；工具性联合体适用于罗尔斯正义原则的第二个原则，即差别原则；团结性共同体适用于按需分配的正义原则，比如家庭这样的共同体。[①]

没有单一的医疗公正标准，这就告诉我们要根据自己的实际，博采众长，力争探索一套适合我国实际、在不同利益关系之间能够达成基本共识的医疗公正理论，以指导我国医疗公正制度的建构。为此，建构我国的医疗公正理论要注意把握以下几点：

第一，坚持医疗卫生事业的公益性。医疗公正首先是一个伦理问题，而不仅仅是经济问题。因为医疗公正关乎人的生命和健康，关乎人的权利和尊严，在有限的医疗资源面前，谁该死去？谁该活着？这是一个关乎价值的问题，而不仅仅是表面上的医疗资源的分配问题，需要伦理学来回答。所以，医疗公正政策的制定，伦理学者不能缺位。从伦理学来看，公正与公益是相辅相成的，公益是公正的前提和条件。公益，就是公共的利益、国家的利益、人民大众的利益。在照顾公共、公众利益的同时，又要做到每个人享有最大的公正，这就是我国医疗改革的方向原则。坚持医疗卫生服务的公益性，就要求国家对医疗卫生事业的市场化进行有效的干预。医疗卫生事业不能完全市场化，之所以不能完全市场化，这是医疗事业的特殊性质决定的。医学乃人道之学，医乃仁术，这是古今之公理。如果医学失去了人道，失去了仁性，变成一门赚钱的科学，医学就不成为医学，而是成了经济学。医疗

---

① 龚群：《追问正义》，北京大学出版社 2017 年版，第 279—287 页。

卫生事业要把提高社会效益作为最高原则，不能以经济效益的好坏和营利率为标准。医疗卫生事业改革不能违背医学人道主义精神，不能丧失其公益性，不能违背公平正义原则。没有钱就看不起病，总是与社会主义的核心价值相悖的，消除经济性障碍，保证每一个患者能得到及时、平等、公正的医疗，保障每一个公民的生存权、健康权和发展权，这是医疗公正要解决的根本问题。坚持医疗事业的公益性，就是坚持医疗事业的道德本性。当下，坚持医疗事业的公益性，在我国就是要让人人享有基本医疗服务，为群众提供安全、有效、方便、廉价的基本医疗服务。为此，必须加快推进并完善覆盖城乡居民的医疗保障制度，健全公共卫生服务经费保障机制，健全农村三级卫生服务网络和城市社区医疗卫生服务体系。

第二，坚持"公正优先、兼顾效率"的方针。医疗事业的纯公益性，目前还没有条件，在这样的情况下，只能坚持"公正优先、兼顾效率"。公平与效率是卫生经济伦理关系的第一关系。既公正又高效的医疗资源的分配是难以做到的，鉴于此，一边是高效而不公正，一边是公正而不高效，我们宁愿选择后者。因为对于医疗卫生事业而言，伦理原则是压倒一切的原则，医疗资源的公平分配比有效率更重要。当前通过引入市场机制配置医疗资源，确实能带来一定的效率，能增加医院的收入，医生的待遇能够在一定程度上得到改善，能提高医生的积极性，没有效率，对于一个经费十分有限的国家是不可能实现公平的。但是，由于医疗卫生事业的特殊性，医疗卫生服务具有技术垄断性，医患双方拥有的信息不对称性，这本身就不适用市场规则。否则，就会失去公平，导致人们的极端不满甚至愤恨。所以，医疗事业应该考虑公平优先的方针并兼顾效率。坚持公平优先，就要使大家享有均等的医疗保健机会，使大家能够在市场经济的竞争中处于"同一起跑线"上，这就需要政府对那些天赋不利的人给予照顾，坚持实质性的公平，不仅仅是形式上的公平。当然，公平医疗不是"平均主义"的医疗，不是人人都可以拥有相等的医疗资源。而是根据需要原则，视疾病的轻重缓急程度给予分配医疗资源。比如，在急诊中，一个患有感冒的病人与一个患有急性心肌梗死的病人一起排队，按照公平原则，患有心肌梗死的病人就享有优先治疗的权利。再比如，"二战"期间，一些稀缺的盘尼西林被分发给正遭受性病折磨的士兵，而不是分发给战场上受伤的伤员，因为这些受性病折磨的士兵得到解救后可以迅速回到战场。这是出于军事需要的考虑。[①]

在医疗效益的差别不是十分明显，医疗资源又十分稀缺的情况下，有时候抽签分配医疗资源也不失为一种可行的分配方式。在美国，1994年夏季的一天，有超过1.85万艾滋病患者竞争3600个位置，当时美国国家艾滋病协会的阿尔贝托·艾文德诺博士提出抽签是"最接近公平的方式"[②]。坚持公平优先，也不是不要提高效率。公平与效率也并非一定存在矛盾，何者为先，不仅仅是一个时序问题，而是一个价值选择问题。如果国家在"公平"方面调整到了一个相当高的水平，国家经济有了较大的发展，医疗保障制度基本完善了，为了卫生事业的更大发展，就可以"提高效率，促进公平"[③]。目前，我国坚持"公平优先、兼顾效率"的医疗方针，是我国当前的医疗现状决定的。在卫生事业发展中，奢侈医疗消费市场引发人们的嫉妒和仇视心理，贫富分化加剧了两极分化的医疗保健背景等，这些都是实行"公平优先"的根据。同时，"公平优先、兼顾效率"也是医疗保健"低水平、广覆盖"原则的体现，也是实现"人人享有卫生保健"目标的基本保证。

第三，建立面向和谐多层次的医疗保健体系。从以上医疗公正的理论可以得知：公正的医疗不是没有差异的医疗，实现公正医疗的目的是国家整体的和谐。鉴于此，构建公平的医疗保健体系，不能一刀切，要实行多层次分级、分类分别处理的政策。第一层次，公共卫生、预防与初级医疗保健。这个层次主要突出医疗的公益性、福利性，满足人类生存的基本需要，实现

---

① ［美］汤姆·比彻姆、［美］詹姆士·邱卓思：《生命医学伦理原则》（第5版），李伦等译，北京大学出版社2014年版，第260页。

② ［美］汤姆·比彻姆、［美］詹姆士·邱卓思：《生命医学伦理原则》（第5版），李伦等译，北京大学出版社2014年版，第259页。

③ 孙慕义：《后现代生命伦理学——关于敬畏生命的意志以及生命科学之善与恶的价值图式：生命伦理学的新原道、新原法与新原实》（下），中国社会科学出版社2015年版，第1021页。

"人人享有卫生保健"的需要。主要由国家、政府各级来筹资和投资，不能以营利为目的，不能引进市场机制。第二层次，各种形式的医疗保险。这个层次是针对那些花费较大、价格昂贵的医疗检查治疗、急危重症救护的人群，可以采取大病保险、意外伤害保险、大病重病统筹保险、个人救助捐赠回报保险等形式。第三层次，以延年益寿为目的的医疗保健。这一个层次是针对一些有美容、养生、滋补、强身健体等需求的人群，可以引入市场机制，个人负担费用，允许营利和市场调节，政府加以监管，满足人们对健康文化和个人偏好多样性的需求。第四层次，特殊病种。比如国家规定的甲类传染病、精神病、职业病、工伤等，由国家全部承担医疗费用。第五层次，其他情况。对于由于种种原因没有参加医疗保险的人群，由医疗保险管理机构针对不同情况，制定不同的方案予以解决。[①]

第四，树立健康权利也是健康责任的理念。实行医疗公正的目的是为了人人的健康。尤其是在当前中国，人们生活水平实现了小康的目标以后，人们不再为吃不饱、饿肚子的生活状况而发愁，如果不是刻意的追求，生活上衣食无忧应该是基本上能达到的。在这个基础上，人们更加追求吃什么更健康，穿什么更舒服，什么样的生活方式更健康，这些是人们的普遍追求，人们对健康的需求更加强烈。实现人人健康的目标，不仅仅依赖于个人权利的保障，更依赖于个人健康责任意识的提高。公正，从表面上看，是由一些规则构成的，大家遵守规则，就实现了公正。但实际上正义的真正实现不是仅仅靠这些规则的，从根本上来说，正义的实现要靠具有正义美德的人。所以，正义的美德比正义的规则更重要。正因为人们往往只注意到了正义的规则一个方面，而忽视了正义的另一面：美德，正义才不容易实现。正如慈继伟在其《正义的两面》一书中所阐述的"正义局面具有脆弱性"，即，如果社会上一部分人的非正义行为不能得到有效的制止或制裁，其他本来具有正

---

① 孙慕义：《后现代生命伦理学——关于敬畏生命的意志以及生命科学之善与恶的价值图式：生命伦理学的新原道、新原法与新原实》（下），中国社会科学出版社 2015 年版，第993—995 页。

义愿望的人就会效仿那些非正义人的行为，做一些非正义的事，这就会造成非正义行为的泛滥。[①]其实，柏拉图在《理想国》里就谈到了类似的情况：有一个牧羊人原来在吕底亚的统治者手下当差，有一天他去牧羊，遇到了暴风雨，接着又发生地震，地壳开裂，一道深渊出现在他面前，他虽然有些惊慌，还是顺着走了下去，结果这位牧羊人发现一具尸体，尸体上带了一枚戒指，牧羊人就把戒指取下来返回了地面。他戴着这枚戒指去参加每月一次的例会，向国王汇报牧羊的情况。偶然间这位牧羊人发现这枚戒指具有隐身的功能，他把这枚戒指不小心朝自己的手心方转了一下，结果发现坐在他身旁的人突然不见了，当他又把戒指朝外一转，原来坐在他身旁的人又出现了，他反复试验了几次，都是这样。弄懂了这个道理以后，牧羊人马上想方设法当上了向国王汇报的使者之一。于是，到了国王那里，他勾引王后，与王后合谋杀死了国王，霸占了整个王国。由此，柏拉图说："如果有两只这样的戒指，正义的人和不正义的人各戴一只，似乎没有一个人会不腐败，能继续行走在正义的道路上，或者不动其他人的财产，当他能从市场上想要什么就拿什么而不受惩罚的时候。"[②]这个故事告诉人们：无人自觉自愿地实行正义，只要存在不正义比正义更有利的时候。看来，正义的局面的维持需要的不仅仅是制定一些规则，更需要培养具有正义美德的人。要真正实现医疗公正，实现人人享有健康，不只是对人民健康权的保护，更重要的是靠人人都有健康的责任，每个人自觉遵守医疗公正的规则，都养成健康的生活习惯，人人都对自己的健康负责，你的生命、你的健康不仅关乎你自己，还关乎你的家人、你的朋友、你的亲人以及其他的人，保护好自己的健康，也是为他人着想，对他人负责，每个人都尽到健康的责任，这才是实现医疗公正的关键。

---

① 慈继伟：《正义的两面》，上海三联书店2001年版，第1页。
② ［古希腊］柏拉图：《柏拉图全集》中卷，王晓朝译，人民出版社2017年版，第46—47页。

第四章 以马克思主义公正观为指导实现医疗公正的路径选择

资源的公平分配对一个社会的稳定与发展、实现社会的公平正义具有重要意义，而医疗资源的分配正义问题又是资源公平分配的核心。如何解决医疗资源的公平分配，是实现社会正义的关键。

解决我国当前医疗资源的公平分配问题，首先必须高度认识资源公平分配的社会意义，进而自觉担当起医疗资源分配正义的责任和使命。一个社会该如何分配它的资源才是正义的？这个问题如果处理不好，将会给这个社会带来沉重的后果。诺贝尔经济学奖获得者阿玛蒂亚·森经过长期致力于对饥荒的研究，他发现，一个社会闹饥荒，这不仅源于食物的缺乏，更是由于食物分配机制上的不平等所致。再比如，法国大革命爆发于路易十六统治时期，这个时期是法国旧君主制最繁荣的时期。为什么革命会在这个时期爆发，而不是在经济萧条、民不聊生的时期发生？托克维尔在《旧制度和大革命》一书中给出了这个问题的答案：因为在这个时期，法国的平民阶级（第三等级）再也无法继续忍受特权阶级（第一、二等级）享有的特权。这些特权阶级位高权重，他们不仅基本上垄断了法国的政府、军队和教会的高级职位，还拥有极庞大的土地，并且他们还不用怎么纳税。这种严重的不平等激起了人们满腔的痛苦和怨恨，"使人民行动起来的是满腔的痛苦怨恨和要改变地位的强烈欲望"①。可以说，正是这种"不平等"，才导致了这场革命在这样的时刻到来。这场大革命是法国民众对特权阶级的总进攻，是法国民众对平等、自由的渴望的结果，革命的目的就是废除特权，肃清流弊，实行平等赋税。也就是说，"不平等"这个旧制度的顽症酿成了法国大革命。这也说明，社会物质财富总量增加了，但是如果分配不均衡，将会加速革命的爆发。这些事实表明：社会物质财富总量的增加，经济的繁荣，人民生活水准的提高，如果社会资源分配不均，同样不能避免社会危机和灾难的发生。众所周知，当今全球仍有8亿多人口面临着饥饿的威胁，然而，根据联合国开发计划署《2005年人类发展报告》提供的数据：现在全球人均GDP在5000美元以上，全球人均谷物接近400公斤，如果能够实行人道、公平的分配，就能消除全球饥饿和贫穷。所以，公平分配社会资源对一个社会乃至全人类的持续稳定与发展具有决定意义。

资源的公平分配关乎一个社会的稳定和发展，医疗资源涉及人的生命存在与尊严，影响人们生活的质量和意义，公平分配医疗资源是生命伦理学研究的主题。从生命伦理学视角来看，解决医疗资源公平分配问题，实现医疗公正，必须坚持人民的正义价值方向，必须坚持公众参与的程序原则和差别平等的实质性原则，必须厘清医疗公正原则的具体运用，必须建立医疗公正的体制和机制，还必须培育医疗公正的文化环境。

第一节　马克思、恩格斯的社会公正观及其意义

一、马克思、恩格斯社会公正观的基本内容

马克思、恩格斯对于现代意义上的社会公正尤其是社会主义社会（共

---

① [法] 托克维尔：《旧制度和大革命》，冯棠译，商务印书馆2012年版，第115页。

产主义第一阶段）中公正的基本内容进行了深入分析，主要表现在以下几个方面：

（一）社会公正的基本取向

马克思、恩格斯认为，社会公正是人类社会的崇高境界，是社会主义和共产主义的首要价值之所在。"真正的自由和真正的平等只有在共产主义制度下才可能实现；而这样的制度是正义所要求的。"①而且，马克思、恩格斯将公正作为现实的奋斗目标。马克思、恩格斯认为，社会公正应当成为工人阶级最为重要的价值观念。1871年，马克思在为国际工人协会起草的《共同章程》中明确地指出："加入协会的一切团体和个人，承认真理、正义和道德是他们彼此间和对一切人的关系的基础，而不分肤色、信仰或民族……"②

马克思、恩格斯认为，社会的发展是以人为本位的发展。"任何一种解放都是把人的世界和人的关系还给人自己。"③"共产主义是私有财产即人的自我异化的积极扬弃，因而是通过人并且是为了人而对人的本质的真正占有；因此，它是人向自身、向社会的人的复归，这种复归是完全的、自觉的，而且保存了以往发展的全部财富的。这种共产主义，作为完成了的自然主义，等于人道主义，而作为完成了的人道主义，等于自然主义，它是人和自然之间、人和人之间矛盾的真正解决，是存在和本质、对象化和自我确证、自由和必然、个体和类之间的斗争的真正解决。"④既然社会发展的基本宗旨是为了人，所以，在马克思、恩格斯看来，人人共享、普遍受益是社会发展的终极目标。他们是这样来描述这个目标的："在共产主义社会高级阶段，在迫使个人奴隶般地服从分工的情形已经消失，从而脑力劳动和体力劳动的对立也随之消失之后；在劳动已经不仅仅是谋生的手段，而且本身成了生活的第一需要之后；随着个人的全面发展，它们的生产力也增长起来，而

---

① 《马克思恩格斯全集》第1卷，人民出版社1956年版，第582页。
② 《马克思恩格斯选集》第2卷，人民出版社1995年版，第610页。
③ 《马克思恩格斯全集》第1卷，人民出版社1956年版，第443页。
④ 《马克思恩格斯全集》第42卷，人民出版社1979年版，第120页。

集体财富的一切源泉都充分涌流之后——只有在那个时候，才能完全超出资产阶级权利的狭隘眼界，社会才能在自己的旗帜上写上：各尽所能，按需分配！"①"应当把生产发展到能够满足所有人的需要的规模；结束牺牲一些人的利益来满足另一些人的需要的状况；彻底消灭阶级和阶级对立；通过消除旧的分工，通过产业教育、变换工种、所有人共同享受大家创造出来的福利，通过城乡的融合，使社会全体成员的才能得到全面发展。"②

（二）人的尊严与基本权利

人类之所以具有种属尊严亦即类本质，是离不开每个人的贡献的。从"缔结社会"的意义上讲，正是由无数的个人才组成了社会。离开了个人，社会便无从谈起。诚如马克思所指出的那样："全部人类历史的第一个前提无疑是具有生命的个人的存在。"③同时，也正是人类种属尊严的存在，使得每一个社会成员都具有相应的种属尊严。而这种种属尊严又必然进一步具体体现在每个成员所应当具有的基本权利方面。"一个人有责任不仅为自己本人，而且为每一个履行自己义务的人要求人权和公民权。没有无义务的权利，也没有没权利的义务。"④

在马克思、恩格斯看来，由于生产力的不发达以及剥削制度的存在等原因，在旧的社会中，人的尊严和基本权利不可能得到保障。因此，应当改变这种状况。

马克思认为，让人感到悲哀的是，"旧世界是属于庸人的"，"庸人社会所需要的只是奴隶，而这些奴隶的主人并不需要自由"。"那些不感到自己是人的人，就像繁殖出来的奴隶或马匹一样，完全成了他们主人的附属品。"所以，"必须唤醒这些人的自尊心，即对自由的要求。这种心理已经和希腊人一同离开了世界，而在基督教的统治下则消失在天国的幻境之中。

---

① 《马克思恩格斯选集》第3卷，人民出版社1995年版，第305—306页。
② 《马克思恩格斯选集》第1卷，人民出版社1995年版，第243页。
③ 《马克思恩格斯选集》第1卷，人民出版社1995年版，第67页。
④ 《马克思恩格斯全集》第16卷，人民出版社1964年版，第16页。

但是，只有这种心理才能使社会重新成为一个人们为了达到崇高目的而团结在一起的同盟，成为一个民主的国家"①。

恩格斯认为，恢复人的尊严，摆脱非人的状态，应当是工人阶级的重要任务，"英国工人在他们所处的那种状况下是不会感到幸福的；在这种状况下，无论是个人或是整个阶级都不可能像人一样地生活、感觉和思想。显然，工人应该设法摆脱这种非人的状况，应该争取良好的比较合乎人的身份的状况"。"工人处处发觉资产阶级把他当作物件、当作自己的财产来看待，只凭这一点，工人也要成为资产阶级的敌人。"②

（三）平等与自由

马克思、恩格斯非常重视人的平等、自由问题，将之置于极为重要的位置，认为这是社会发展过程中所要解决的核心问题。

对于现代意义上的平等理念，恩格斯是这样解释的："一切人，作为人来说，都有某些共同点，在这些共同点所及的范围内，他们是平等的，这样的观念自然是非常古老的。但是现代的平等要求与此完全不同，这种平等要求更应当是从人的这种共同特性中，从人就他们是人而言的这种平等中引申出这样的要求：一切人，或至少是一个国家的一切公民，或一个社会的一切成员，都应当有平等的政治地位和社会地位。"③恩格斯把平等的实现看作一个过程："现在的平等权利被承认了。资产阶级在反对封建制度的斗争中和发展资本主义生产的过程中不得不废除一切等级的即个人的特权，而且起初在私法方面，后来逐渐在公法方面实施了个人在法律上的平等权利，从那时以来并且由于那个缘故，平等权利在口头上是被承认了。"④但是，在资本主义条件下的平等问题仍有很大的局限。

马克思、恩格斯更是极为看重自由理念。1894年，恩格斯在答复意大利

---

①《马克思恩格斯全集》第1卷，人民出版社1956年版，第409页。

②《马克思恩格斯全集》第2卷，人民出版社1957年版，第500页。

③《马克思恩格斯选集》第3卷，人民出版社1995年版，第444页。

④《马克思恩格斯选集》第4卷，人民出版社1995年版，第239页。

社会党人朱·卡内帕时说："我打算从马克思的著作中给您寻找您所要求的题词。马克思是当代唯一能够和伟大的佛罗伦萨人相提并论的社会主义者。但是，除了从《共产党宣言》（意大利刊物《社会评论》，第35页）中摘出下列一段话外，我再也找不出合适的了：'代替那存在着阶级和阶级对立的资产阶级旧社会的，将是这样一个联合体，在那里，每个人的自由发展是一切人的自由发展的条件。'"①马克思、恩格斯对于自由理念的特别重视，由此可见一斑。马克思、恩格斯认为，真正的、充分化的自由，只有在高级的社会形态中才能实现。马克思指出："人的依赖关系（起初完全是自然发生的），是最初的社会形态，在这种形态下，人的生产能力只是在狭窄的范围内和孤立的地点上发展着。以物的依赖性为基础的人的独立性是第二大形态，在这种形态下，才形成普遍的社会物质交换，全面的关系，多方面的需求以及全面的能力的体系。建立在个人全面发展和他们共同的社会生产能力成为他们的社会财富这一基础上的自由个性，是第三阶段。"②"随着社会生产的无政府状态的消失，国家的政治权威也将消失。人终于成为自己的社会结合的主人，从而也成为自然界的主人，成为自身的主人——自由的人。"③

（四）按劳分配

在社会如何进行分配的问题上，马克思、恩格斯主张在共产主义社会的第一阶段（即社会主义社会）应当实行按劳分配的原则。马克思指出："小孩子同样知道，要想得到和各种不同的需要量相适应的产品量，就要付出各种不同的和一定量的社会总劳动量。这种按一定比例分配社会劳动的必要性，绝不可能被社会生产的一定形式取消，而可能改变的只是它的表现形式，这是不言而喻的。自然规律是根本不能取消的。在不同的历史条件下能够发生变化的，只是这些规律借以实现的形式。而在社会劳动的联系体现为个人劳动产品的私人交换的社会制度下，这种按比例分配劳动所借以实现的

---

① 《马克思恩格斯全集》第 39 卷，人民出版社 1974 年版，第 189 页。
② 《马克思恩格斯全集》第 46 卷（上），人民出版社 1979 年版，第 104 页。
③ 《马克思恩格斯选集》第 3 卷，人民出版社 1995 年版，第 760 页。

形式，正是这些产品的交换价值。"①"每一个劳动者，在做了各项扣除以后，从社会领回的，正好是他给予社会的。他给予社会的，就是他个人的劳动量。""生产者的权利是同他们提供的劳动成比例的；平等就在于以同一的尺度——劳动——来计量。但是，一个人在体力或智力上胜过另一个人，因此在同一时间内提供较多的劳动，或者能够劳动较长的时间；而劳动，要当作尺度来用，就必须按照它的时间或强度来确定，不然它就不成其为尺度了。"②

（五）社会调剂

为了确保社会发展的基本宗旨即人人共享、普遍受益原则的实现，为了消除社会中实际存在的不公正的现象，为了提升整个社会的发展水准，马克思、恩格斯认为应当重视社会的普遍调剂。

马克思、恩格斯在《共产党宣言》中就资本主义社会向共产主义社会的过渡提出了许多具体措施。其中许多内容，我们可将之视为社会调剂方面的具体主张，如"剥夺地产，把地租用于国家支出"；"征收高额累进税"；"把农业和工业结合起来，促进城乡对立逐步消灭"；"对所有儿童实行公共的和免费的教育。取消现在这种形式的儿童的工厂劳动。把教育同物质生产结合起来，等等"。③

恩格斯在《共产主义原理》中也提出了无产阶级将建立的"民主的国家制度"所应当采取的一些措施，如"用累进税、高额遗产税、取消旁系亲属（兄弟、侄甥等）继承权、强制公债等来限制私有制"；"在国家农场、工厂和作坊中组织劳动或者让无产者就业，这样就会消除工人之间的竞争，并迫使还存在的厂主支付同国家一样高的工资"；"所有的儿童，从能够离开母亲照顾的时候起，都由国家出钱在国家设施中受教育"；"在国有土地上建筑大厦，作为公民公社的公共住宅。公民公社将从事工业生产和农业

---

①《马克思恩格斯选集》第4卷，人民出版社1995年版，第580页。
②《马克思恩格斯选集》第3卷，人民出版社1995年版，第304—305页。
③《马克思恩格斯选集》第1卷，人民出版社1995年版，第293—294页。

生产，将把城市和农村生活方式的优点结合起来，避免二者的片面性和缺点"；"拆除一切不合卫生条件的、建筑得很坏的住宅和市区"；"婚生子女和非婚生子女享有同等的继承权"。[①]

马克思认为，由社会掌管的用于全社会的费用应当包括："第一，同生产没有直接关系的一般管理费用。……第二，用来满足共同需要的部分，如学校、保健设施等。……这一部分一开始就会显著地增加，并随着新社会的发展而日益增长。第三，为丧失劳动能力的人等设立的基金，总之，就是现在属于所谓官办济贫事业的部分。"[②]由此可见，马克思也是很早就提倡建立社会保障制度的。

（六）对于社会不公正现象的批判

从某种意义上讲，社会主义的起因之一便是对社会不公正现象的反抗。也正因为如此，马克思、恩格斯用了大量的篇幅，对社会不公正现象，包括历史上的不公正现象以及当时资本主义社会所存在的不公正现象，进行了深入的分析和批判。大体说来，这些分析和批判包括以下两个方面的内容。

1. 对封建专制制度的批判

马克思指出："专制制度必然具有兽性，并且和人性是不相容的。兽的关系只能靠兽性来维持。"[③]"专制制度的唯一原则就是轻视人类，使人不成其为人，而这个原则比其他很多原则好的地方，就在于它不单是一个原则，而且还是事实。专制君主总把人看得很下贱。他眼看着这些人为了他而淹在庸碌生活的泥沼中，而且还像癞蛤蟆那样，不时从泥沼中露出头来。……君主政体的原则总的说来就是轻视人，蔑视人，使人不成其为人。"[④]在封建社会，"物质生产的社会关系以及建立在这种生产的基础上的生活领域，都是

---

① 《马克思恩格斯选集》第 1 卷，人民出版社 1995 年版，第 240 页。

② 《马克思恩格斯选集》第 3 卷，人民出版社 1995 年版，第 303 页。

③ 《马克思恩格斯全集》第 1 卷，人民出版社 1956 年版，第 414 页。

④ 《马克思恩格斯全集》第 1 卷，人民出版社 1956 年版，第 411 页。

以人身依附为特征的"[①]。恩格斯也指出："在中世纪，封建剥削的根源不是由于人民被剥夺而离开了土地，相反地，是由于他们占用土地而离不开它。农民保有自己的土地，但是他们作为农奴或依附农被束缚在土地上，而且必须给地主服劳役或缴纳产品。"[②]

2．对资本主义社会不公正现象的批判

马克思深刻地指出："资本主义生产——实质上就是剩余价值的生产，就是剩余劳动的吸取——通过延长工作日，不仅使人的劳动力由于被剥夺了道德上和身体上的正常发展和活动的条件而处于萎缩状态，而且使劳动力本身未老先衰和死亡。它靠缩短工人的寿命，在一定期限内延长工人的生产时间。"[③]恩格斯认为："工人受剥削的关键是：劳动力出卖给资本家，而资本家通过这种交易来使用劳动力，让工人生产出比购买劳动力所支付的价值多得多的价值。资本家与工人之间的这种交易创造出随后以地租、商业利润、资本利息、捐税等等形式在各类亚种资本家及其仆人之间进行分配的全部剩余价值。"[④]马克思、恩格斯认为，在资本主义条件下，工人"并不是随着工业的进步而上升，而是越来越降低到本阶级的生存条件以下。工人变成赤贫者，贫困比人口和财富增长得还要快"[⑤]。

二、马克思、恩格斯社会公正观的特点

与别的思想家相比，马克思、恩格斯的社会公正思想具有以下几个显著的特征。

（一）将社会公正的思想与历史的精神融为一体

消灭剥削，结束一些人统治而另一些人受压迫的状况，实现人人共享、

---

① 《马克思恩格斯全集》第 23 卷，人民出版社 1972 年版，第 94 页。
② 《马克思恩格斯选集》第 4 卷，人民出版社 1995 年版，第 391 页。
③ 《马克思恩格斯全集》第 23 卷，人民出版社 1972 年版，第 295 页。
④ 《马克思恩格斯选集》第 3 卷，人民出版社 1995 年版，第 153 页。
⑤ 《马克思恩格斯选集》第 1 卷，人民出版社 1995 年版，第 284 页。

普遍受益的目标，让每一个社会成员都获得自由而全面的发展，这是马克思、恩格斯的崇高理想。马克思、恩格斯在《共产党宣言》《共产主义原理》等重要著作中对这一理想曾作过多次阐述。也正是从这个意义上讲，马克思、恩格斯对空想社会主义者孜孜不倦的追求表现出一种尊敬："德国的理论上的社会主义永远不会忘记，它是站在圣西门、傅立叶和欧文这三个人的肩上的。虽然这三个人的学说含有十分虚幻和空想的性质，但他们终究是属于一切时代最伟大的智士之列的，他们天才地预示了我们现在已经科学地证明了其正确性的无数真理。"①

重要的是，在形成社会公正思想的同时，马克思、恩格斯还向其社会公正思想中注入了一种历史的精神，认为社会公正的具体内容不可能是永恒的，任何类型的社会公正都需要一定的历史依据。马克思在谈到法律时曾经指出："法律应当是社会共同的、由一定的物质生产方式所产生的利益和需要的表现，而不是单个的个人的恣意横行。……它们不可避免地要随着生活条件的变化而变化。"②恩格斯也指出："人们忘记他们的法起源于他们的经济生活条件，正如他们忘记他们自己起源于动物界一样。……法学家把所有这些法的体系中多少相同的东西统称为自然法，这样便有了共同点。而衡量什么算自然法和什么不算自然法的尺度，则是法本身的最抽象的表现，即公平。于是，从此以后，在法学家和盲目相信他们的人们的眼中，法的发展就只不过是使获得法的表现的人类的生活状态一再接近于公平思想，即接近于永恒公平。而这个公平则始终只是现存经济关系的或者反映其保守方面，或者反映其革命方面的观念化的神圣化的表现。希腊人和罗马人的公平认为农奴制度是公平的；1789年资产者的公平要求废除封建制度，因为据说它不公平。"③

马克思、恩格斯将有关社会公正的崇高理想与历史的精神融为一体，这

---

① 《马克思恩格斯选集》第2卷，人民出版社1995年版，第635—636页。
② 《马克思恩格斯全集》第6卷，人民出版社1961年版，第292页。
③ 《马克思恩格斯选集》第3卷，人民出版社1995年版，第211—212页。

就使得其社会公正的思想具有完整的科学解释力，具有一种长远的生命力。相比之下，近现代以及当代的许多思想家在这方面做得不成功，缺乏科学的解释力。仅仅追求公正，是远远不够的。社会公正需要历史的依据。一旦缺少历史精神与历史依据的支撑，则往往容易出现如下两种偏颇。

其一，永恒公正原则论。近代启蒙思想家的天赋人权论的症结在于，将自己恶的学说作为人类社会的永恒原则来看待。殊不知，作为其历史依据的"天赋"是不能成立的。诚如马克思所指出的那样："具有德意志狂血统并有自由思想的人，却到我们史前的条顿原始森林去寻找我们的自由历史。但是，如果我们的自由历史只能到森林中去找，那么我们的自由历史和野猪的自由历史又有什么区别呢？"[1]"他们总是用后来阶段的普通人来代替过去阶段的人并赋予过去的个人以后来的意识。由于这种本末倒置的做法，即由于公然舍弃实际条件，于是就可以把整个历史变成意识发展的过程了。"[2]就是当代学者罗尔斯也犯了同样的错误。罗尔斯试图以"无知之幕"的方式来建构社会公正的基本原则："我们必须以某种方法排除使人们陷入争论的各种偶然因素的影响，引导人们利用社会和自然环境以适应他们自己的利益。因而为达此目的，我假定各方是处在一种无知之幕的背后。他们不知道各种选择对象将如何影响他们自己的特殊情况，他们不得不仅仅在一般考虑的基础上对原则进行评价。"[3]显然，这种做法缺乏历史的精神，缺乏足够的说服力。因而不具有科学的意义。

其二，乌托邦空想论。与永恒公正论略有不同，近代的乌托邦论者认为，现实社会中不存在公正现象。于是，他们将公正投向了他们想象当中的美好的乌托邦社会。从莫尔的"乌托邦"、闵采尔的"千年太平王国"、康帕内拉的"太阳城"到圣西门的"实业制度"、傅立叶的"和谐制度"以及欧文的"公社制度"等，都表现了近代乌托邦主义者的美好向往。他们细

---

①《马克思恩格斯选集》第 1 卷，人民出版社 1995 年版，第 3—4 页。

②《马克思恩格斯选集》第 1 卷，人民出版社 1995 年版，第 75—76 页。

③［美］约翰·罗尔斯：《正义论》，何怀宏等译，中国社会科学出版社 1988 年版，第 131 页。

致、富有想象力地描绘了一个与现实世界极不相同的美好社会。但是，他们没有看到，"一切社会变迁和政治变革的终极原因，不应当到人们的头脑中，到人们对永恒的真理和正义的日益增进的认识中去寻找，而应当到生产方式和交换方式的变更中去寻找。……用来消除已经发现的弊病的手段，也必然以或多或少发展了的形式存在于已经发生变化的生产关系本身中。这些手段不应当从头脑中发明出来，而应当通过头脑从生产的现成物质事实中发现出来"①。

（二）将个人和社会有机地结合起来

在个人与社会整体的关系问题上的不同解释，直接影响着人们对社会公正问题的看法。马克思、恩格斯在这一问题上作出了科学的解释，因而从一个极其重要的方面保证了其社会公正总体理论的科学性。

马克思、恩格斯认为，人不是抽象的，而是一个个具体的个人。"我们开始要谈的前提不是任意提出的，不是教条，而是一些只有在想象中才能撇开的现实前提。这是一些现实的个人，是他们的活动和他们的物质生活条件，包括他们已有的和由他们自己的活动创造出来的物质生活条件。"②个人对于社会整体来说，具有前提性的意义。"对于各个个人来说，出发点总是他们自己，当然是在一定历史条件和关系中的个人，而不是思想家们所理解的'纯粹的'个人。"③"在任何情况下，个人总是'从自己出发的'。""他们是如他们曾是的样子而'从自己'出发的，至于他们曾有什么样子的'人生观'，则是无所谓的。"④

马克思、恩格斯又进一步指出，作为现实的人，不可能孤立地存在，"不是处在某种虚幻的离群索居和固定不变状态中的人，而是处在现实的、可以通过经验观察到的、在一定条件下进行的发展过程中的人"。人与人之

①《马克思恩格斯选集》第3卷，人民出版社1995年版，第741页。
②《马克思恩格斯选集》第1卷，人民出版社1995年版，第66—67页。
③《马克思恩格斯全集》第3卷，人民出版社1960年版，第86页。
④《马克思恩格斯全集》第3卷，人民出版社1960年版，第514—515页。

间必然地会发生各种各样的联系，"以一定的方式进行生产活动的一定的个人，发生一定的社会关系和政治关系"①。

显然，个人与社会的关系是，一方面，个人无法离开社会而存在，社会是个人赖以存在与发展的必不可少的环境条件。"人是最名副其实的政治动物，不仅是一种合群的动物，而且是只有在社会中才能独立的动物。孤立的一个人在社会之外进行生产——这是罕见的事，在已经内在地具有社会力量的文明人偶然落到荒野时，可能会发生这种事情——就像许多个人不在一起生活和彼此交谈而竟有语言发展一样，是不可思议的。"②"只有在集体中，个人才能获得全面发展其才能的手段，也就是说，只有在集体中才可能有个人的自由。"③另一方面，社会发展的基本宗旨、基本意义在于使每一个社会成员获得自由和全面的发展，社会整体发展的实现也有赖于个人的充分发展，人类理想的社会"将是这样一个联合体，在那里，每个人的自由发展是一切人的自由发展的条件"④。

马克思、恩格斯对个人与社会关系的科学解释，防止了两种可能的弊端：一是完全以个人为本位，轻视社会存在的意义，其结果不仅容易造成社会的无序状态，妨碍别人的正常生存和发展，最终也妨碍自身的存在和发展；二是完全以社会整体为本位，漠视个人的价值，甚至借口社会整体的利益而牺牲个人正常而合理的利益，其结果必然是背离社会发展的基本宗旨，并抑制、削弱社会的活力。

（三）将社会公正理论的完整性与开放性有机地统一起来

马克思、恩格斯的社会公正思想既具有完整性，同时也没有自我封闭起来，为后人发展与深化其社会公正思想留下了广阔的空间。

马克思、恩格斯虽然没有留下一篇直接论述社会公正问题的文献，却在

---

① 《马克思恩格斯选集》第 1 卷，人民出版社 1995 年版，第 71 页。
② 《马克思恩格斯全集》第 46 卷（上），人民出版社 1979 年版，第 21 页。
③ 《马克思恩格斯全集》第 3 卷，人民出版社 1960 年版，第 84 页。
④ 《马克思恩格斯选集》第 1 卷，人民出版社 1995 年版，第 294 页。

许多重要的文献中大量地论述了有关社会公正的基本问题，从而形成了比较完整的社会公正理论。这包括：其一，社会公正的基本理念问题。马克思、恩格斯所谈及的有关人人共享、普遍受益的基本理念，有关消灭三大差别、消灭剥削、实现人人平等的理念，有关获得人类自由和解放、向真正的人性复归的理念等，构成了其社会公正问题的基本理念。其二，社会公正的基本规则。马克思、恩格斯有关保障社会成员基本权利的论述、有关按劳分配的论述、有关社会调剂的论述以及对不公正现象的系统批判等，构成了现代意义上的社会公正的基本规则。其三，社会公正实现的基本途径。马克思、恩格斯极为明确地指出，社会当中这种不公正现象得以产生的基本根源在于私有制的存在，所以，应当在充分发达的生产力的基础上，消灭私有制。马克思、恩格斯还认为，建立在生产力特定阶段基础之上的不合理的社会分工也是社会不公正现象形成的重要根源之一，所以，也应当在发达的生产力的基础上消除不合理的社会分工现象。在消灭了私有制和不合理的社会分工的前提下，"通过社会生产，不仅可能保证一切社会成员有富足的和一天比一天充裕的物质生活，而且还可能保证他们的体力和智力获得充分的自由的发展和运用"[1]。实际上，这就提出了实现社会公正理念、实现社会公正基本规则的最为重要的路径。

马克思、恩格斯没有把自己的理论体系封闭起来，相反，他们将自己的理论包括有关社会公正的理论视为一个不断丰富、深化的发展过程。恩格斯指出："我认为，所谓'社会主义社会'不是一种一成不变的东西，而应当和任何其他社会制度一样，把它看成是经常变化和改革的社会。"[2]而理论显然应当随着社会的变化而有所变化。诚如列宁所指出的那样："在马克思主义里绝对没有与'宗派主义'相似的东西，它绝不是离开世界文明发展大道而产生的故步自封、僵化不变的学说。"[3]

---

① 《马克思恩格斯选集》第 3 卷，人民出版社 1995 年版，第 757 页。
② 《马克思恩格斯全集》第 37 卷，人民出版社 1971 年版，第 443 页。
③ 《列宁选集》第 2 卷，人民出版社 1972 年版，第 441 页。

时隔一个多世纪，时代环境已经发生了许多重大的变化。因此，今天看来，马克思、恩格斯的社会公正思想显然也存在着某些不足之处。例如，在马克思、恩格斯对社会公正的论述中，没有注意到市场经济应当成为社会主义社会的一个有机组成部分，没有把市场经济对社会公正所产生的重要影响放在一个应有的位置，相应地，也就不可能将诸如机会平等、公平竞争等原则视为社会公正规则体系当中的一个不可或缺的重要组成部分。再如，马克思、恩格斯对于一些社会公正问题的具体论述还不够细致：对于社会公正内容的实现时序问题没有予以展开，对社会公正的民族特色问题注意得还不够，对落后国家中社会主义现代化建设中的社会公正问题缺乏研究，等等。而这一切，正是当代马克思主义者应当予以探讨和解答的。

三、马克思、恩格斯社会公正观的意义

无论从理论的层面来看，还是从现实的层面来看，马克思、恩格斯的社会公正思想都具有极为广泛而深远的影响，具有重大的意义。

从理论和学理的层面上看，同别的社会公正学说相比，马克思、恩格斯的社会公正思想明显要高出一筹，有着无可争辩的科学意义。正是从这个意义上讲，马克思、恩格斯的社会公正思想是科学性与学科性的统一。马克思、恩格斯的社会公正思想是建立在历史唯物主义基础之上的，因而具有完整的科学性；同时，马克思、恩格斯从多个重要方面如基本理念、基本规则以及基本途径对社会公正问题进行过较为系统的论述，使得其社会公正思想又具有较为完整的学科意义。

相比之下，近代启蒙思想家如卢梭、孟德斯鸠、狄德罗等人以及空想社会主义思想家如莫尔、圣西门等人虽然提出过许多有关社会公正问题的极有价值、闪光的思想，但是，他们有关社会公正的思想缺乏历史依据和现实经济依据的支撑，并且他们对社会公正研究的涉及范围也是有限的，因而就总体而言不具有科学的意义和学科的意义。当代社会公正研究领域中最具影响力的思想家如罗尔斯、诺齐克等人对社会公正问题进行过系统而较为全面的

研究，因而应当承认，其社会公正思想具有较为完整的学科形态，并对现实社会产生了十分广泛的影响。但是，罗尔斯、诺齐克等人的社会公正理论同样由于缺乏历史依据与现实经济依据的支撑，而不具有完整的科学意义。比如，罗尔斯社会公正学说的致命缺陷之一是逻辑起点的虚弱。罗尔斯设定了"无知之幕"的存在，试图以此为逻辑起点来安排社会公正的具体内容及规则。他认为，只有在"无知之幕"的条件下，人们才能排除一切自然与社会因素的影响，并且，在"无知之幕"条件下的人们必须具备必要的"一般知识"。这样，人们便可以安排出社会公正的具体内容与规则。实际上，"无知之幕"的假定是在试图运用价值中立的研究方法。显然，这种假定缺乏历史依据。罗尔斯没有看到现代化的历史进程以及市场经济的推进对于整个人类社会所产生的巨大影响，没有看到"自然的"历史进程对人的本质规定性的影响，因而也就无从把握历史与现实对现代社会里社会公正的内容和规则的规定及影响。

从以上分析中，我们不难形成这样一种看法：马克思、恩格斯的社会公正思想是迄今为止最具有科学意义的社会公正理论。因此，我们研究社会公正问题时，一方面应当以马克思、恩格斯的社会公正思想为指导，另一方面应当在新的历史条件下，完善、丰富马克思主义的社会公正学说，使之更具有学科的意义。

马克思、恩格斯的社会公正思想对人类社会的进步事业有着巨大的现实意义。它在很大程度上改变了人类社会的基本状况，它所揭示的人类社会的前景、对现实社会里不公现象的批判以及对于人类社会进步的基本途径的阐述，直接引发了世界范围内社会主义革命与建设的实践，直接推动了西方资本主义国家中工人运动的开展，并极大地促进了民族解放运动的发展。这一切，影响并改善了人类社会存在与发展的状况，促进了社会主义价值观的传播，极大地推动了人类社会的进步事业。即使在当今西方发达国家，马克思、恩格斯也具有十分重要的影响。就连"第三条道路"理论的集大成者吉登斯（Anthony Giddens）也承认，社会主义和共产主义对现实世界仍然具有不可忽视的重要影响，"不能简单地放弃推动他们前进的那些价值和理想，因为这些价值和理想中有一些是为我们的社会和经济发展所要创造的美好生活必不可少的"[①]。

　　马克思、恩格斯的社会公正思想对中国的社会主义现代化建设事业具有特别重要的指导意义。1978年以前的30年间，中国的社会主义革命和建设取得了巨大的成就。在这一过程中，马克思、恩格斯社会公正思想的多个重要方面在中国社会得以实现，如中国社会从根本上消灭了剥削制度，中国民众的基本权利尤其是基本生存权利开始得到了初步的大面积的保证，男性女性之间初步地实现了平等，大众教育也得以较大幅度的发展，等等。但是，不能否认的是，在这一时期，中国在社会公正方面也出现了不少严重的失误。这些失误主要表现在：其一，忽视了马克思、恩格斯社会公正思想得以成立的基本前提应当是高度发达的生产力。中国在一段时期内忽视了发展生产力的重要性，中国社会为此付出了极为沉重的代价。其二，没有贯彻以人为本的基本理念。1978年以前的30年间，中国在现代化建设中，往往轻视了人的基本需求，而一味地追求一个个"高、远、空"的目标，为此，常常是以牺牲人的基本需求为代价。其三，没有处理好个人与社会整体的关系问题。当时，在"集体"面前，个人几乎是微不足道的，个人的合理利益难以得到有效的保证，个人的发展往往受到严重的轻视。而且，为了所谓的"集体"利益，牺牲个人利益与发展似乎是一件正常的事情。

　　1978年以来，随着现代化进程和市场经济进程的推进，马克思、恩格斯的社会公正思想逐渐得到了恢复，得到了中国民众的普遍认同。同时，马克思、恩格斯的社会公正思想也越来越具有更加现实的意义。以邓小平为代表的中国共产党人提出了社会主义本质理论。邓小平指出："社会主义的本质，是解放生产力，发展生产力，消灭剥削，消除两极分化，最终达到共同

---

① ［英］安东尼·吉登斯：《第三条道路：社会民主主义的复兴》，郑戈译，北京大学出版社2000年版，第2页。

富裕。"①这是对马克思、恩格斯社会公正思想的继承和发展。

中国的社会主义现代化建设以及市场经济建设将经历一个很长的历史过程。在这个过程中，中国不可避免地会出现大量的社会问题。中国社会主义现代化建设以及市场经济建设需要有一个基本的方向定位，中国社会问题的解决需要有一整套有效而合理的规则，而这一切都离不开马克思、恩格斯社会公正思想的指导。

第二节　坚持"人民的正义"价值取向

一、人民的正义：医疗资源分配正义的价值取向

医疗资源分配中坚持人民的正义价值取向，这是由生命伦理学尊重自主原则所要求的。尊重自主是生命伦理学的首要伦理原则。这一原则的基本含义是指，在医疗实践中医生、实验者要尊重患者、受试者的意愿，尊重他们的自由选择。其实，这一原则还有其深层的意蕴："尊重自主"隐含着把每一个人当作目的来看待，把每一个人当成"一个人"来对待，平等对待每一个人。从这一深层内涵来看，每一个人应受到平等的对待，每一个人的生命面临疾病的威胁时，应该平等地接受治疗。

然而，目前我国的医疗领域不平等现象依然存在。不平等的表现主要是医疗资源占有上的不平等和医疗服务的不平等。首先是公共卫生资源分配不均，这种不均衡不仅体现在东部与中西部以及城乡之间，大城市的公共卫生资源也比中小城市丰富得多，知名医疗卫生专家、大型综合医院大多分布在大城市。②除了医疗资源占有上的不平等和医疗服务的不平等以外，医疗领域的不平等还表现在当前的医疗保险制度中，比如，现有的三种医疗保险制度

---

① 《邓小平文选》第三卷，人民出版社 1993 年版，第 373 页。

② 陈第华：《公共卫生资源的分配正义：以共享发展为中心的考察》，《探索》2016 年第 3 期，第 126 页。

存在不平等，这主要表现在三种制度对报销比例的规定上：城乡职工基本医疗保险制度中报销比例是85%—95%，而城乡居民基本医疗保险制度的报销比例是50%—55%，新型农村合作医疗制度的报销比例是50%—55%或40%—45%。

从以上医疗领域的不平等表现来看，处于最低层的是广大人民群众，人民群众属于弱者，"正义"从来都是弱者的呼唤，是弱者所发出的要求同等对待的呼唤。实现医疗正义，正是人民群众的呼声。认真倾听人民群众的声音，在医疗资源的分配中就要坚持人民的正义的价值取向。

在医疗资源分配中坚持人民的正义，就要建立公平可行的医疗保险制度。现行的医疗保险制度存在着事实上的不平等，深化医疗体制改革，在医疗保险制度方面，当务之急是提高穷人的医疗费用报销比例，缩小目前三种医疗保障制度内部以及彼此之间医疗费用报销的差距，将目前的三种医疗保险制度逐步统一为一种医疗保险制度。[1]

在医疗资源分配中坚持人民的正义，就要在新一轮医疗体制改革中坚持医疗的公益性价值方向。政府要继续增加投入，破除医院以药养医的体制。医疗的本质是为民服务。救死扶伤，解除人民的痛苦，这是医生的天职，也是医疗的真谛，医乃仁术，医疗是充满人性的光辉事业，它拒绝特权，也排斥市场逻辑。因为市场本身具有道德的局限性，"花钱即得"的市场逻辑与医疗的本质相违背。医疗市场化只会导致医疗上的两极分化。在市场主导的医疗环境下，医生白衣天使的人格和角色褪色，就有可能被生意人的人格和角色压倒，医患关系的恶化、过度医疗的膨胀、医疗费用的猛增恐将愈演愈烈。所以，坚持把人民的利益放在首位，公立医院绝对不能商品化、商业化、资本化和市场化。

总之，在医疗资源分配中，坚持人民的正义，就是要做到"平等关心和尊重每一个病人"。医疗资源的公平分配关乎人们的健康和生命的存续，关乎人的尊严和幸福，进而关乎人的生活的意义。对"人的意义"的反思和

---

[1] 邱仁宗：《实现医疗公平路径的伦理考量》，《健康报》2014年04月18日（6）。

维护是生命伦理学的重要职责。每一个人的生命是等价的，没有高低贵贱之分，尊重每一个生命，平等对待每一位患者，这是实现医疗正义的伦理前提。德沃金说："平等的关切是政治社会至上的美德——没有这种美德的政府，只能是专制的政府；所以，当一国的财富分配像非常繁荣的国家目前的财富状况那样极为不平等时，它的平等关切就是值得怀疑的。"[①] 所以，实现医疗资源的分配正义，我们必须"平等关心和尊重每一个患者"。

二、贯彻共享发展理念，让人民共享医疗发展成果

让人民共享医疗发展成果，这是贯彻共享发展理念的必然选择。党的十八届五中全会提出了"创新、协调、绿色、开放、共享"的新发展理念。共享发展理念着重解决社会公平正义问题，习近平指出："我国经济发展的'蛋糕'不断做大，但分配不公问题比较突出，收入差距、城乡区域公共服务水平差距较大。在共享改革发展成果上，无论是实际情况，还是制度设计，都有不完善的地方。"[②] 共享发展理念的提出，主要是解决当前人民群众如何享有改革发展成果的问题，共享是以公正为导向的分配理念，共享是公正在当代中国的表现形式。作为当代中国的价值分配方式，共享发展理念主要回答发展成果"由谁享有、怎样享有"的现实问题。"由谁享有"即共享的主体问题，这一问题的答案是全体人民群众，人民群众是历史的创造者，是社会实践的主体，理应成为发展成果的享有者，这与公正的根本原则是一致的。马克思主义公正观认为，社会成员的全面发展是社会公正的根本目标和价值依归。这里的人民群众不是一个抽象的概念，它是现实社会中的每个个人，也就是说每个人都有权共享我们共同的劳动成果。在当代中国，就是要使广大人民群众，尤其是社会弱势群体获得更多的实惠，增强他们的

---

① ［美］德沃金：《至上的美德：平等的理论与实践》，冯克利译，江苏人民出版社 2007 年版，第 1 页。

② 中共中央文献研究室：《十八大以来重要文献选编（中）》，中央文献出版社 2016 年版，第 827 页。

获得感。这是当前中国社会公正的根本要求。如果一个社会的财富只为少数人所占有，多数人处于贫困状态，这样的社会注定是不公平的和不稳定的。明确了共享发展的主体，我们就要确立以人民为中心的发展理念，"尊重人民主体地位，发挥群众首创精神"，"坚持发展为了人民、发展依靠人民、发展成果由人民共享"。这也是我们党对中国特色社会主义本质属性认识的再深化，充分展现了我们党以人为本、执政为民的执政理念。"怎样享有"即享有的条件问题，这个问题的答案是共享必须与必要的生产力水平和生产关系状况相一致，这一问题与公正实现的基础是一致的。公正的实现是历史的、具体的。不同的历史时期、发展的不同阶段，公正具有不同的内涵和形式。恩格斯说："每一个时代的理论思维，包括我们这个时代的理论思维，都是一种历史的产物，它在不同的时代具有完全不同的形式，同时具有完全不同的内容。"[1]共享是公正在当代中国的表现形式，根据共享的发展状况，可以将共享分为基础层面的共享和高级层面的共享。基础层面的共享强调人人均可享有，是全员覆盖而非少数独享，即确保每一个社会成员都有享用社会发展成果的机会；高级层面的共享，不仅仅强调享有的普及度和覆盖率，而且强调人人享有的数量和质量的大体相等，即结果相对公正。[2]社会公正的程度反映着共享发展的实现程度。共享与公正是具体的历史的统一，两者统一于生产力不断发展的基础上，持续提升共享的层次，并逐步实现社会公正。

当前，让人民共享医疗发展的成果，从共享的基础层面来看，就是要实现人人享有基本医疗卫生服务。这就要政府发挥其职能，保证基本医疗卫生服务公共卫生资源的公平供给，确保每个人对基本医疗卫生服务的可及性。公共卫生资源就其性质来说，无论对于需求还是供给，都是刚性的。从需求来看，公共卫生资源提供的是满足个体生存需要的基本医疗卫生服务，每个

---

① 《马克思恩格斯选集》第3卷，人民出版社2012年版，第873页。

② 徐斌：《共享：实现公正的当代形式》，《马克思主义理论学科研究》（双月刊）2018年第1期，第63页。

人都要活着，个体对公共卫生资源的需要与对吃喝住穿等的需要是同等迫切；从供给来看，在一定时期、一定阶段，社会所能提供的医疗供给是固定的，因为培养一个掌握一定医疗技术的医务人员是需要一个过程的。因为相对于有限的医疗资源，人们对医疗资源的需求是无限的，这就要求政府必须在提供基本医疗卫生服务中扮演重要的角色，保证有限的公共卫生资源的公平分配，保障最大多数人的健康，保障公民的健康权利，维护每个人的生存尊严。

从共享的高级层次来看，让人民共享医疗发展成果，就是使"最不利者"的弱势群体能够获得与大多数人在数量和质量上大致平等的医疗服务，从而使他们的生存境况有实质性的改善，这才是公正的真正体现。"最不利者"的弱势群体生存境况的改善程度，是衡量发展成果共享水平的重要指标。当然，这个层次的共享的实现需要建立在共建的基础上。共享医疗发展成果，发展是前提，只有全民参与共建，共同促进医疗事业的发展，才能为更高层次的共享创造基础条件。共享高层次的医疗服务，不仅需要全民共建，还需要政府进一步加大对公共卫生的投入，提升公共卫生资源配置的比重，因为公共卫生资源是一种十分特殊的公共产品，不同于公共基础设施建设，它"以保障和促进公众健康为宗旨"，其配置状况直接影响人的生存尊严。因此，政府在资源配置中要充分认识医疗资源的特殊性，在力所能及的范围内尽可能逐步增加对医疗资源的投入，建立多极化筹资渠道，最大限度地增加对公共卫生资源的供给，才能确保人民共享医疗发展的成果，保障人人享有基本医疗卫生服务，提高公共卫生服务共享水平。

第三节　实现医疗公正的原则选择

坚持人民的正义，必须倾听人民的声音，在制定医疗资源分配有关政策时要保证公众的参与，在程序上应该更尊重公众的话语权。

一、公众参与：实现医疗资源分配正义的程序性原则选择

从生命伦理学视角来看，"公众参与"也是尊重患者最佳利益原则的体现。尊重患者最佳利益，这是生命伦理学的重要原则之一，这一原则的依据是：患者本人是自己最佳利益的表达者，也就是说只有患者自己才知道自己的最佳利益是什么。根据这一原则，我们制定医疗资源分配政策时，必须要有公众的参与，因为无论是对公立医院医疗价格的调整，还是制定医疗保险方面的政策，事实上这些都与公众的利益息息相关，公众是自己最佳利益的代表，只有他们才能代表他们自己的利益，表达他们自己的心声，在程序上就要尊重公众的话语权，在公众不在场的情况下制定的医疗政策将是有缺陷的、不完美的。

党的十八大报告提出："努力营造公平的社会环境，保证人民平等参与、平等发展权利。"党的十八届四中全会提出，健全依法决策机制，把公众参与、专家论证、风险评估、合法性审查、集体讨论决定确定为重大行政决策法定程序，要落实这些思想和精神，在制定医疗领域的政策时，保证其公正性，就必须有群众的参与。

公众参与、讨论医疗政策的制定，对于医疗保健的成功是十分有益的。根据诺贝尔经济学奖获得者阿马蒂亚·森的研究，在印度喀拉拉邦，现在人的预期寿命是74岁（男人72岁，女人76岁），要比中国人的还高（中国人的预期寿命是71岁）。然而，在1979年，喀拉拉邦人的预期寿命远低于中国人。阿马蒂亚·森研究发现：在喀拉拉邦之所以取得了医疗保健的成功，主要是得益于对医疗保健问题进行讨论和公众参与的医疗卫生政策。

由此看来，政府在制定有关医疗资源分配的方案时，要保证公众的讨论、参与、选择和共同决策的权利，否则，由政府或专家们单方制定而缺少公众的参与，其结果很难说是公正的。正像有的学者所指出的那样："卫生资源分配的公平性问题，不是由政府或社会单方面进行分配的简单的数学问

题，而是体现社会成员主体地位并由社会成员参与决策的过程。它涉及资源应该如何分配、谁应该获得的复杂的伦理问题。"①

二、差别平等：实现医疗资源分配正义的实质性原则选择

在医疗资源分配中，坚持"差别平等"原则，这是生命伦理学中的公正原则的要求。公正原则是生命伦理学的又一重要原则，这一原则主要用于医疗资源的分配。公正指的是平等，如何实现医疗资源的公正分配，当然不是要每个人平均享有医疗资源，笔者认为最关键的是坚持"差别平等"原则。

所谓"差别平等"，在这里具有两层含义：一是平等，即在医疗资源的分配上，社会成员享有同等的机会，不会因其社会地位、家庭出身、教育状况、收入状况等的不同而出现差别；二是有差别的平等，即每个社会成员获得的医疗资源不是绝对的平等，而是依据每个人的健康状况和对医疗资源的需要而确定。

医疗资源分配正义之所以贯彻"差别平等"原则，这是由医疗资源本身的特性决定的。首先，医疗资源分配关乎人们的健康和生命，关乎人的生活和生存，以及人生活的意义。生命的存在是人生活的前提，每个人的生命在道德上是平等的，没有高低贵贱之分的。这是医疗资源平等分配的生命伦理基础。其次，医疗资源的分配正义拒斥市场规则。因为市场规则以其自身的方式把道德辩论从公共生活中排挤出去，按照市场规则谁有钱谁就可以得到相应的医疗服务，市场不会指责这种做法，而医疗资源分配正义排斥市场规则。如果医疗服务由支付能力决定而不考虑道德因素，这样将违背医疗正义的本质。改革开放以来我国虽然经济增长很快，却不能为所有人提供良好的医疗保健，也尚未解决医疗资源分配中的不公平问题，就是没有弄清楚医疗资源分配正义排斥市场规则的道理。按市场规则提供医疗服务，不可避免地导致穷人和弱势群体对医疗服务使用的减少，富人和有权势的人获得更多的

---

① 朱伟：《卫生资源公平分配：权利的视角》，《伦理学研究》2009 年第 1 期，第 94 页。

医疗服务，这就必然造成当前医疗领域出现的不公平现象：穷人越来越穷，富人越来越富。走出这一不公平的唯一出路就是：医疗资源的分配必须拒斥市场逻辑，根据人们的支付能力而不是所获得的医疗服务来支付医疗服用，这才是医疗资源分配正义的逻辑。遵循这一逻辑，穷人向医疗体系支付的费用应该比富人少。这就是"差别平等"原则的真正内涵所在：当人们面对疾病和死亡的威胁时，这一原则要求不能因患者的社会地位、经济能力或种族、性别、地区等因素，而影响其获得基本医疗服务的机会。

医疗资源分配正义贯彻"差别平等"原则也是符合罗尔斯分配正义理论的。罗尔斯针对功利主义无法解决资源公平分配的问题，提出了一种可以与功利主义抗衡的正义理论。他认为正义的核心是社会制度的结构，是社会分配基本权利义务的方式。这种正义原则出于对所有人的平等关心和尊重的考虑，必须排除个人自然禀赋和社会职业地位及家庭背景导致的不平等，一个正义的社会结构要能为每个人提供最大限度的公平，这样才能把所有的社会成员凝聚起来，努力合作，最大限度地激发并合理分配社会资源。罗尔斯认为，这个社会结构应该基于这样两个原则：第一，每个人对与所有人所拥有的最广泛平等的基本自由体系相容的类似自由体系都应有一种平等的权利；第二，社会和经济的不平等必须符合处于最不利地位的人的最大利益，在机会平等的情况下公共职务和地位向所有人开放。也就是说："所有的社会基本善——自由和机会、收入和财富及自尊的基础——都应被平等地分配，除非对一些或所有社会基本善的一种不平等分配有利于最不利者。"[1]按照罗尔斯的思想，一个社会的医疗资源是"基本善"，因为一个人能否获得它，决定一个人在社会上获得的自由、机会和自尊，这种"基本善"的分配，必须排除个人自然禀赋和社会职业地位及家庭背景等社会偶然因素导致的不平等，因此必须平等分配。

当然，也许有人会提出：按照"差别平等"原则分配医疗资源，太过于

---

[1]［美］约翰·罗尔斯：《正义论》，何怀宏等译，中国社会科学出版社1998年版，第290页。

理想而不现实，因为现有的医疗资源毕竟是有限的，不可能满足所有人同等享有医疗资源。当然，面对稀缺的医疗资源，每个人不可能享有同等的医疗资源，但这并不违背"差别平等"原则。"差别平等"原则强调的是每个人有同等的机会享有医疗资源，不是每个人享有同等的、同样多的医疗资源，也不是每个人都能得到稀缺的医疗资源。当面对稀缺的医疗资源时，具体谁真正能够得到这一稀缺资源，在机会面前人人平等的前提下，根据具体情况进行分配。比如，在通常情况下，如果医疗资源是稀缺的并且没有主要的不一致存在于病人的医疗效用中（特别是当选择决定生或死时），那么对公平机会及同等尊敬的考虑可能证明排队、抽签或随机抽取是合理的，就是符合"差别平等"原则的。在特殊的情况下，比如，在地震中，当一些受伤的幸存者是医疗人员，他们受了轻伤，如果需要他们去帮助其他的人，他们理应接受优先治疗，优先得到医疗资源。类似的，在一场传染病暴发的时候，首先给医生和护士接种疫苗保证他们能够治疗其他人，这样就是"差别平等"。原则不同于规则。英国学者米尔恩在其著作《人的权利与人的多样性：人权哲学》中详细论述了原则与规则的区别。他说，在遵守规则和依照原则行事之间有一个重要区别。遵守规则者要做什么毫无自由裁量权。规则告诉他要做的一切。依据原则行事者具有自由裁量权。原则虽然设定一项要求，但并没有告诉他如何满足此项要求。他必须自行决定。规则支配的行为所着眼的东西被限制于各种情况的共性。而原则支配的行为所着眼的东西不被限于各种情况的共性。必须注意个别的情况。个别情况的细节、特征和特定环境，对于决定如何最好地满足运用于哪一类情况的原则要求，具有显而易见的重要性。原则的要求具有更高程度的一般性，因而需要依照具体场合作出解释。[1]

---

[1] ［英］米尔恩：《人的权利与人的多样性： 人权哲学》，夏勇、张志铭译，中国大百科全书出版社 1995 年版，第 29 页。

第四节 建立和完善医疗公正的体制和机制

医疗资源的公平分配关乎人民幸福和尊严，医疗资源分配不公平的严重现实，无法实现人民共享医学发展成果的目标，创建公平分配医疗资源的体制机制，是解决这一矛盾的当务之急。

一、打破医院管理上依靠业务收入维持收支平衡机制

创建公平分配医疗资源的体制机制，首先要打破医院管理上依靠业务收入维持收支平衡的机制。这样的机制是高层次医务人员流向大医院症结之所在，这又导致患者向大医院集中，这样，医院不得不扩大规模，有了这样的基础，医院更有能力去购买高精尖医疗设备，引进高级医务人才。可见，这种收支结构的最终结果是医疗卫生资源配置更加不公平，加剧了老百姓"看病难"和"看病贵"的问题，打破这样的收支结构，使不同层次的医务人员无论在哪个不同的医院和医疗机构得到的收入大体相同，甚至同类医务人员在农村或基层的收入比城市大医院更高，这就需要政府必须在医疗卫生事业中加大投入，确保医疗卫生事业的公益性，彻底扭转医院以药养医的体制，建立城乡一体的医务人员工资福利制度，并适当考虑向农村和偏远地区偏斜，因为这些地区目前城镇化水平较低，人们享受到的城镇化便捷不如大城市。

二、建立规范严格的基层首诊、分级医疗、双向转诊制度

国家出台相应的政策，如对中小医院接诊给予补贴，降低基层医疗机构起付线，提高基层医疗机构住院费用报销比例等，使患者首诊在基层，真正实现小病不出社区和乡村，较大疾病在市县级治疗，重大疑难疾病主要流向省级医院，合理分流病人，这是解决老百姓"看病难"的关键。为此，政府要做好医疗部门的宏观调控政策，确立各级医院的建设目标。省级大型医院

以攻克重大疑难疾病为目标，把高端医疗领域做大、做强、做全，市县级医院以治疗较大疾病为目标，并配备与之相配套的设备和医务人员，城市社区及乡镇基层的小型医院宜以救治普通病患、常见的多发病为主要目标，并配备常规医疗设备和有经验的医务人员。另外，各级医院按其医疗目标设置相应的职能部门，这些部门建立之后，更重要的是要建立省级、市级、乡镇三级医院之间医疗互助的医疗绿色保障通道，确保下级医院不能解决的病患及时转院，得到及时治疗，并保证避免层层医疗机构重复检查。最终要实现各类医院各负其责，发挥各自所长，做到人尽其才，物尽其用。

三、引入医疗资源分配由公众参与讨论机制

在医疗卫生资源公平分配上，政府提出方案，由公众参与讨论并最终形成相对理想的方案，这方面国外有过先例，美国俄勒冈州1989年医疗改革，就是一例。该州每年都要公布一个关于740种健康状况与相应治疗方法的"优先次序名单"，例如对肺炎的药物治疗方法等，这些相应的措施依据成本效果的优良排列等级，州政府对这个名单划一道界线，州政府拒绝为界线以下的治疗措施支付费用。如果享受医疗补助的患者想要得到界线以下的治疗措施，他们就要自付医疗费或者说服医生给他们提供免费治疗。许多患者（即使不是最大多数）以不能得到治疗而告终。方案首先发表在报纸上供全民讨论。同时，政府还成立一个专门的医疗保险与生命伦理立法委员会（Senate Committee on Health Insurance and Bioethics）组织听证会，邀请相关专家和市民代表公开发表自己的意见。经过民众、学者和议员们激烈的争论，最后达成了一个大多数人都接受的医疗保险和救助方案。后来这一模式在许多州得到推广和使用。就我国当前的医疗改革而言，我们的医疗保险覆盖面的范围、基本医疗服务的界限、基本疾病保险覆盖病种的确定，均可采取由政府提出方案、公众参与讨论、专家进行论证的方式来确定，这样让公众了解、知情、参与，充分发扬民主，倾听人民的意愿，制定的方案，才能赢得人民的信任，人民才能欣然接受。卫生资源分配的公平性问题，不是由政府或社

会单方面进行分配的简单的数学问题，而是体现社会成员主体地位并由社会成员参与决策的过程。它涉及资源应该如何分配、谁应该获得的复杂的伦理问题。[1]

四、多形式、多渠道加强医疗人才队伍建设

当前，我国医疗领域存在的突出问题不仅表现在现有医疗资源的分配不均上，还表现在现有的医疗人才资源不能满足人民日益增长的对医疗需求上。解决这一矛盾，就要加强医疗人才队伍建设，多形式、多渠道培养医疗人才，逐步提高各级医院的医务人员的素质和能力水平。社会要鼓励有志于医疗卫生事业的人员从事医疗事业，提高现有医疗人才的待遇，加强保护他们的人身权利，让他们的事业得到社会承认，赢得社会尊重。由于当前"伤医"事件的不断发生，加上医疗事业本身的特殊性，一些医疗人员面对自己的职业有一种恐惧感，使他们失去了信心和尊严感。政府要采取切实可行的措施彻底扭转这一现象，避免类似事件的重演。

总之，医疗资源的公平分配，关系到每一个人的生命、健康和尊严，关系到每一个人的生活幸福，关系到政府"让人民生活得更加幸福、更有尊严"和"实现发展成果由人民共享"的诺言，人民急切盼望医疗资源能够得到公平分配。

---

① 朱伟：《卫生资源公平分配：权利的视角》，《伦理学研究》2009 年第 1 期，第 93 页。

第五章　培育医疗公正的文化环境

医疗公正无论是作为一种制度的公正，还是作为一种德性的公正，最终的实现都要落实到人身上，公正的人是实现医疗公正的关键。人是最复杂的存在，有理性的人，也有非理性的人，有仁义的人，也有冷漠的人，人是最善良的，也是最邪恶的。要使人成为公正的人，就要育人，才能使人成为人。孟子说："人之有道也，饱食暖衣，逸居而无教，则近于禽兽，圣人有忧之，使契为司徒，教以人伦。"（《孟子·滕文公上》）中国古人的智慧是非常深邃的，要使人异于禽兽，就要"教以人伦"。人伦是人之为人之所在。孟子所谓的人伦即"父子有亲、君臣有义、夫妇有别、长幼有叙、朋友有信"。也就是我们常说的"五伦"，在宋儒那里也称之为"天理"。"教以人伦"，谈何容易！从古至今，人类从未停止对人的"伦理道德"的教育，但每个时代，古今中外都有"今非昔比、道德沦丧"的感慨，就拿当今来说，人类遭受了两次世界大战的重创，尝尽了邪恶的苦果。二战以来，战争依然没有停止过，恐怖主义、暴力、枪杀、拐卖人口等时有发生，为了牟利，还有人不惜丧尽天良，"毒奶粉""瘦肉精""地沟油""染色馒头"等事件严重伤害了人的生命和健康。

要使人成为一个公正的人，一个有道德良知的人，不仅仅要依靠"教"，还要依靠人赖以生长的良好的土壤（环境）。人就如同一颗种子，要想开花结果，必须有肥沃的土壤、充足的阳光、雨露、水分等环境条件，人的成长、成熟，同样依赖于良好的环境条件，环境对人的行为有重要影响作用。

第一节　人与环境的关系

按照《辞海》的解释，环境一般是指围绕人类生存和发展的各种外部条件和要素的总体。在时间和空间上是无限的。分为自然环境和社会环境。自然环境，按组成要素，分为大气环境、水环境、土壤环境和生物环境等。社会环境是指在自然环境的基础上，人们通过长期的有意识的社会活动所创造的人工环境，如城市环境、工业环境、农业环境、文化环境和医疗休养环境等。也有人主张包括人文环境、经济环境、道德观念、文化风俗等上层建筑。是人类物质文明和精神文明发展的标志，并随着人类社会的演进不断丰富和发展。[①]也有许多环境保护法把保护的对象称为环境，包括大气、水、土地、矿藏、森林、草原、野生动植物、自然遗迹、人文遗迹、自然保护区、风景名胜区、城市和乡村等。[②]在这里所指的环境一般作为宽泛意义上的概念，即自然环境和社会环境的总称。关于人与环境之间的关系，主要有三种观点：一种认为环境的作用是决定性的，即环境决定论；一种是认为人的作用是决定性的，是人创造了环境，也可把这种观点称为"意见决定论"或"唯意志论"；还有一种观点认为人与环境是辩证统一的关系，这是大家都很熟悉的马克思主义的观点。

一、环境决定论

环境决定论起初是18世纪法国唯物主义思想家们运用他们的自然观、认

[①] 辞海编辑委员会：《辞海》（第七版）第五卷，上海辞书出版社 2020 年版，第 3828 页。
[②] 辞海编辑委员会：《辞海》（第七版）第三卷，上海辞书出版社 2020 年版，第 1817 页。

识论来解释社会生活的一种思想。这种思想认为：首先，人的智力、精神、情感、品德、才能等不是先天的，而是后天的。人们的精神、道德、善恶观念是由环境决定的。爱尔维修说："儿童在离开母胎、打开生活的门户之际，是毫无观念、毫无感情地投入生活的。……在摇篮里是感觉不到骄傲、悭吝、妒忌、野心、欲望、尊严、荣誉等感情的。"[1]霍尔巴赫也说："人从本性上说既不善也不恶。"[2]其次，人们在后天的成长中之所以品德、才能、情感千差万别，是社会环境、后天教育的结果。环境决定论认为现实生活中有的人堕落成为"坏人、恶人、违背理性的人"，有的人则成为"好人、有理性的人、道德的人"，产生这种差别的根源在于以社会政治法律制度等为主要内容的社会环境和教育。霍尔巴赫说："他之变成或者对自己、或者对他的同胞们有益或有害，乃是由于环境把他引得向善或向恶；也就是说，乃是由于人们给他的教育、他所见到的榜样、他所听到的言语、他经常接触的人、他自己形成的或受别人灌输的观念、他所养成的习惯，尤其是支配他的行为的政府使他从自然获得的那个基础受到好的或坏的培养。"[3]爱尔维修也说："人们在一种自由的统治之下，是坦率的、忠诚的、勤奋的、人道的；在一种专制的统治之下，则是卑鄙的、欺诈的、恶劣的，天才和勇气，性格的差别，都是这两种统治之下所受教育不同的结果。"[4]他还明确指出，人的才能和美德是受其时代的法律和所受教育决定的。另外，法国一些启蒙思想家也都提出了环境对人的影响作用的思想。卢梭在《忏悔录》中阐述了他的哲理：人性本善，但罪恶的社会环境却使人变坏。正如他自己所说，正是

---

[1] 北京大学哲学系外国哲学史教研室：《十八世纪法国哲学：西方古典哲学原著选辑》，商务印书馆1963年版，第500页。

[2] 北京大学哲学系外国哲学史教研室：《十八世纪法国哲学：西方古典哲学原著选辑》，商务印书馆1963年版，第644页。

[3] 北京大学哲学系外国哲学史教研室：《十八世纪法国哲学：西方古典哲学原著选辑》，商务印书馆1963年版，第645页。

[4] 北京大学哲学系外国哲学史教研室：《十八世纪法国哲学：西方古典哲学原著选辑》，商务印书馆1963年版，第539页。

"强者"的"暴虐专横""摧残了我那温柔多情、天真活泼的性格",并"使我染上自己痛恨的一些恶习,诸如撒谎、怠惰、偷窃等等"。在公民与政府的关系上,卢梭认为,好道德的公民源于好政府,罪恶的社会环境却使人变坏。伏尔泰的鸿篇巨作《论风俗》论述了人的精神素质和风俗都是环境或制度的产物。孟德斯鸠在《论法的精神》一书中系统论证了关于社会制度、国家法律、民族精神皆"系于气候的本性""土地的本性"的观点。

19世纪以来,随着地理学科的出现和发展,地理环境决定论观点盛行起来。提出这种观点的大多是地理学家,他们从地理学科的角度,从考察自然地理、人文地理环境与人类社会发展的关系出发,提出环境对人类社会发展具有决定性影响的观点。

环境决定论提出了环境对人的影响作用的观点,这是值得肯定的。环境影响人,古今中外都有论及。中国有句俗话叫"近朱者赤,近墨者黑",《孔子家语·六本》也有一句有名的话:"与善人居,如入芝兰之室,久而不闻其香,即与之化矣。与不善人居,如入鲍鱼之肆,久而不闻其臭,亦与之化矣。丹之所藏者赤,漆之所藏者黑,是以君子必慎其所处者焉。"荀子也讲道:"蓬生麻中,不扶而直;白沙在涅,与之俱黑。"这些都是强调客观环境对人的影响作用。国外除了前面讲到的18世纪法国唯物论环境决定论、19世纪一些地理环境决定论者之外,还有很多思想家、社会学家、心理学家等都持有环境对人的影响的观点。比如,英国政治哲学家和著名作家威廉·葛德文(William Godwin)(1756—I836)有本著作《论政治正义及其对道德和幸福的影响》,在这本书中,他肯定了环境对人的道德、智慧的形成起到了重要作用。他完全不赞成什么天赋观念,他认为人的智慧完全是环境的产物,人的善恶主要是由精神环境——法律、制度、教育等形成的。美国当代心理学家、新行为主义心理学的主要代表B.F. 斯金纳著有《超越自由与尊严》一书,他批判了传统心理学的主观主义心理分析方法,采取了客观的观察与试验的方法,按照物理学和生物学的途径,直接探讨行为与环境的关系。斯金纳在书中提出,人的行为取决于环境和强化,我们完全可以通过改变环境和运用各种强化手段来改造和控制人的行为。斯坦福大学著名社会心理学教授津巴多曾做过一个著名的实验，从心理学上验证了社会的制度环境对一个人行为的影响。实验从42名应征的志愿者中挑选出24名，这些被选中的参试者，心理测试结果显示他们都是守法的、情绪稳定的、身体健康的正常普通人。研究人员把这些选出来的志愿者随机分成两组，让他们在真实的监狱场景里扮演狱警和囚犯的角色。实验监狱设在斯坦福大学心理系所在的乔登大楼地下室，在这个模拟监狱情境的环境中，那些扮演狱警的志愿者，在原来的生活中本来是些反对暴力的好孩子，但在监狱中却富有攻击性，甚至暴虐成性。而那些扮演囚犯的志愿者，原来心理都非常稳定，可是在这所监狱里没过多久，就出现了不正常的行为：他们被动地屈从于命运，面对不公对待听之任之。津巴多写道：模拟监狱情境的力量，在狱警和囚犯心中，都创造了一个新的社会现实，一个功能完备的真实监狱。由于这一情境太有力，太具破坏性，研究者不得不在模拟监狱刚刚开始六天，就终止了这项本该实施两周的实验。这个实验启发我们捐弃"善良自我"能够打倒"恶劣情境"的简单化观念，使人们意识到，在善恶之间，并没有一道穿不透的藩篱。邪恶不仅仅会是"他们"，也可能会是"我们"。一个人为什么会做坏事，会害别人？如果把一个好人放进一个坏地方，这个人究竟是能够战胜环境，还是让环境影响他？通常的看法是，这取决于一个人的内在禀性：遗传基因、性格特质和道德修养以及从小所接受的教育。可在这项后来被称作斯坦福监狱实验的著名社会心理学研究中，津巴多教授得出一个相反的答案：在某种强大的社会情境中，人的本性会出现戏剧性变化。通过这个实验，人们看到，当情境力量加诸一个人时，好人会突然变身成狱卒般邪恶的加害者，或如囚犯般病态的消极被害者。这个实验告诉我们，追求我们想要的幸福生活，建设一个公平正义的和谐社会，只靠道德教化和个人修养是不够的，还必须努力改善我们所处社会的制度环境。

人的行为、思想、观念等都受到环境的影响，但是，我们不能把环境对人的这种影响作用扩大化。环境决定论犯了扩大化的弊病，只注意到环境对人的影响作用，而没有注意到人对环境也起作用，未能将人既受环境的影响同时又反作用于环境这两个方面辩证地统一起来。

二、意见决定论

有意思的是，18世纪法国唯物主义环境决定论者从肯定教育等社会环境对人的影响作用走向了"教育万能论""意见支配世界"的道路，也就是走向了自己的反面，这一逻辑悖论是怎样产生的呢？他们认为既然教育、法律和政治制度是决定人的发展状况的外部社会环境中最为重要的因素，而教育、法律和政治制度仅仅取决于教育者和立法者的意志和理性，由于他们坚持立法和教育的好坏由立法者和教育者的意见所决定，所以，就得出了立法者的意见支配世界的论断。[1]这些环境决定论者提出环境决定人，而教育、政治制度、法律这些对人有重要影响作用的社会环境又依赖于"教育者"和"立法者"，于是，又得出这些"天才"的教育者和立法者决定社会发展和进步的结论，杰出人物的观念又决定着外部环境，所以，这些环境决定论者在历史观上就滑向了历史唯心主义"英雄人物创造历史的观念"。爱尔维修说："必须有天才，才能用好法律代替坏法律。"[2]"一些伟大的君王在那里召唤天才，天才则召唤幸福。"[3]这样，18世纪法国这些唯物主义者便由"人是环境的产物""意见支配世界""教育万能"，最终走向"英雄人物创造历史"的结论。他们从"环境决定人"出发又走向了自己的反面，即"人决定环境"。看来，他们无法真正破解人类历史之谜。

三、正确认识人与环境的关系

无论是环境决定论，还是意见支配世界的"唯意志论"，两者对待人

---

[1] 李成旺：《消弭"环境决定论"与"意见支配世界"的逻辑悖谬：马克思历史唯物主义生成的另一种路径》，《马克思主义与现实》2017年第4期，第69页。
[2] 北京大学哲学系编译：《十八世纪法国哲学》，商务印书馆1979年版，第549页。
[3] 北京大学哲学系编译：《十八世纪法国哲学》，商务印书馆1979年版，第477页。

与环境的观点都是片面的，都是只注意到了人与环境关系的某一个方面，环境决定论只注意到环境对人的作用，唯意志论只注意到了人对环境的作用，两者都没有把环境与人统一起来看问题，人受环境的制约，但同时，人也能改变环境，人是受动性和主动性的统一，"环境创造了人，人也创造了环境"，这才是人与环境的辩证统一的观点。马克思对上述观点进行了深入的批判。马克思在《关于费尔巴哈的提纲》第三条中指出："关于环境和教育起改变作用的唯物主义学说忘记了：环境是由人来改变的，而教育者本人一定是受教育的。因此，这种学说必然会把社会分成两部分，其中一部分凌驾于社会之上。""环境的改变和人的活动或自我改变的一致，只能被看作并合理地理解为革命的实践。"①"教育者本人一定是受教育者"，马克思抓住了环境决定论者的要害，马克思认为，环境决定论者只看到了教育者对受教育者的影响，而忘记了受教育者也会对教育者施加影响，教育者和受教育者是双向互动的关系。人可以作用和改变环境，受教育者也可以影响教育者，而环境决定论者只是注意到环境对人的作用、教育者对受教育者的作用一个方面，而没有注意人对环境的作用、受教育者对教育者的作用。这样，自然就把社会分成了两部分，其中一部分凌驾于社会之上，这就是唯心主义英雄史观的实质。马克思深入分析了造成这种英雄史观的根源在于：这些唯物主义者对对象、现实、感性，"只是从客体的或者直观的形式去理解，而不是把它们当作人的感性活动，当作实践去理解"②。马克思的分析是十分深刻的，实践是人们把握世界的方式，马克思说："社会生活在本质上是实践的。"③认识人与环境的关系只能从实践出发，人与环境的关系是一种实践关系，所谓实践，即人们能动地改造现实世界的一切客观物质性活动。实践活动是一种对象性活动，因为一切实践皆有其对象。对象性关系是一种互动关系，实践主体的活动受客体的制约，同时，实践主体也不是被动的，而是主

---

① 《马克思恩格斯文集》第 1 卷，人民出版社 2009 年版，第 500 页。
② 《马克思恩格斯文集》第 1 卷，人民出版社 2009 年版，第 503 页。
③ 《马克思恩格斯文集》第 1 卷，人民出版社 2009 年版，第 505 页。

动的、能动的。人类一切历史的活动都是主观能动性和客观规律性的统一。所以，从实践的观点来看，人与环境是相互作用的关系，一方面，人的活动受到其生存的自然环境和社会环境的制约，同时，环境不是游离于人的活动之外的孤立存在、静止不变的，人的活动不断地改造环境、创造环境。人与环境总是互相依赖、互相制约、互相创造的。"人创造环境"和"环境创造人"，是人与环境两种相反而又内在统一的两种活动。"人创造环境"是人对环境的认识和改造，是主体的客体化、对象化活动；"环境创造人"是环境对人的生成，是客体的主体化、非对象性活动。对象化活动和非对象性活动的统一，构成了人与环境之间的内在运行机制。马克思主义不同于18世纪法国唯物主义从感觉出发来认识人类生活的历史的方法，而是从物质生产实践出发认识历史，马克思、恩格斯认为，人类的物质生活实践构成一定的社会关系，这些社会关系是构成人的观念、意见、思想形成的物质基础，"每一代都利用以前各代遗留下来的材料、资金和生产力；由于这个缘故，每一代一方面在完全改变了的环境下继续从事所继承的活动，另一方面又通过完全改变了的活动来变更旧的环境"[①]。前一代遗留下来的大量生产力、资金等物质、文化环境，是后一代人创造新环境的基础，在这个意义上可以说，"环境创造人"，即人的活动是受制于环境的；后一代人在前一代人留下来的这些环境基础上，继续改造环境，创造新环境，在这个意义上可以说是"人创造了环境"。马克思主义人与环境的关系坚持了人的主体性、能动性和客观规律性的辩证统一，全面、客观、真实地反映了人与环境的关系，是一种科学的人与环境关系理论。

第二节　培植医疗公正观念的文化土壤

思想是行动的先导，医疗公正的落实依赖于医疗公正观念的形成。人

[①]《马克思恩格斯文集》第1卷，人民出版社2009年版，第540页。

的思想、观念不是生来就有的，是在由建立在一定的物质生活条件基础上的社会关系环境中产生的。马克思说："思想、观念、意识的生产最初是直接与人的物质活动，与人们的物质交往，与现实生活的语言交织在一起的。人们的想象、思维、精神交往在这里还是人们物质行动的直接产物。……人们是自己的观念、思想等的生产者，但这里所说的人们是现实的、从事活动的人们，他们受自己的生产力和与之相适应的交往的一定发展所制约。意识在任何时候都只能是被意识到了的存在，而人们的存在就是他们的现实生活过程。"[①]所以，医疗公正思想观念离不开人们的物质生活实践，创造一定的物质、文化生活条件，为医疗公正思想观念的形成提供一定的条件，是十分必要的。

一、形成自觉的、平等的法权人格

公平正义、自由、平等、民主等这些价值观念都是启蒙以来人们大力弘扬的价值，尽管这些观念的内涵在不同的国家、不同的民族各不相同。在当今人们反思启蒙的过程中，对于以人与人之间的平等关系和独立人格为基础的"公平"和"正义"概念，人们已经意识到它们之间的冲突，比如罗尔斯的《正义论》，提出"作为公平的正义"主张，他提出的两个正义原则，即用"公平"来限制和约束"正义"。当前中国正处于社会转型时期，一方面，我们正在实现现代性和启蒙所蕴含的普遍价值，另一方面，我们可以从反思启蒙带来的种种负面价值中吸取教训。我们既要坚持启蒙和现代性的基本立场，坚定不移地推进我国的现代化事业，也要在"反思现代性"的前提下，对我国的现代化道路和现代性观念做出自己的选择，走中国特色的现代化道路。公平正义是中国特色社会主义的本质要求，实现公平正义，也是当前中国人民的普遍诉求。当代公平正义观念正是以反思启蒙意识及其所蕴含

---

① 中共中央马克思恩格斯列宁斯大林著作编译局：《马克思恩格斯文集》第1卷，人民出版社2009年版，第524—525页。

的普遍价值的充分发展为前提的，在当代中国，"启蒙仍然是一个未完成的课题"①，要人们普遍接受、理解、认同公平正义的价值观念，就需要培植与之相适应的文化土壤。在黑格尔看来，正义、和谐的社会以法权人格为前提，没有法权人格，就没有社会的正义与和谐。②继续完成启蒙的未竟事业，形成自觉的、平等的法权人格，是实现社会正义的重要一环。

所谓"法权人格"，是指自觉用法律规范指导自己行为的人，它是相对于"自然人"而言的。黑格尔区分了Mensch（自然人）和Person（法权人格），"自然人"就是指那些仅凭自己的本能、欲望和好恶去行动的人。西方法权人格是建立在民法的基础上，民法界定了公民的权利和义务。我国在2020年5月28日第十三届全国人民代表大会第三次会议通过了《民法典》，这在我国法制史上具有里程碑的意义，将对人们的生活产生非凡的影响。我国民法典体现了现代民法典的特征，在价值理念上完成了从以物为本到以人为本的根本转变，凸显了对人格利益的尊重和保护，对人格尊严的尊重。并且在编写上将人格权独立成编，完成了以"财产权"为中心向以"人格权"为中心的转变，实现了"以物为本"到"以人为本"立法价值理念的根本变革。权利和义务是民法的核心内容，从法律上确立对人格权的保护，这是我国民法典的重大创新和突破，充分体现了中国特色社会主义民法典的人民性，充分彰显了中国共产党生命至上、人民至上的执政理念。正义即合法，民法典的制定，只是为正义提供了基础，为不正义的人接受法律的惩罚提供了依据。但要使人们形成自觉的法权人格，还需要一个漫长的过程。这与中国的历史传统文化有关联。我国传统社会是伦理为本位的社会，人们在生活中权利意识淡薄，法律观念不强，人们遇到纠纷问题很少去打官司。普通老百姓一般不会去碰法律，就是一些普通官员在"刑不上大夫"的制度下，也不敢去触碰法律，所以，就民法涉及的个人权利和义务来说，在传统文化的

---

① 俞吾金：《培植公平正义观念的文化土壤》，《中国社会科学》2009 年第 1 期，第 51 页。
② 高兆明：《黑格尔法哲学原理导读》，商务印书馆 2020 年版，第 5 页。

环境熏陶下，人们的民法意识普遍匮乏。

要形成普遍的、自觉的法权人格观念，法律思维习惯的养成是关键。法律思维就是在遇到问题时首先想到的解决方式是法律，而不是人情。法律思维习惯的养成不是一蹴而就的，需要一个漫长的过程。因为要破除长期形成的人治思维，破除人们思想中的传统思维，不是一件简单的事情。长期以来，生活中很多人遇到问题不是去找法律，而是找关系、找人脉，在当今，在我们实行社会主义市场经济的过程中，这种情况有所好转，但由于人们的法治素养参差不齐，法制观念的普遍认同和接受还有很长的路要走。只有我们人人心中有法律，遇事找法律，增强全民的法治观念，养成依法依律规则办事，注重规则、讲究程序的思维，形成一套正确的法律思维方法，厚植遵守法律、信仰法律的土壤，形成一个平等、正义的法治环境，为正义的实现奠定基础。总之，实现正义，要以形成自觉的法律意识为基础，只有在大多数人都有自觉的法权人格意识时，人们之间相互信任才能提高，相互交换成本才会降低，社会主义市场经济才能健康发展，只有形成这样的思想文化环境，公平正义的观念才真正能得到普遍认同。

二、伦理实体的建构

正义不仅仅是对规则的信奉，更是一种美德品质。作为一种品德的培养，正义不能脱离一定的伦理实体。黑格尔在《精神现象学》中对"伦理实体"这个概念进行了详细的阐述。他说："实体就是还没有意识到其自身的那种自在而又自为地存在着的精神本质。"[1]伦理实体就是"理性的精神本质"[2]。樊浩把"伦理实体"从客观性和主观性两个方面进行理解。客观的伦理实体是人伦关系、人伦秩序的实体化；主观的伦理实体是伦理精神、人伦原理、人伦规范的实体性体现。[3]伦理实体就是把分散的、相互争斗的人们

---

① ［德］黑格尔：《精神现象学》（下），贺麟、王玖兴译，商务印书馆2019年版，第2页。
② ［德］黑格尔：《精神现象学》（下），贺麟、王玖兴译，商务印书馆2019年版，第2页。
③ 樊浩：《伦理精神的价值生态》，中国社会科学出版社2007年版，第162页。

用伦理精神整合起来，形成一个伦理性的实体。实体的本质是精神，伦理实体是人安身立命之所，人的存在不能长期处于没有伦理或伦理实体破碎的状态，只有在伦理实体中人才能有所依托。在黑格尔看来，伦理实体的最初形态是家庭，在家庭中人们以情感为纽带，以利他为原则；家庭伦理实体破碎之后，人们就进入市民社会状态，市民社会是伦理实体的过渡形态，在市民社会中，人们各自独立，服从利益的利己原则，人们处于相互争斗的状态，市民社会于是就过渡到国家状态，国家是高度发展的伦理实体。在现实生活中，伦理实体有两种存在形式：一是以典型的伦理实体为主体的实体，其典型形式就是家庭和民族（国家）；二是与其他社会实体相统一、相渗透的实体，比如经济实体、政治实体，他们本身又是伦理实体。

当代道德哲学是以正义论压倒德性论形态而呈现的，正义论与德性论的冲突和纠结是当今道德哲学领域的焦点。正义论的本质是以"集合并列"的个体存在及其判断作为普遍的绝对价值，正义与否的结果取决于"市民社会"中个体利益的博弈；德性论强调伦理实体对个体的绝对意义。正义论在当代道德哲学中虽然声势浩大，但无法挽救当今道德的破碎局面。这与当今道德哲学领域伦理实体的退隐密切相关。伦理实体退隐的表现在伦理规律方面是"人伦关系向人际关系蜕变"[①]。"人伦关系"是以对人的实体性存在的肯定为前提的，强调的是人与实体的关系；而人际关系作为一个现代性的概念，是以个体的"原子式的存在"为前提的，强调的是个体的殊异与对立。在当今道德哲学和伦理生活中，人伦关系的退隐，人际关系的凸显，表征着对传统伦理生活中"天论""人伦"伦理规律的否定，与此同时，也表明与一种"市民社会"相适应的"人际"伦理规律的生成。这一变化从当今的婚姻伦理关系以及职业伦理关系中可见一斑。黑格尔在《法哲学原理》中界定了婚姻的本质。他认为婚姻本质上是一种伦理关系。他批评以前自然法学者从肉体上理解婚姻的观点，仅仅从自然属性方面来看待婚姻，他还批评了在

[①] 樊浩：《伦理道德的精神哲学形态》，中国社会科学出版社 2019 年版，第 90 页。

婚姻上的康德式的契约论观点，即把婚姻看成民事契约，并且还指出：仅仅建立在爱的基础上的婚姻也是应该唾弃的，最后他说："婚姻是具有法的意义的伦理性的爱，这样就可以消除爱中一切倏忽即逝的、反复无常的和赤裸裸的主观的因素。""婚姻的客观出发点则是当事人双双自愿同意组成为一个人，同意为那个统一体而抛弃自己自然的和单个的人格。"①黑格尔认为，婚姻是一个统一体，双双在婚姻中要抛弃自我、抛弃自己的自然，也就是要从家庭实体出发认识婚姻，而不能把婚姻仅看作两个独立的个人的私事。而当今人们对待婚姻的关系大多是看成男女两个人个体性之间的原子式关系，或者是两个人之间的"情感或爱的关系"，而不是把婚姻看成个体性存在与家庭实体的关系，这是当今婚姻不稳定的根源之所在。好像婚姻就是两个人之间的私人的事情，不去考虑与婚姻的第三相关者（子女等）的利益和命运，这就使婚姻关系逐渐丧失了社会性和伦理性，也就是说，家庭实体意识的丧失是家庭关系日趋脆弱的道德哲学根源。职业伦理关系也是如此。韦伯在《新教伦理与资本主义精神》一书中指出，新教伦理之所以催生了"资本主义精神"，与新教徒们对待职业观念密不可分，他们把世俗的职业看成"天职"，也就是"上帝交给的任务"。这种职业伦理观与传统职业观截然不同，"天职"以实体认同为根本目的，而职业仅仅被视为谋生的手段。在当今时代，人们对待劳动观念上，"天职"观念日趋退隐和消解，这标志着劳动伦理中价值的失落和实体意识的消失。婚姻和职业关系中伦理关系的变化，体现了当今伦理世界中的伦理规律由"人伦"向"人际"规律的转变。

当今，德性伦理精神向正义伦理精神的演变，正伴随着"伦理"的祛魅，"精神"的退隐，这是罗尔斯遭遇了麦金泰尔难题（谁之正义？何种合理性？），其根源在于"原子式探讨"的结果。黑格尔认为，考察伦理只有两种方式：一种是从"单一物与普遍物的统一"的实体出发，另一种是从原子式的个人出发。并且，黑格尔明确指出，后一种方式是"没精神"的。当

---

① [德] 黑格尔：《法哲学原理》，范扬、张企泰译，商务印书馆 2019 年版，第 201—202 页。

今伦理道德的现状则是伦理的式微，在"市民社会"中，人们正沦为"无精神的单子"。原来由"伦理"向"道德"的转换，就是由实体转向主体，即由外在的实体性（普遍性）向内在实体性（主体性）的运动。然而，由于市场逻辑打破了这一运动的规律。伦理实体的退隐，伦理和道德的分裂，这些都是当今正义论与德性论的冲突和紧张的主要根源，也是道德破碎的根源之所在。真正实现社会正义，必须重建伦理实体环境。构建伦理实体，从国家层面考虑，要适应市场经济的需要，逐步放开对人、财、物的权力性配置，转变为以市场配置为主，让企业参与市场竞争，优胜劣汰，在这个市场化、社会化的过程中，为了抑制人与人之间关系变成赤裸裸的金钱关系和人际关系的冷漠、个体的孤独与苦闷，就要使社会关系伦理化，成为伦理实体，比如健全社区组织，使其功能齐全，增进人们之间的交流、合作和情感沟通，使人们在社区里有"家"的感觉，人与人之间不是"道德的异乡人"。在企业、事业单位里，也要把单位建设成一个伦理的实体，而不是个人谋生的处所。加强领导与员工、员工与员工之间的情感交流和沟通，企业、事业单位不仅仅是一个追求效益的集体，要重视营造单位里人与人之间融洽的关系，重视员工心灵的提升和精神培育，增强单位员工的共同体精神和意识，使每个员工在单位里能够得到身心健康的成长，人与人之间增加合作、共同进步的机会，尽可能减少竞争的压力，这样的企业、事业单位才能给人一种满足感、获得感和存在感，企业、事业单位的凝聚力才能不断增强。就个人层面来说，个人生活态度也应实体化。所谓生活态度实体化，即对工作和生活的意义的领悟和追求。这主要体现在人自己对自己的伦理关系（己我关系）上。这种伦理关系的实体化主要体现在我们的日常工作中，要把做的每一件事都视作目的，而不是谋生的手段。工作之于人绝不仅仅意味着自己生存所必需，而且意味着人之为人的意义之所在。人的劳动具有创造性，体现着人的价值，无论从事什么工作，要从劳作之于人的存在的意义上去对待，把人与工作、生活看成一个不可分的实体，人投入地去生活，投入地去工作，淡泊一切名利，就如同孔子，三十而立，四十不惑，五十知天命，六十耳顺，七十从心所欲，不逾矩，一生发愤忘食，乐以忘忧，不知老之将至。以这样的态度对待生活和工作，才能避免生活中的单调和苦闷。总之，从实体出发，构建伦理实体的成德环境，为正义的成长提供肥沃的土壤，正义才能茁壮成长。

三、公正的思想文化建设

文化是一个民族生活的样法，民族的血脉，具有一定的继承性。人类文明创造了丰富多彩的灿烂文化，每个民族的文化中都蕴含丰富的公正思想文化，我们今天构建医疗公正的文化环境，不仅要继承我们民族的传统公正思想文化、革命文化中的公正思想，还要借鉴其他一切人类文明公正的思想文化。

1. 继承和创新传统文化中的公正思想

我国传统文化中蕴含丰富的公正思想资源，在第二章已经进行了深入的探讨，这些资源对今天我们构建医疗公正的思想文化环境具有重要意义，我们不能丢掉我们的传统文化。但如何对这些传统文化的公正思想达成价值共识，使其在新的历史条件下进行创造性的转化，是我们面临的时代课题。"周虽旧邦，其命维新"，改革求变，"苟日新，又日新，日日新"，这是中华民族的优秀传统。对待传统文化亦应如此。比如传统文化中强调"大道之行也，天下为公"。在当代我们要继承古人的这一思想就要在"立党为公、执政为民"上达成一致，汲取古人在这方面的营养，以滋养当今公正思想。再比如对于传统文化中提出的"均贫富"的思想，如何把这一思想与当下我们的共同富裕、共享发展理念联系起来，以达成价值共识。我们要深入分析古人"均贫富"的心理与当今人们的"仇富"心理，寻找消除负面影响的因素，把人们的积极性凝聚到共同发展上来，以史为鉴，吸取有益成分，对解决当今分配领域的不均衡问题有一定的积极意义；传统公正思想强调社会公正对帝王统治的重要性，主张"天下为公"是治国安邦的执政理念。还有孔子提出的"有教无类"的教育主张，对我们今天解决教育公平问题有何启发，等等，我们今天建设公正的文化环境，要从传统文化中汲取营养，因为这些优秀的传统文化是涵养公正价值的重要源泉，如果不能对传统文化的公正思想价值达成共识，丢掉传统文化中的这些公正思想，那我们今天的公正文化环境建设将成为无源之水、无本之木，很难奏效。所以，优秀传统文化中那些超越时空和阶级局限的思想资源，是我们今天建设公正思想文化的重要理论基础和思想渊源。在传统与现代之间架起一座桥梁，完成优秀传统文化的现代性转化，以达成对传统文化中公正思想的价值共识，是当今建设公正的文化环境的重要环节。

2. 弘扬革命文化和社会主义先进文化中的公正思想

中国共产党是中华优秀传统文化的继承者和弘扬者，在革命、建设和改革的历史进程中，中国共产党创造了革命文化和社会主义先进文化。习近平总书记在庆祝中国共产党成立95周年大会上的重要讲话中指出："在5000多年文明发展中孕育的中华优秀传统文化，在党和人民伟大斗争中孕育的革命文化和社会主义先进文化，积淀着中华民族最深层的精神追求，代表着中华民族独特的精神标识。"革命文化和社会主义先进文化都是中国特色社会主义文化的组成部分。革命文化萌芽于五四运动前后，发端于中国共产党成立以后蓬勃发展的伟大工人运动和农民运动，是在新民主主义革命、社会主义建设、改革开放的伟大实践中形成的优秀文化形态，其内涵丰富，意蕴深厚，根植于中华优秀传统文化的深厚土壤，继承了优秀传统文化的基因，凝聚成一系列的革命精神，如红船精神、井冈山精神、长征精神、延安精神、沂蒙精神、西柏坡精神等，这些精神鼓舞着无数的志士仁人为了正义而斗争，为了正义而献身。以革命文化为源头，在社会主义的伟大实践中，中国共产党又创造了以马克思列宁主义为指导、以社会主义核心价值体系为引领、以社会民主和谐为基础的社会主义先进文化。以社会主义核心价值观为引领的社会主义先进文化蕴含着公平正义的价值内涵。

弘扬革命文化和社会主义先进文化中的公正思想，要加强教育引导，使之内化于心。把革命文化和社会主义先进文化中内蕴着的正义精神引入各级各类学校教育之中，讲清楚这些正义精神的渊源和本质，教育、引导学生用正义的力量和真理的力量武装自己，为担当起中华民族伟大复兴的正义事业而奋斗。除了学校教育这个主要教育阵地之外，我们还要在家庭教育和社会教育中融入革命文化和社会主义先进文化中内蕴着的正义精神内容，使整个社会兴起扬正气、促和谐的新风尚。

弘扬革命文化和社会主义先进文化中的公正思想，要促进实践养成，使之外化于行。实践是人在改造客观世界过程中改造主观世界的活动。思想只有见之于行动，才能发挥作用，认识世界的最终目的是改造世界。要真正把革命文化和社会主义先进文化中的公正思想得以弘扬，就要在实践上、行动上下功夫。要把学习中得到的体会、感想和知识转化为自己的行动，学以致用，知行合一，做公正的事，进而做一个公正的人。

弘扬革命文化和社会主义先进文化中的公正思想，还要构建保障机制。科学的机制是能够长效推进革命文化和社会主义先进文化中公正思想得以弘扬的有力保障。首先，要加强历史文化遗产保护机制。文化遗产蕴含丰富的文化内涵，它们是历史文化的载体，包括物质文化遗产和非物质文化遗产，把具有公正蕴含的历史文化作为历史文化遗产加以保护，使之形成长效机制。其次，加强公正思想的教育机制。加强革命文化和社会主义先进文化中公正思想的教育，使之系统化、制度化、长久化，是弘扬革命文化和社会主义先进文化中的公正思想的重要保障。最后，要加强舆论传播与引导机制。弘扬革命文化和社会主义先进文化中的公正思想离不开舆论传播环境，舆论环境能够起到感染人的效果，对革命文化和社会主义先进文化中的公正思想典型加强舆论传播，能够起到良好的教育效果。要充分利用传统媒体和新媒体，坚持以传播手段和话语方式的创新，大力传播革命文化和社会主义先进文化中的公正思想，在舆论保障的基础上，要进一步引导人们对革命文化和社会主义先进文化中的公正思想本质内涵的理解，使人们自觉继承和弘扬革命文化和社会主义先进文化中的公正思想。

3. 借鉴人类文明一切优秀文化中的公正思想

公平正义是人类自古以来的价值追求，在人类文明的进程中，每个民族都为人类的文明进程作出了自己的贡献，都积累了关于公正的宝贵财富。在当今全球化开放的时代，加强文明互鉴，以开放的胸怀吸收人类文明的一切优秀成果，发展自己，以促进人类文明的持续发展，这是我们应有的情怀和担当。在公正文明思想方面，西方学者从古希腊苏格拉底、柏拉图以来就有大量的论述，积累了大量的学术资源和思想，文艺复兴、启蒙以来，又有无数的思想家、哲学家对正义价值进行了深入的阐释和论证，当代以罗尔斯的《正义论》展开的关于正义的讨论风靡全球，这些大量关于正义的资源，我们可以在正确理解的基础上，结合我们自己的实际，以马克思主义的眼光，运用马克思主义的立场、观点和方法，取其精华，去其糟粕，批判地加以借鉴。

第三节　医德环境的营造

医疗正义环境的营造除了外部环境之外，更重要的是医疗自身公正环境的营造，医疗自身环境的营造关键靠医德的培养，营造一个风清气正、充满人文关怀的医德环境，对于实现医疗公正十分重要。

一、传承中国传统医德文化精髓，弘扬医学人道主义精神

我国传统医学是在中国传统文化的环境里不断成长、壮大的，强调道德修养和伦理教化的儒家传统文化铸就了优良的医风医德，形成了我国传统医学人道主义精神。

医学与医德是分不开的，一部医学史也是一部医德史。我国古代医学在秦汉时期已取得了辉煌成就，在这辉煌成就之中凝结着我国古代医学的高尚情操，其中最主要的就是医学人道主义精神。所谓人道主义，是一种提倡关怀人、尊重人，以人为中心的世界观。与西方"人文主义"一词是相通的。"所谓人文主义，从原意讲，指的是文艺复兴时期借助于古典知识——主要是希腊哲学与艺术，来反驳经院哲学与神学，提倡人的个性发展与思想解放

的思潮，是一种与以神为本位的神本主义相对立、反对野蛮、愚昧与迷信的世界观。但现在，人文主义已泛化成一种强调人的地位与作用的世界观或意识形态。从这个意义上，中国传统文化尤其是儒家思想中蕴含着非常丰富的人文主义思想。"①可见，"人道主义"（或称"人文主义"）是14—16世纪欧洲文艺复兴时期的先进思想家，为了摆脱经院哲学和教会思想的束缚而提出来的。不过，医学人道主义思想并不是近代资产阶级提出的时髦口号，而是从人类有医学以后就已经提出来了，这是由医学本身的特点决定的。医学中的人道主义是几千年来医疗实践中形成的宝贵的医德传统。春秋战国时期，在我国古代哲学思想和伦理观念的影响下，随着经验医学的兴起，医学人道主义已经有了相当的发展，后来，这种思想一直被继承和发展，成为我国传统医德文化的精髓。

当前国内外形势正在发生着深刻的变化，当今世界正处在大发展大变革大调整时期。世界多极化、经济全球化深入发展，科技创新日新月异，国际金融危机影响深远，世界经济格局发生新变化，国际力量对比出现新态势，全球思想文化交流交融交锋日益频繁；我国国内正在经历着经济体制的深刻变革、社会结构的深刻变动、利益格局的深刻调整，人们的思想观念正在发生深刻的变化，价值观日趋多元化。在这一转型时期，我国传统医德文化受到严重冲击，当前，弘扬我国传统医学人道主义精神，在我国尤为重要。

中国传统医德根植于传统文化之中，尤其是儒家文化对我国传统医德的影响十分明显，自古有"医儒相通"之说。体现儒家人道主义精神的，主要是孔子的仁学思想。"仁"是儒家伦理思想的结晶，也是儒家医德的核心。它总的观点是"爱人，行善，慎独"。儒医称医学为"仁术"。"医乃仁术"，"仁者爱人"。这些医德精神的主要内容可以概括为以下几个方面。

1. 生命神圣、尊重和关爱生命思想。"仁术"要求医生重视人的生命，要以"无伤"为原则。孟子说："无伤也，是乃仁术。"（《孟子·梁

---

① 高亮华：《人文主义视野中的技术》，中国社会科学出版社1996年版，第2页。

惠王上》）《黄帝内经·素问》第二十五篇《宝命全形论》中指出："天覆地载，万物悉备，莫贵于人。"意思是说，天地之间，万物俱备，没有什么东西比人更宝贵。人命之贵，一失不可复得。所以，作为决定人之生死的医生，在诊治中必须认真负责，一丝不苟，绝不可粗枝大叶或敷衍塞责。为此，《素问》对医生行医做了严格要求：比如，由于病人的病情各不相同，各有所宜，要求医生"不知是者，不足以言诊，足以乱经"（《至真要大论》）。意思说，医生若不知道这些道理，就不能谈诊断，这样将足以扰乱经气。故《大要》曰："粗工嘻嘻，以为可知，言热未已，寒病复始，同气异形，迷诊乱经，此之谓也。"即庸医沾沾自喜，以为所有病症都已知道了，但一结合临证，他谈论热证尚未终了，寒病征象又开始显现出来了，他不懂得同是一气而所生病变不同，于是心中迷惑，诊断不清，扰乱了经气，就是这个意思。所以，医生在诊疗中不但要真正熟练地掌握四诊方法，而且必须情绪安定，精神专一，去除各种主观成见，以"虚静为宝"（《脉要精微论》）。那种"精神不专，志意不理"，马马虎虎，必然会造成各种失误。正如《征四失论》所指出的，医生之"所以不是全者，精神不专，志意不理，外内相失，故时疑殆"。这一段的意思是说，治病所以不能收到十全的疗效，是由于医生精神不能专一，志意不够条理，不能将外在的脉证和内在的病情综合起来分析判断，所以时常发生疑惑和危殆，而不能使病人痊愈。又指出："诊不知阴阳逆从之理，此治之一失矣。受师不卒，妄作杂术，谬言为道，更名自功，妄用砭石，后遗身咎，此治之二失也。不适贫富贵贱之居，坐之薄厚，形之寒温，不适饮食之宜，不别人之勇怯，不知比类，足以自乱，不足以自明，此治之三失也。诊病不问其始，忧患饮食之失节，起居之过度，或伤于毒，不先言此，卒持寸口，何病能中，妄言作名，为粗所穷，此治之四失也。"（《征四失论》）可见，这种种失误，都是由于学识浅薄，医术不精又喜欢谋功的不良品德和草率的行为所造成的。这种"粗工嘻嘻，以为可知"的现象，会造成"言热未已，寒病复始"（《至真要大论》）的不良后果，影响及时治疗。为了避免各种失误的发生，要求医生对生命负责，在诊疗过程中，不但要"谨察五脏六腑，一逆一从，阴阳表里雌雄之纪，藏之心意，合心于精，非其人勿教，非其真勿授，是谓得道"（《金匮真言论》）；还要"观人勇怯骨肉皮肤"（《经脉别论》），注意个性、体质以及地域气候的差异。坚持因人、因地、因时、因病制宜的整体诊治原则。反对千篇一律忽视个体特征的教条主义方法。此外，《素问》还特别强调了要注意内伤七情等社会心理因素对人体的影响。指出"虽不中邪，病从内生"（《疏五过论》），如果诊治病情不全面地注重这些精神因素，势必造成过错。然而，要想了解患者各方面情况，尤其是内心世界，掌握患者的心理特点和情绪变化，要比一般外感疾病困难得多，没有敏锐的眼光和耐心细致、认真负责的态度是很难观察出来的。这样，也就不能在用药上做到"适其所至""各司其属"，达到治病救人的目的。所以，作为一个真正珍重人命价值的医生，必须认真负责，一丝不苟，做到"比类奇恒从容知之"（《疏五过论》），"可玩往来，乃施于人"（《宝命全形论》）。不可粗工凶凶，草率从事。晋代杨泉在《物理论·论医》中指出："夫医者，非仁爱之士，不可托也，非聪明理达，不可任也，非廉洁淳良，不可信也。是以古之用医，必选名姓之后，其德能仁恕博爱。"这表明"仁爱""达理"是"医者"的必备条件。这说明，医学不是随便可以学好的，也不是随便什么人都可以当医生的，当有仁爱、同情之心和不忍人之心，才可以担当治病救人重任，"医乃仁术"是医学的基本原则。强调"苍生大医""仁爱之士"，"夫医者，非仁爱之士不可托也"。"凡大医治病，必当安神定志，无欲无求，先发大慈恻隐之心，誓愿普救含灵之苦。若有疾厄求救者，一心赴就。"这些思想都体现了医生对病人生命的尊重和关爱。

以孙思邈为代表的隋唐医生，以尊重人和爱护人的生命为崇高的医德目标，发展了传统的"生命神圣论"的医德学说。著名的《千金要方》一书的名称便源于"人命至重，有贵千金，一方济之，德谕于此"的记述。把生命神圣的医德学说与临床实践紧密结合起来，继承发展了医学人道主义传统，推动了医德的全面发展。在《千金要方》里，孙思邈还提出了医生应遵守的医德规范，如"精勤不倦，同情病人，一心赴救，临症省病，至精至微，品行端庄，不皎不昧，尊师重道，不骄不妒，普同一等，皆为至亲"等具体规范要求。明代医家龚廷贤在《万病回春·医家十要》中也将"仁心"列为第一要。龚廷贤恳切地对病家说："勿惜费，惜之何谓，请问君家，命财孰贵？"告诫病人珍惜自己的生命，就会积极配合医家治病，调节生活、调养性情，促进疾病的治愈。医者在治病之先，要"先发大慈恻隐之心，誓愿普救含灵之苦"，有病人求助时，当"一心赴救"。这些都反映了要求医家对人、对生命要具有高度的仁爱精神。

对生命的关爱，必须以精湛的医术为支撑。因此，历代医家都十分重视把"精术"作为"仁爱生命"的基础。孙思邈在《千金要方》中，开卷即说医学乃"至精至微之事"，"故学者必须博极医源，精勤不倦"。为了强调医术学识的重要性，很多医家都指出医学这一"生生之具"，如果没有术、没有学，就会变成"杀人之具"。清代王世雄在《回春录》中说道："医者，生人之术也，医而无术，则不足生人。"他认为一个医生若无精良的医术，即使仁心厚重，也毫无用处，不能救人于病危之中。同时代的吴楚进一步讲："医以生人，亦以杀人，夫医所以生人也，而何以亦杀人。惟学则能生人，不学则适足杀人。盖不学则无以广其识，不学则无以明其理，不学则不能得其精，不学则不能通其权、达其变，不学则不能正其讹、去其弊。如是则冒昧从事，其不至杀人也，凡希矣。"[1]因此，医家痛斥那些不学无术的"庸医"危害甚大。正是基于医术学识的重要性，古代医家认为行医不仅要学而有术，还必须精益求精。清代程钟龄在《医学心悟》中写出"医中百误歌"，运用歌谣的语言形式，总结了在诊治过程中医疗技术运用的各种不精准的表现，比如"失时宜""不明经""药不中""伐无过"等，并且分别说明了这些误差怎样矫正，以方便同道中人记取和纠正自己的不当诊治技术，体现出古代医家精进医术的要求。

---

① 吴楚：《吴氏医话二则》，上海科学技术出版社1993年版，第2页。

当然，传统"生命神圣"的医德观点，也明显受到宗教思想的消极影响。如《大医精诚》中说："自古明贤治病，多用生命以济危急，虽曰贱畜贵人，至于爱命，人畜一也。损彼益己，物情同患，况于人乎？夫杀生求生，去生更远，吾今此方所以不用生命为药者，良由此也。其虻虫水蛭之属，市有先死者，则市而用之，不在此例。只如鸡卵一物，以其混沌未分，必有大段要急之处，不得已隐忍而用之，能不用者，斯为大哲，亦所不及也。"这段话的意思是说，自古以来，有名的医生治病，多数都用活物来救治危急的病人，虽然说人们认为畜牲是低贱的，而认为人是高贵的，但说到爱惜生命，人和畜牲都是一样的。损害别个有利自己，是生物之情共同憎恶的，何况是人呢！杀害畜牲的生命来求得保全人的生命，那么，离"生"的道义就更远了。我这些方子不用活物做药的原因，确实就在这里！其中虻虫、水蛭这一类药，市上有已经死了的，就买来用它，不在此例。只是像鸡蛋这样的东西，因为它还处在成形前的状态，一定遇到紧急情况，不得已而忍痛用它。能不用活物的人，才是能识见超越寻常的人，也是我比不上的。这种观念就使"生命神圣论"走向极端。这种生命神圣绝对化的观点，对医学和医德的健康发展，又产生了消极的影响，对此，我们要批判地加以看待。

2. 生命平等、平等对待病人思想。传统医德史中许多医德高尚的医生，如张仲景、华佗、孙思邈等，他们开创了我国医疗史上的平等观念，他们以救人活命为己任，以仁爱救人为准则，给人治病，只是认真平等对待所有的病人，不因病人身份不同而有所区别，以这些理念指导自己的医疗实践活动。张仲景在《伤寒杂病论·自序》中所讲的"爱人知人"的精神，就是"仁爱救人"的精神。在医疗实践中，他竭诚为群众治病，反对那种"孜孜汲汲，唯名利是务"的不良风气。治病不分贵贱，"上以疗君臣之疾，下以救贫贱之厄"。东汉时期著名的医生郭玉，在医疗平等观上走得更远，他对贫贱奴仆的病总是竭心尽力诊疗，效果也很好。但对达官贵人看病的效果就不那么好，甚至"是或不愈"。有的贵人为了看好病，就故意穿上破旧的衣服找郭玉治疗，果然"一针即愈"。后来皇帝就问郭玉：为什么你给贫贱之人治病效果好，而给富贵之人治病的效果差呢？郭玉回答说：治病是非常细致微妙的事情，要求医生全神贯注，心领神会，不能有丝毫差错，否则就会事与愿违。那些达官贵人盛气凌人，使我之心恐惧不安，给他们看病有四个难处：第一，那些人自以为是，自作主张，而不听从我的治疗和医嘱；第二，他们骄奢淫逸，起居饮食不能节制；第三，他们体质不强，使医生不好下药；第四，他们好逸恶劳，不能坚持锻炼。郭玉的话反映了一个正直的医生在封建特权社会处理好医患关系之艰难。孙思邈不仅提出了"精勤不倦，同情病人，一心赴救，临症省病，至精至微，品行端庄，不皎不昧，尊师重道，不骄不妒"的对医生的具体规范要求，还提出了医疗平等的思想。他在《千金要方》中指出："凡大医治病，必当安神定志，无欲无求，先发大慈恻隐之心，誓愿普救含灵之苦。若有疾厄来求救者，不得问其贵贱贫富，长幼妍蚩，怨亲善友，华夷愚智，普同一等，皆如至亲之想；亦不得瞻前顾后，自虑吉凶，护惜身命。"意思是说，凡是品德医术俱优的医生治病，一定要安定神志，无欲念，无要求，首先表现出慈悲同情之心，决心拯救人类的痛苦。如果有患病苦来求医生救治的，不管他贵贱贫富，老幼美丑，是仇人还是亲近的人，是交往密切的还是一般的朋友，是汉族还是少数民族，是愚笨的人还是聪明的人，一律同样看待，都存有对待最亲近的人一样的想法。也不能瞻前顾后，考虑自身的利弊得失，爱惜自己的身家性命。所以，医生对待病人，不管是贫富贵贱，一律平等，都要"见彼苦恼，若己有之，深心凄怆，勿避艰险、昼夜、寒暑、饥渴、疲劳，一心赴救，无作功夫形迹之心，如此可为苍生大医。反此则是含灵巨贼……其有患疮痍、下痢，臭秽不可瞻视，人所恶见者，但发惭愧凄怜忧恤之意，不得起一念蒂芥之心，是吾之志也"（《千金要方》）。意即看见对方因疾病而苦恼，就要像自己有病一样体贴他，从内心对病人有同情感，不要躲避艰险，无论是白天还是黑夜，寒冷或暑热，饥渴或疲劳，要一心一意地去救治他，不要装模作样，心里另有想法，嘴里借故推托。做到这些，就可以成为百姓的好医生。若与此相反，就于人民无益而有大害……有人患疮疡、泻痢，污臭不堪入目的，甚至别人都很厌恶看的，医生必须从内心同情、体贴病人，不能产生一点别的念头，这就是我的心愿啊。也就是说，一个道德高尚的医生对待病人，都要以同情之心、体贴之心，都要平等对待之。平等对待病人，首先是贫富平等，宋代《小儿卫生总微论方》中就有"贫富用心皆一，贵贱使药无别"的规范，这是一视同仁的主要表现。其次表现为身份平等，医家所面对的患者包括各种身份，但是在诊治疾病的事情上，古代医家能够自觉避免身份歧视的弊病，主要是坚定地恪守平等相待、以礼相待，自觉遵守一视同仁的原则。

3. 严谨治学、认真负责的精神。因为"医药为用，性命所系"，医生责任重大，要对病人负责，必须治学严谨，勤奋钻研。扁鹊、张仲景、华佗、孙思邈、李时珍等名医堪称这方面的典范。在古代做医科学生是经过十分严格的挑选的，必须品德高尚，热爱医学专业，并且聪明好学，方可被选中。长桑君收扁鹊为徒，乃是经过"出入十余年"的观察了解，知道"扁鹊非常人"，才把全部秘方传授给他。东汉著名医学家张仲景十分关心人民疾苦，无比热爱医学。东汉末年，战争频繁，疫病流行，死亡枕藉。到处是"白骨露于野，千里无鸡鸣"的惨状。张仲景的家族原有200多口人，自建安元年（196）起，不到10年的时间，就有三分之二的人生病死去。其中70%死于伤寒病（外感发热病）。于是张仲景立志潜心研究医学，"寻求古训，博采众方"，结合自己丰富的临床经验，撰著了《伤寒杂病论》这部不朽名著，总计16卷，对中外医学史产生深远影响。张仲景还强调治病要严肃认真，一丝不苟，反对"按寸不及尺，握手不及足"，"相对斯须，便处汤药"的草率医疗作风。唐代著名的医学家孙思邈是集古代医德之大成的光辉典范，他勤奋好学，是一位功垂百世、德著千秋的苍生大医。他从小就立志于医学事业，从基础理论到临床医学，从药物方剂学到养生学，他都全面进行了研究。他从小多病，经常求医治疗，所花费用极多，以致搞得倾家荡产。因此从少年时起就酷爱医学，直到白发苍苍的垂暮之年，仍然手不释卷地学习。"一事长于己者，不远千里，伏膺取决。"只要听说其他医生有某种长处，就立即恭恭敬敬地前去学习，心悦诚服地聆听别人的指教。他所撰著的《千金要方》《千金翼方》各30卷，更是传之不朽的医学名著。东汉末年另一位名医华佗刻苦学习，精心钻研医学，发明了麻沸散，并成功将它用于外科手术，这不仅在我国医学史上是空前的，在世界麻醉史和外科手术史上也是惊人的。华佗不仅学识渊博，医技精湛，而且品德高尚，朝廷多次征召他做官，他都坚辞不受，乐于在民间行医，后来被曹操聘为侍医，但由于华佗厌恶为封建统治者服务，便托辞请假，毅然返回家乡当民间医生。不料此举却激怒了曹操，终遭杀害。明代著名医生李时珍，治学严谨，医技精湛，是一位"既智且仁"的伟大医药学家。他毕生醉心于本草学的研究，鉴于历代诸家本草讹误和缺漏太多，便立志纂修一部新的本草。他深知药物学关系着人的生命与健康，绝不可等闲视之，便千方百计地谋求所收集药物知识的准确可靠，尽一切努力提高药物学的科学水平。因此，"搜罗百氏，采访四方"，勇于实践，虚心请教，经过30年的辛勤奋斗，终于编成《本草纲目》这部巨著。这部著作被达尔文誉为"中国古代的百科全书"，李时珍学问渊博，医德高尚，深受人们爱戴。正如郭沫若在蕲州李时珍墓碑上的题词所说："医中之圣，集中国药学之大成，《本草纲目》乃一八九二种药物说明，广罗博采，曾费三十年之殚精，造福生民，使多少人延年活命！伟哉夫子，将随民族生命永生。"[①]像李时珍这样严谨治学、认真负责的伟大医学家在中国医德史上是一颗璀璨的明珠，闪烁着耀眼的光芒，像一座灯塔，照耀着中国医界前行的方向。

4. 重义轻利思想。医生职业的本性要求从医者要淡泊名利，以救人生命为重。自古以来，医生职业中重义轻利的思想绵亘流长。汉代张仲景在《伤寒杂病论·序》中对追求名利的社会风气进行了猛烈的抨击，"怪当今居世之士，曾不留神医药，精究方术……但竞逐荣势，企踵权豪，孜孜汲汲，唯

---

① 周一谋：《历代名医论医德》，湖南科学技术出版社1983年版，第186页。

名利是务"。三国时期名医董奉看病不要钱的事迹更是传为佳话。据记载，董奉在庐山行医时，从不索取诊金，看好一个重病，让患家给栽五棵杏树；看好一个轻病，只须栽一棵杏树。每天门庭若市，前来看病的人很多，几年间，杏树翁郁成林，竟有十万株之多。待到杏子黄熟时，董奉又将杏子变卖换成粮食，专门赈济贫苦人民及旅行在外而有经济困难的人。这就是有名的"杏林佳话"，一直成为医学界的美谈。后人感谢医生治病时，常以"杏林春暖"之类作为赞美之词。因此"杏林"也就成了医学界的代称。唐代孙思邈撰写的《千金要方》不仅是一部内容丰富的临床医学专著，而且是我国医学史上最早全面系统地论述医德的著作。《大医精诚》《大医习业》两篇全面论述了医生的品质、专业学习、对病人的态度、与同道的关系等方面的医德准则，集中反映了中医学的医德思想。指出学医的人首先要具有仁爱的"大慈恻隐之心""好生之德"，要清廉正直，不得追求名利，对病人要"普同一等"，"一心赴救"，认真负责，不得浮夸自己诋毁别人。医生须以解除病人痛苦为唯一职责，其他则"无欲无求"，不慕名利。孙思邈在《千金要方》中还提出："医人不得恃己所长，专心经略财物，但作救苦之心，于冥运道中，自感多福者耳。又不得以彼富贵，处以珍贵之药，令彼难求，自炫功能，谅非忠恕之道。志存救济，故亦曲碎论之，学者不可耻言之鄙俚也！"即是说，医生不能依仗自己的专长一心谋取财物，只要存有救济别人痛苦的想法，（积下阴德）到阴曹地府之中，自会感到是多福的人了。还有，不能因为别人有钱有地位，就任意给他开珍贵的药物，让他难以找到，来炫耀自己的技能，这确实不符合儒家的忠恕之道。我志在救护帮助世人，所以琐碎地谈论了这些。学医的人不能因为我说得粗俗而感到耻辱。孙思邈既是一个具有丰富临床经验的医生，又是一个精通诸子百家、知识渊博的学者。隋、唐统治者曾屡次请他出来做官，都遭到他的拒绝。隋文帝请他当国子博士，他托病不起。唐太宗即位，召他到京都咨询，授以爵位，他坚决拒绝。高宗时，他已年逾九十，请他做谏议大夫，又遭拒绝。674年，孙思邈以老病乞归故里，但对前来求医的病人，他从未拒绝。

明代的陈实功在他所著的《外科正宗》一书中，以"医家五戒十要"的形式，对中国古代医学传统的医德规范作了总结，给医生制定了具体的道德责任规范，要求医生要"今之明医，心存仁义"，"治病既愈，亦医家分内事也"等。《五戒十要》得到世界许多伦理学知名人士的推崇和高度评价。1985年由美国乔治顿大学主编、西方众多著名学者参加撰写的《生物伦理学大百科全书》，提出了世界上最早的一部医学道德法典是产生在中国，《五戒十要》被认为是目前世界上最早成文的医学道德法典。这部法典的"第七要"即是："贫穷之家，及游食僧道衙门差役人等，凡来看病，不可要他药钱，只当奉药。再遇贫难者，当最力微赠，方为仁术。不然有药而无火食者，命亦难保也。"①这反映出传统医德甚至提出对穷困患者应该尽力帮扶的要求，从经济上帮扶病人显然超出了医者的分内责任，彰显了古代医家重义轻利的价值观。明代著名医家、医学教育家李梴在《医学入门·习医规格》里面提出："治病既愈，亦医家分内事也。纵守清素，借此治生，亦不可过取重索，但当听其所酬。如病家赤贫，一毫不取，尤见其仁且廉也。盖人不能报，天必报之。如是而立心，而术有不明不行者哉！"李梴这里提出了"听其所酬"医家取酬的方法。行医既是一种解救他人疾苦的途径，也是一种谋生的手段。因此，行医过程中不可避免地会涉及医家取酬之事。"听其所酬"的取酬方式反映出古代医家不避酬的现实态度和不图利的高尚风格。古代医家认为行医图利是学医的大忌，有违医道。明代寇平在《全幼心鉴》中说道："千钟之禄不可费其志，万钟之贵不可损其心，不为其财而损其德，不为其利而损其仁。"清代徐廷祚在《医粹精言》中指出："欲救人学医则可，欲谋利而学医则不可。"这里道出了医学的本性——以治病救人为目的，不可以谋利为业。

因为中国传统医学是在中国儒家传统文化之中成长、发展的，医学的这种重义轻利思想深受儒家重义轻利思想的影响。孔子云："君子喻于义，小

---

① 陈实功：《外科正宗》，中医古籍出版社 1999 年版，第 290 页。

人喻于利。"（《论语·里仁》）"君子怀德，小人怀土。"（《论语·里仁》）可见，孔子思想中，义是衡量君子与小人的一个核心概念。孟子也谈到"仁，人心也；义，人路也"（《孟子·告子上》）。"子曰：'……不义而富且贵，于我如浮云。'"（《论语·述而》）可见儒家有很强的重义轻利思想。在处理义利关系时，把义作为第一位的必须坚持的。儒家重义思想，其理论直接根据即其"仁"的学说。仁，《说文》释："亲也，从人从二。"由此释义可知，仁学本身就是处理人与人关系，所以有人说：仁学即是人学。《论语》中，"仁"字出现了109次之多。仁是孔子哲学的最高范畴，又是伦理道德准则。何谓"仁"？颜渊问仁。子曰："克己复礼为仁。一日克己复礼，天下归仁焉。为仁由己，而由人乎哉？"（《论语·颜渊》）樊迟问仁。子曰："爱人。"（《论语·颜渊》）《论语》中的这两句话，基本上说出了孔子仁学的内涵，仁的学说是儒家思想的核心。儒家要求人们要舍生取义，见义忘利，这一思想对后世影响很大。汉儒董仲舒谓："正其谊不谋其利，明其道不计其功。"宋代理学家朱熹也曾言"君臣有义"（《白鹿洞书院学规》）。由兄弟关系引申为君臣关系，当是对义的概念的一个极大的发挥。君臣都当按照"义"的标准来规范自己的行为，否则便称不上明君贤臣，国无明君，朝无贤臣则国必倾颓。当然历代王朝，特别是王朝晚期，都会有物欲横流，"君非君，臣非臣"的情状。雄才之君、有识之士也都会努力处理好这样一种关系，不让私利的求取过分逾越义的规范。士阶层有时甚至是在一个岌岌可危的边缘，坚守着"君臣有义"的训诫。在这一思想的影响下，许多士大夫阶层人士深知肩负国家利益之重任，在国家利益处于危难之际，不顾个人安危，把自己利益置之度外，如林则徐"苟利国家生死以，岂因祸福避趋之"。儒家的重义轻利思想影响着当时社会政治、经济、文化等各个领域，医学的重义轻利思想就是其中之一。

可见，深受儒家仁学思想影响的传统医学是人文主导型的医学，具有丰富的人文精神资源。蕴藏在古代医学人文宝库里的"尊生、爱人、平等待人、重义轻利"等人文精神，值得当今医务工作者借鉴、继承和弘扬。另外，传统医学中还有十分重视医疗实践的伦理价值，强调医疗活动以病人而不是以疾病为中心，把病人视为一个整体的人而不是损伤的机器，在诊断治疗过程中贯穿尊重病人、关怀病人的思想，这些宝贵的医学人文精神遗产在现代社会闪耀着光芒，我们要深入挖掘、传承，使之发扬光大。我们应该把它们创造性地应用在当今的医学人文教育中，使培养的医学人才有基本的人文价值取向和"病人利益至上"的理想人格。

二、吸取西方医学人文主义思想精华，结合我国实际，使之在中国生根

"人文主义"一词源于西方，其含义多变，在不同的时代、不同的地方和不同的人那里，人们对它的理解都各不相同。阿伦·布洛克在《西方人文主义传统》一书中按照西方人文主义在历史上的发展特征，将人文主义传统分为文艺复兴时期、启蒙运动时期、19 世纪、20 世纪几个阶段，并以时间为契入点，从历史的宏观角度，广泛地论及哲学、政治、经济、艺术等领域内的人文主义传统。在布洛克看来，人文主义是人们看待人和宇宙的一种思想模式。他认为，西方思想有三种不同模式看待人和宇宙。第一种模式是超自然的，即超越宇宙的模式，集焦点于上帝，把人看成是神的创造的一部分。第二种模式是自然的，即科学的模式，集焦点于自然，把人看成是自然秩序的一部分，像其他有机体一样。第三种模式是人文主义的模式，集焦点于人，以人的经验作为人对自己、对上帝、对自然了解的出发点。尽管人们对"人文主义"一词的理解不尽相同，但从最宽泛的意义层面上看，人文主义是指"尊重人，关心人，以人为中心，为人的生存、发展和幸福操心"。

人文主义自14世纪在欧洲文艺复兴时期兴起以后，一直是西方思想史发展的一条主线。它的源头可以追溯到古希腊的泰勒斯，被誉为西方"哲学之父"的泰勒斯，提出了"万物皆由水生成"的观点，创立了朴素的唯物主义世界观。这些希腊早期的自然哲学家，用自己的头脑去探索自然的奥秘，改

变了人们依赖传统宗教解释自然现象的思维方式，这是古希腊人开始具有自主意识的体现，标志着古代西方人的精神觉醒。公元前5世纪，古希腊智者学派的代表人物普罗泰格拉提出"人是万物的尺度，是存在的事物的尺度，也是不存在的事物的尺度"，以人的尺度而不是神的意志来判定一切事物，这就特别凸显了人的价值，树立了人的尊严和权威。这一思想体现了古希腊文化人文主义的本质，是西方人文主义精神的最初体现。苏格拉底呼吁"认识你自己"，这一呼吁，开启了从关注自然转向关注人本身研究的先河，正像西塞罗所说，他把哲学从天上带到了地上。苏格拉底关注的中心问题是个人品德的完善和人的道德所能达到的最高境界。他认为：人是宇宙的中心，理性是人的中心，而道德应当是人生追求的中心目的。这些思想成为希腊人文主义的思想源泉。到了文艺复兴时期，随着人文学科的滥觞，人文主义一词正式出现在西方的历史舞台上。当时的人文主义者（教师、学者、艺术家）针对当时神学禁欲主义以神为中心、蔑视人的存在、贬低人的现世生活的幸福和意义现状，提出了以人为中心，以追求人的现世生活为目标，尽情讴歌人性、贬低神性、提高人的地位。他们在反对愚昧、迷信与宗教的过程中发现了人，用人对抗神，宣称一切都是为了人，一切都是为了人的幸福，把人从宗教的禁锢中解放出来。文艺复兴是一个伟大的时代，是一个需要巨人而且产生巨人的时代。如文学方面的莎士比亚、塞万提斯、拉伯雷等，自然科学方面的伽利略、哥白尼等，他们为后人留下了经典。意大利画家达·芬奇的《蒙娜丽莎》，淡淡的一笑拉开了人与神之间的那层面纱，冲淡了中世纪民众对神的无限着迷，展现了人的自然天性。但丁在《神曲》里留下了"走你的路，让人们去说吧"的经典名言，彼得拉克说："我自己是凡人，我只要凡人的幸福。"莎士比亚在《哈姆雷特》里留下了脍炙人口的篇章："人类是多么美妙的杰作，它拥有者崇高的理智，也有无限的能力和优美可亲的仪表。其举止就如天使，灵性可媲神仙。它是天之骄子，也是万物之灵。"文艺复兴时期的思想家们提出的这些新思想产生了巨大的精神力量，正像布洛克所指出："它所代表的思想，它对人的经验的价值和中心地位——用今天流行的拉丁原文来说，即人的尊严——的坚持，力量是太大了，它们一旦被恢复和重新提出，就无法加以永远的压制。"①文艺复兴冲破了基督教神学的束缚，使人们开始更多地关注人和人生活的世界，使天主教的权威受到挑战，其主张为创造现世幸福而奋斗的精神，为后来启蒙思想的出现打下了基础。发生在17—18世纪的启蒙运动是继文艺复兴之后的西方人文主义思想发展的继续。这是一次资产阶级的思想解放运动，它的目的是反对封建统治，反对作为封建统治精神支柱的宗教神学的束缚，这场运动是在思想领域里展开的，它的一个基本要求就是讲人从封建的政治压迫和思想禁锢中解放出来，让人真正成为自由平等的人，成为社会的中心和历史的主人。他们认为封建专制扼杀了人的自由，阻碍了社会的进步，他们要求尊重人、了解人，呼唤人性的回归。他们在对人性进行论证的基础上，提出了自由、平等、博爱的人权概念并要求建立符合人性发展的民主政治制度。孟德斯鸠、伏尔泰、卢梭、康德等启蒙思想家的观点，概括启蒙运动对人文主义思想的发展，把人文主义思想提升到一个新阶段。孟德斯鸠的代表作《论法的精神》，提出了著名的三权分立学说，这个学说后来成为资产阶级政治制度的基本原则。 伏尔泰强烈反对天主教会，称教皇是"两足禽兽"。他是法国启蒙运动的领袖，他的思想对18世纪的欧洲产生了巨大影响。后人评论说："18世纪是伏尔泰的世纪。"卢梭阐述"天赋人权"的学说，提出"人民主义"的口号，主张创立民主共和国，其代表作是《社会契约论》。康德在《道德形而上学的基础》一书中，提出"人不是他人的工具，而是自身的目的"。康德是近代西方哲学史上划时代的哲学家，他的三大批判哲学思想开辟了主体性哲学的新时代，最终确立了人类的主体地位。启蒙运动以来，人文主义继续以不同的形态向前发展着，从原来的反基督教倾向人文主义演变为自由主义、浪漫主义等，这是社会发展的不同需求，同时也是时代赋予它

---

① ［英］阿伦·布洛克：《西方人文主义传统》，董乐山译，生活·读书·新知三联书店出版社1997年版，第67页。

的不同内涵。人文主义发展绵延不断的原因在于其精神气质的可贵。无论在任何时代，人文主义总是结合时代的发展、以人为出发点考虑解决人类面临的生存和发展问题，提升人的地位，尊重人的价值和尊严，其意蕴深远。在当今世界提倡人文关怀的大氛围下，以人为本，注重人的价值、尊严，开发人的潜在力，从思想上重视人。时代将会赋予它全新内涵。

扎根于西方人文主义传统的西方医学，其医学人文精神源远流长。西方最早论述医德的是被称为"医学之父"的古希腊医学家希波克拉底（约前460—前377），他的思想体现在《希波克拉底全集》中，其中收入了《誓言》《原则》《操行论》等医学伦理学文献。尤其是《希波克拉底誓言》集中反映了这一时期希腊医学人文主义思想。《誓言》提出了医生应遵循的基本道德规范，希波克拉底就把治病救人作为医生的首要品德，他在其誓言中指出："我愿尽余之能力与判断力所及，遵守为病家谋利益之信条，并检束一切堕落和害人行为，我不得将危害药品给与他人，并不作该项之指导，虽有人请求亦必不与之。""无论至于何处，遇男或女，贵人及奴婢，我之唯一目的，为病家谋幸福，并检点吾身，不作各种害人及恶劣行为，尤不作诱奸之事。凡我所见所闻，无论有无业务关系，我认为应守秘密者，我愿保守秘密。"可见，"为病人谋利益"就是希波克拉底提出的首要的医德准则。他说，作为医生必须要有高尚的职业道德，对病人应尽力而为，公正，不伤害病人。要像对待父母一样对待授业老师，"凡授我艺者，敬之如父母，作为终身同业伴侣，彼有急需，我接济之。视彼儿女，犹我兄弟，如欲受业，当免费并无条件传授之"。他还强调"神圣的事业只能传授给神圣的人，对那些踏入这个科学而亵渎这个职业的人，传授医学这门知识是不道德的"。他还指出"医术是一切技术中最美和最高尚的"，要求"医生应当具有优秀哲学家的一切品质：利他主义，热心、谦虚、高贵的外表，严肃、冷静的判断；沉着、果断，纯洁的生活，俭朴的习惯；对生活有用而必要的知识，据弃恶习，无猜忌心，对神的信仰"，"医生的行为应当诚实、为人应当温和容忍。医生的动作不得冲动，也不可轻率，需保持镇静，态度要和蔼，永远不应当发脾气，也不应当太放荡"①。在《论医师》中，希波克拉底对医师的行为举止、穿着打扮等做了详细的描述，成为《誓言》的重要注解和补充。同时，希波克拉底强调经验与理智的结合，认为医务人员应当"既是肉体的医师，也是灵魂的医师"②。此外，古罗马对医学道德也在很早就提出要求，533年制定的法典中就有劝告业医者对富贵者不能阿谀献媚，应将救治贫民视为乐事等内容。1948年，世界医协大会对《希波克拉底誓言》加以修改，定名为《日内瓦宣言》。后来又通过决议，把它作为国际医务道德规范。在古希腊罗马时期，医学人文主义在除了集中体现在《希波克拉底誓言》里之外，罗马也有所体现，比如罗马著名医生盖伦提出"作为医生，不可能一方面赚钱，一方面从事伟大的艺术——医学"。到了文艺复兴时期，医学人文主义也得到了极大发展，希波克拉底与盖伦的著作被重新发现和解释，特别是《希波克拉底誓言》被重新发现。文艺复兴使工匠传统与哲学传统再度结合，"寻找医学方面的抄本乃是一种医学研究。人文主义者和科学家常常走着同一条道路"③。在文艺复兴运动的推动下，"医学取得了科学的地位并且立即置身于摆脱了神职人员控制的大学继任者的主导之下"④。这个时期的文学人文主义、科学人文主义以及医学人文主义均有着共同的精神气质，表现在其探索精神、求真精神和世俗精神。⑤所谓探索精神，在医学领域，当时主要表现为：在文艺复兴对人性的肯定思想激励下，人们为了解自身和大自然的奥秘，为了满足好奇心和追求生活的改善，走进大自然去发现、去寻找、去探索，或者为了寻找一卷稀有的古代抄本，或者是为了获得一件稀罕的动

① 王成菊、张多来：《医学伦理学》，国防科技大学出版社2000年版，第22—27页。

② ［古希腊］希波克拉底：《希波克拉底文集》，赵洪钧、武鹏译，中国中医药出版社2007年版，第138页。

③ ［美］萨顿：《文艺复兴时期的科学观》（上），郑诚、郑方磊、袁媛译，上海交通大学出版社2007年版，第6页。

④ Gordon B.L.*Medieval and Renaissance Medicine*，Peter Owen，1959，p.312.

⑤ 李振良、孟建伟：《技术与美德之间：西方医学人道主义思想渊源》，《医学与哲学》2013年第10期，第3页。

植物标本。丹麦的人文学家彼德·泽伦森（Petrus Severinus）在他的巨著《医学哲学理念》中鼓动人们摒弃一切成见，走向自然寻求真正的知识。正是基于这种探索精神的激励，探索人体的奥秘与探索自然的秘密一样受到人们的推崇。所谓的求真精神，即医学家追求真理的精神。医学中的世俗精神是指医学家们从世界的机械性和物质性解释自然和疾病，使医学科学活动去除了宗教传统的干预从而使医学迅速科学化和世俗化。

西方医学人文思想的发展历史进程中，还有一位作出重要贡献的、在医学伦理学方面堪称里程碑式的人物——托马斯·帕茨瓦尔（Thomas Percival）。1740年9月29日，帕茨瓦尔生于英国兰开夏郡瓦灵顿镇的一个医学世家。他3岁丧父，青少年时期曾在瓦灵顿学院和爱丁堡大学学习，并于1765年获得荷兰莱登大学的医学学位。毕业后在瓦灵顿开始执业行医，1767年移居曼彻斯特。帕茨瓦尔作为一名医生，具有杰出的职业天赋和道德责任感，并在当时的哲学和宗教领域享有很高的声誉。1781年，他创设以他为核心的曼彻斯特文学与哲学学会，并长期担任主席。1785年，他帮助建立曼彻斯特学院，并在1793—1800年担任主席。此外，他还是曼彻斯特健康委员会、美国哲学学会、爱丁堡皇家学会和伦敦医学学会的会员。1804年10月30日，帕茨瓦尔逝世于曼彻斯特。他的著作在三年后由他的儿子结集成册（四册）出版。[1]他在1803年出版了《医学伦理学》一书，这本书是第一部以"医学伦理学"为名称的著作，被认为是医学伦理学起源的标志。在这部书的开篇，帕茨瓦尔首先谈到医生维护医院秩序和医学尊严的义务："医院中的内科医生和外科医生应当使患者对于医学事务产生一种适当的印象。医生要关注患者的舒适、健康和生活，这源于患者对其技能、专注与尽职的信任。医生也应当考虑自身的行为举止，应当温和而沉稳，俯就而权威，如此来激发病人感恩、尊敬和信任的观念。"[2]这就要求医生要靠自己的技能和对病人的体贴和

---

① 刘月树：《托马斯·帕茨瓦尔的医学伦理思想》，《医学与哲学》2013年第10期，第9页。
② Percival T., *Medical Ethics*, Manchester：S. Russell, 1803, p.9.

关心来赢得病人的信任，这一思想对当今医患信任关系的重建具有深远的意义。帕茨瓦尔还主张医生在实践中应当认真考虑患者的感受和情绪："在某些特定的情况下，病人的感受和情绪需要被了解和关注，如同关注他们的疾病的症状一样。"[①]关注病人的心理感受，不仅要关注病人患了什么病，更要关注患了病的人，这样才能更好地使疾病得到治愈，这才是做一个合格的医生的标准，病人更需要关怀和体贴，病患之间的合作只有充分体现人文关怀的关系建立起来之后才可能产生。这是医患关系的真谛。帕茨瓦尔还特别强调：医生不能靠其权威压制病人，即使在患者有不正确的观念的情况下，因为如果医生那样做，尽管患者可能会因此而沉默，但是"在他们的头脑中还会有着秘密和强烈的思想，产生出恐惧、焦虑和警惕"[②]。因此，医生不能粗暴地对待患者，而要给予充分的尊重。在临床实践中，帕茨瓦尔要求医生应当尽可能地让患者充满希望，给患者带来生存的勇气。他说："医生应当是为病人带来希望和舒适的人，热情地对待临终病人萎靡的精神，重燃其对生命的渴望，抵抗疾病的消极影响……"[③]这些思想充分体现了帕茨瓦尔的以"尊重"为本质的医学人文主义的精神。另外，帕茨瓦尔在《医学伦理学》一书中，还提出了医生收费应当遵循的一定原则。他指出，医生收费对待富有和贫穷的患者应采取不同的标准："很明显，收取适合于一般阶层的患者的平均费用，对于富人而言是不够的，因为他们经常要求并不要的照护，而这是平民阶层所不期望的。因此如果没有得体的和满意的报答，医生会不情愿地付出医疗帮助。"[④]在另外一个段落中，帕茨瓦尔还说："一个富裕的医生不能给予一个富有的患者免费服务，因为这将伤害他的同行。"[⑤]这些规定说明医生在收取费用时应采取差别化的原则，使医生能得其所应得，体现了

---

① Percival T., *Medical Ethics*, Manchester: S. Russell, 1803, p.10.

② Percival T., *Medical Ethics*, Manchester: S. Russell, 1803, p.11.

③ Percival T., *Medical Ethics*, Manchester: S. Russell, 1803, pp.31-32.

④ Percival T., *Medical Ethics*, Manchester: S. Russell, 1803, p.40.

⑤ Percival T., *Medical Ethics*, Manchester: S. Russell, 1803, p.47.

公平的伦理精神。总之，帕茨瓦尔不仅是一位精通医术的医生，而且还是一位优秀的医学人文主义者。

当今医学人文主义思想在西方继续以不同的形态在发展着，吸收这些思想的精髓，结合我国的实际，让这种体现关心人、体贴人、充满人文关怀的精神在中国生根，这对当今正确贯彻知情同意原则、建立和谐的医患关系无疑具有极大的启示。

三、重塑医生职业精神

根据德国社会学家马克斯·韦伯的研究，职业（calling）概念是在宗教改革中，随着新教伦理的兴起和资本主义生产的发展而逐步形成的，其基本含义就是要尽心尽力做好本职工作。在韦伯看来，职业不是养家糊口的饭碗，而是作为使命之业，伦理之业，或者叫天职。他指出："职业思想便引出了所有新教教派的核心教理：上帝应许的唯一生存方式，不是要人们以苦修的禁欲主义超越世俗道德，而是要人完成个人在现世里所处地位赋予他的责任和义务，这是他的天职。"[1]他在"以学术为业"的演讲中，把学术作为人生使命，呼唤献身于学术事业，他将献身精神提到人格的高度，"只有纯粹献身于事业的人，才有人格可言"。在韦伯心里，献身是普世伦理，不仅学术领域如此，做什么都要全神贯注。[2]职业是一个专业群体。为了凝聚这一群体，保证本职业的生存和发展，除了要有一定的知识、技术或技能外，还必须遵循一定的道德规范，践行职业道德。职业伦理是职业群体的产物，带有明显的群体性质。而且，正如与韦伯同时的法国社会学家爱弥尔·涂尔干（E.DurKheim）所说："职业伦理越发达，它们的作用越先进，职业群体自

---

① [德] 马克斯·韦伯：《新教伦理与资本主义精神》，于晓、陈维纲等译，生活·读书·新知三联书店1987年版，第59页。

② [德] 马克斯·韦伯：《伦理之业：马克斯·韦伯的两篇哲学演讲》，王容芬译，广西师范大学出版社2008年版，第13页。

身的组织就越稳定，越合理。"①

从专业的角度来看，医务人员作为拥有特殊的专门知识的特殊专业群体，社会力图为他们提供必要的资源，让他们花上几年的时间接受专业教育与训练，以获得并且最终实践专业知识和技能。社会既然促使了医疗专业的形成，而且也为了社会的健康福利，不断地支持它们持续存在，并为社会提供服务，一个医疗专业内的成员对他所服务的人和整个社会自然相应地负有责任。德国哲学家琼斯（H. Jones）指出："在治疗过程中，医生对病人而非其他任何人负有义务。他既不代表社会，也不代表医学的、病人家属的、与病人患有相同疾病的或以后患同样病的人的利益。在病人受到医生护理的时候，只有他——病人——才是重要的……医生绝对不能让其他任何利益影响正在接受治疗的病人的利益……我们可以把它称为一种神圣的诚信。"②可以说，医务人员对病人的诚信概括了现代医疗专业精神。美国医学伦理学家Edmund Pellegrino论证说，医疗专业至少有三个特殊的特征使它有能力"强制地要求医生必须有抹消私利的责任，并因此与商业或大多数其他职业区别开来"③：（1）疾病的本质，和一个完全依赖他人的、脆弱的、容易被他人侵犯的病人，构成了这样一种道德要求；（2）医疗专业人员作为"集体契约"的成员，受社会委托而拥有专业知识和技能，目的就是为病人谋取利益；（3）医疗专业人员曾公开地向社会承诺负起维护病人利益的责任。可见，医学与商业不同。前者信奉消费者最高主权，而对于后者，有钱只是必要条件。在医患关系中，医生不是在市场上出卖自己的手艺换取金钱、追逐自身利益的工匠，可以完全由他自己自由决定把手艺卖给谁。反之，正因为医务人员拥有专业技能，他们有义务在一定条件下向病人提供医疗服务。

从医患关系的本质来看，医患关系是一种信托关系。信托关系唯一的目的是保护委托人的利益。对此，美国法律学家弗兰克尔（T. Frankel）说：

① ［法］爱弥尔·涂尔干：《职业伦理与公民道德》，上海人民出版社2001年版，第10页。
② 许志伟：《医患关系的本质：医生的专业视角及其伦理意蕴》，《医学与哲学》2005年第2期。
③ 秦泗河：《医生、医术与人文》，清华大学出版社2007年版，第19页。

"信托关系的存在，并不是为了满足双方的需要，而只是为了满足委托人的需要。因此，受托人不应该带着个人的需要进入一个信托关系。"①在信托关系中，受托一方保证为委托的一方的利益而去完成某项工作或履行某种义务。简言之，受托人是为委托人的利益而存在，由于医患关系中病人的脆弱和依赖地位，病人不得不把自己的健康、生命托付给医生，病人相信医生会把涉及他的健康和生命的利益放在优先地位，这种信托关系就要求医生在品格和行为上真正值得病人的信任托付。我国古代的医学文献《论医》中就指出："夫医者，非仁爱之士，不可托也；非聪明理达，不可任也；非廉洁淳良，不可信也。"②医患信托关系具有要求医生把病人的利益放在首位的性质。社会上各种不同的专业都一致地要求其成员必须承担为客户争取最大利益的责任，而且在有必要的时候，为了达到这一目标可作出一定的牺牲，这是现代专业精神概念不可分割的一部分。

所以，医学在其本质上是一项基于信任契约之上的道德事业。医患契约要求医生能够胜任并运用其能力为了病人的最大利益着想，因此医生不仅在知识上而且在道德上都有义务做病人的支持者，无论何时何地，只要病人的利益受到威胁，为了他们的健康，医生都肩负着责任。由于医学本身的性质，没有诚实、谦逊、正直、同情和摆脱过分追求自我利益的德行是不能从事好这项职业的。这些品德标志着医生是一个献身于医学事业而不是追逐自我利益的道德共同体。其实，保护病人利益是医生的天职，也是医生的利益，因为只有在全力保护病人的过程中，医务人员才会得到保护。只有在维护病人的合法权益并获得他们的信任时，医疗专业的精神、尊严和价值才得以保存。

可是，当今医患信任契约严重受到威胁。从内部来看，医生追求物质上的自我利益越来越合法化；从外部来看，利益驱动迫使医生充当商业化的角

---

① 许志伟：《中国当前的医疗危机与医护人员的专业责任和使命》，《医学与哲学》（人文社会医学版）2006 年第 9 期，第 3 页。

② 周一谋：《历代名医论医德》，湖南科学技术出版社 1983 年版，第 137 页。

色以增加医疗机构的最大利益。这样就使医生的责任扭曲，医患关系贬损。需要加强对医生的人文教育，重塑医生的职业精神。

四、提升医生的人文素养

"人文素养是人们关于人文知识、人文能力、人文精神的素质和修养，是由知识、能力、观念、情感、意志等多种因素综合而成的一个人的内在的品质，表现为一个人的人格、气质和修养。"[①]人文素养，对一个从事科学研究的人来说至关重要，它不仅有助于凝结成科学工作者的优秀品格，也有助于增强科学工作者的道德责任感，是科学研究创新的关键因素[②]。科学工作者的人文素养对科学创新的作用主要体现在以下几个方面。

（一）人文素养中蕴含的灵感、直觉、顿悟等非逻辑思维是科学创新的重要因素之一

灵感思维是"指主体在具有实践阅历和知识准备的基础上思考某一问题得不到结果，当他转做别的轻松事情，大脑神经处于放松状态时，促使脑内潜意识中某种信息随机跃迁，或脑外某种事物、信息偶然触发，思维热线突然接通，伴随着情感狂态，涌现出新形象、新信息、新设想，而持续时间不定这样一种思维过程"[③]。直觉思维是指"主体在积累了大量信息、知识和实践经验的基础上，发展了将感性认识功能和理性认识功能高度统一的视觉思维能力，直接看见某个客体或现象时，本经一步步的逻辑推理过程，突然在一瞬间闪电般把握客体的整体形象或透视客体的内在深层本质或提出一种新的科学猜想这样一种思维过程"[④]。顿悟思维是指"主体进入创造过程，对客体有了间接的理性认识，在研究机构已经取得部分成果，而对于其中的难题（或关键环节）或本质关系经长期思考，多番研究，百思不得其解，当转换

---

① 谈新敏：《公民科学文化素质研究》，郑州大学出版社 2005 年版，第 134 页。
② 李杰：《自然科学创新的人文环境研究》，广西大学硕士毕业论文，2006 年。
③ 甘自恒：《创造学原理与方法：广义创造学》，科学出版社 2003 年版，第 132 页。
④ 甘自恒：《创造学原理与方法：广义创造学》，科学出版社 2003 年版，第 132 页。

思考中心，领悟事物的本质关系时，受阻的思路突然接通，深感茅塞顿开，豁然开朗，一通百通，难题迎刃而解持续时间短暂这样一种思维过程"①。灵感、直觉、顿悟在自然科学创新中的作用，逐渐被越来越多科学家认识。爱因斯坦就曾说："我相信灵感和直觉。"他一直对直觉给予极高的评价，他认为科学发现的道路首先是直觉的而不是逻辑的道路；只有通过那种以对经验的共鸣的理解为依据的直觉，才能得到这些定律。②还有大量的科学史的案例也可以说明这一点。比如阿基米德在洗澡时发现了浮力定律，凯库勒在梦中发现蛇咬住自己的尾巴而突然发现苯环的结构，门捷列夫在玩扑克牌时发现了元素周期律……灵感、直觉、顿悟对科学创新作用如此之大已成为共识，但它们是从何而来呢？科学家普遍认为，它们不是"上天的启示"，也不是"神灵的感应"，而是科学家个人艰苦劳动和执着探索的结果。正是"踏破铁鞋无觅处，得来全不费功夫"。这种通过"踏破铁鞋"的探索在获得大量知识的基础上才能产生所谓的灵感、直觉、顿悟，这些知识中就包括大量的人文知识。另外较高的人文素养有利于营造灵感、直觉、顿悟的产生氛围，贝弗里奇就说过："我发现不论是在看演出抑或是写作时某些形式的音乐有助于直觉……在感情上音乐带给人的快感，近似于创造性思维活动带给人们的快感，而适当的音乐能帮助造成适合于创造性思维的情绪。"③

（二）科学创新离不开较高的人文素养所蕴含的科学家优秀个性品格

个性是个体创新的前提，创新就是要做前人未做之事，这需要有独特的个性的人才能完成。科学家们的性格尽管各有差异，但从这些千差万别的个性中总结一些对自然科学创新有利的共性品质还是可能的。刘大椿教授把这些品质称为最重要的个性品质。④主要有：（1）对科学的热爱和献身精神。

---

① 甘自恒：《创造学原理与方法：广义创造学》，科学出版社 2003 年版，第 126 页。
② 《爱因斯坦文集》（第 1 卷），许良英、赵中立、张宣三译，商务印书馆 1976 年版，第 1 页。
③ ［英］贝弗里奇：《科学研究的艺术》，陈捷译，科学出版社 1984 年版，第 80 页。
④ 刘大椿：《科学活动论、互补方法论》，广西师范大学出版社 2002 年版，第 217—225 页。

科学史中无数业绩永垂青史的人都有这种品格，大陆漂移学说的首创者魏格纳（A. Wegener）为探险而以身殉职；以极大的热情宣传哥白尼太阳中心说的布鲁诺（G.Bruno）不畏宗教裁判被处以火刑；维萨里·塞尔维特为了人体解剖学发展遭教会迫害献出自己的生命，竟被活活烧了两个多小时；美国医生卡尔罗（J.carroll）为探明传染黄热病的发病机理，竟用吸过黄热病患者血液的蚊虫叮咬自己来做实验，自己不幸感染了黄热病，导致终身残疾而无悔……（2）兴趣、好奇心和满足。对科学的浓厚兴趣，对未知事物的强烈好奇以及对新发现带来的鼓励和满足都是自然科学创新不可缺少的素质。兴趣是成功的内在起点，好奇心是打开科学之门的钥匙，是自然科学创新的推动力，新发现满足的狂喜又会增强其促进研究的兴趣与好奇。不少案例都可以说明这一点：瓦特曾发现沸水顶起壶盖而产生强烈兴趣研究发明蒸汽机；奥斯特瓦尔德从小就对化学有着特殊的兴趣，并且积极实践制作烟花爆竹等，实践中发生过爆炸危险，但浓厚兴趣使他终于在1909年获得诺贝尔化学奖；牛顿力学三大定律、达尔文的进化论、爱因斯坦的相对论无一不是靠兴趣、好奇心、满足而获得。（3）顽强的意志。科学家贝弗里奇曾说："几乎所有具有成就的科学家都具有一种百折不回的精神，因为大凡有价值的成就，在面临反复挫折的时候，都需要毅力和勇气。"爱迪生为了发明白炽灯泡，先后进行了数千次试验，从未气馁；竺可桢逝世前一天仍坚持用颤抖的手写下最后一篇气象日记："气温最高零下1℃最低零下7℃，东风1—2级，晴转多云。局报"；埃利希发明"六〇六"（1909年）经过无数次失败才获得成功……这些优秀的个性品格是科学创新不可缺少的，这些品格都是人文素养内容的一部分，也都是较高人文素养的表现。

（三）较高的人文素养所要求的科学工作者的道德责任感是科学创新的关键因素

科学研究始于人，科学发展为了人。从事科学研究必须具备高尚的道德责任感，这一高尚的道德责任感是科学工作者较高人文素养的表现之一。科学技术是一把双刃剑，两三百年来的科学技术的迅速发展，除了给人们带来了经济的繁荣、生活的便利之外，它已经产生了资源、环境、人口等一系列全球问题。美国未来学家约翰·奈斯比特在《高科技高思维：科技与人性意义的追寻》一书中，深忧此事，他在2000年撰写的此著中文版序中明确指出："科技给人们送来神奇的创新，然而也带来了具有潜在毁灭性的后果。"他坚定认为要作人性思考，要呼吁人性。而人性、责任感也正是1999年6月"世界科学大会"所给出的最主要论点。

科学工作者的道德责任对科学创新的方向以及社会的发展都是至关重要的。一个充满良知、具有强烈的道德责任感的科学家，在其从事科研的活动起始就会对科研课题是做还是不做作出选择。例如波恩在二战期间被任命参加研制原子弹的工作，但他本人由于意识到它的非人道性而断然拒绝参加这项工作；而德国科学家弗里茨·哈伯却因其强烈的野心发明了用氯和芥子气制成的化学武器，从而堕落为德国侵略军役使的战犯，给无数人带来灾难和死亡。还有二战期间德国纳粹的"科学实验"更是惨无人道。比如一批德国科学家以从事科学研究为名实施的臭名昭著的所谓"冷冻实验"，把犯人浸泡在冰水中或剥光衣服放在雪地里，观察一个人所能忍受的低温极限，观察和记录一个人被活活冻死的过程，有将近300名受害者被用来进行了约400次"冷冻实验"，在这些受害者中，被直接冻死的有80—90人，其余被杀害或被摧残为精神病人，类似的"实验"至少进行了326种，如有的实验将犯人置于压力实验室内，观察他们如何在高压下停止呼吸的全过程；有的实验将犯人置于空军的减压舱，把空气抽掉，观察受试者是如何缺氧而死亡的，然后进行尸体解剖；还有的实验是强迫吉卜赛人只喝海水，看他们能活多长时间，等等。[1]如果这些科学家有一点良知的话，会做出这些丧尽天良的"研究"吗？所以我们还是听听爱因斯坦的话吧："伟大的科学家的成就往往不如其人格魅力对世界的贡献大。"一个科学工作者的道德责任感的培养需要加强人文教育，增强其人文知识，提高其人文素养。

---

① 韩跃红：《科学真的无禁区》，《科学对社会的影响》2005 年第 2 期。

总之，深厚的人文素养使科学工作者思维活跃，视野开阔，能多视角、多方位地审视遇到的问题，找到最佳的解决方案，能激发人们的灵感与想象，提高创造能力，有助于凝结成自然科学工作者的优秀品格，有助于增强科学工作者的道德责任感，是科学创新的关键。医生是医学科学的主力军，提升他们的人文素养，不仅是医学科学创新的需要，同时，也是当前进行医学人文教育的重要途径和主要内容之一。

医生的人文素养包含的内容也很广泛，一般地说，以下几方面最为重要。首先，是对医学人文观的全面理解与认知，其核心是对生命的尊重与敬畏。这是医学人文的基础，也是医学人文实践的前提，同时也是医学人文最起码的要求，如果视生命如蝼蚁，对危在旦夕的生命没有怜悯之情，对那些带着期盼与乞求的病人无动于衷，对那些痛苦难忍、呻吟之声不绝于耳的病人视若路人，那是没有医学人文可言的。其次，是医生的个性品格。它包括医生热情与诚挚的服务态度，对病人的亲切关怀与体贴，从言语到护理中的一举一动，要使病人感到关怀与体贴，自然而然地产生一种生命与健康的归宿感与安全感。这是医学人文的情感力与感染力。第三，是医疗服务过程中医生的执业能力。因为医师对病人的诊疗过程中，自始至终都要围着病人转，都要多次接触病人，要与病人交谈，要和病人的家属沟通；要了解国家的相关医疗政策、法规与其他有关规定，同时要了解与治疗相关的伦理、社会、法律、经济方面的知识及如何实际运用这些知识；要处理医生、医护之间的种种关系。而对这些问题的处理，就必然养成医师这方面的执业能力，这些能力包括人际沟通能力、心理承受能力、情绪调控能力、人性化服务能力、医德认知能力、医德修养能力以及危机处理能力，等等[1]。第四，医生和医护人员的道德责任感。医生和医护人员人文素养的高低取决于其道德责任感的强弱，高尚的道德责任感是较高人文素养的表现。

---

[1] 杜治政、赵明杰：《医学人文与临床医学结合的若干构想：广州医学专业与医学人文结合研讨会的倾听与思考》，《医学与哲学》（人文社会医学版）2009 年第 6 期。

结语　以马克思主义公正观为指导推进医疗公正　让人民共享医疗发展成果

　　让人民共享医疗发展成果，是医学的本性的体现，也是由中国特色社会主义的本质决定的。医学因减轻疾病给人们带来的痛苦而产生，以增进人类健康为目的，其本质是人性的，即它是以人为本的。医学是关于"人的科学"，是"离人性最近的科学"，人本性是医学的根本属性。医学一开始就充满仁爱、利他、救死扶伤和同情的精神，中国古代将医学称为"仁术"，蕴含着对病人的同情、关怀和照顾的人文理念，医学是一项充满人文关怀的高尚事业。让人民共享医疗发展成果，体现的是以人为本的发展理念，体现的是人类发展的根本指向，这一理念与医学的本性是不谋而合的，两者的本质是一致的，都共同指向人性。共享发展理念是正义制度的体现，是中国特色社会主义的内在要求，让人民共享医疗发展的成果，体现了当代中国医疗发展的价值分配方式与发展理念的统一，是我国当代实现医疗公正实际的、可行的形式，是由中国特色社会主义的本质决定的。体现了中国共产党着力践行以人民为中心的发展思想，体现了全心全意为人民服务的根本宗旨，体现了人民群众是历史的创造者的唯物史观，体现了社会主义制度的优越性，也是马克思主义公平正义观在医疗领域的当代体现。

以马克思主义公正观为指导推进医疗公正，让人民共享医疗发展成果，必须大力发展生产力，解决人民诉求。发展是解决前进道路上问题的关键，人民对医疗发展的需求与当前医疗发展水平不能满足人民需要的矛盾，只有靠发展才能解决。牢牢把握发展这根弦，不断提高医疗发展水平，提升医疗服务能力，满足人民对医疗的需求。以马克思主义公正观为指导推进医疗公正，让人民共享医疗发展成果，必须发挥社会主义制度的优越性，不仅要做大"蛋糕"，还要分好"蛋糕"，要坚持实质正义原则，以政府为主体推进基本公共服务均等化。以马克思主义公正观为指导推进医疗公正，让人民共享医疗发展成果，必须坚持把马克思主义基本原理与中国实际相结合，同中华优秀传统文化相结合，构建一套契合中国国情特点的公平性评价机制。

医疗发展成果共享，关乎人民的生命健康，关乎人民的幸福和尊严，关乎人的自由全面发展，这些是人民美好生活的实质内涵。实现医疗发展成果由人民共享，是社会公正在医疗领域的当代表现。坚持以马克思主义公正观为指导推进医疗公正，让人民共享医疗发展成果，就能让人民群众生活得更舒心、更满意、更有热情，就能切实提高人民群众的获得感、幸福感、安全感和满足感。

附录　广西医疗卫生状况的调查

为了了解西部民族在地区医疗卫生的实际情况，我们课题组深入广西桂林、百色、防城港等市区以及部分乡镇进行了调研，走访了医院、学校、社区等地方，通过发放问卷、个别访谈、开座谈会、收集资料等方法，对广西部分地市和乡镇医疗现状进行了调研，了解了广西医疗现状的实际情况，为课题的开展研究建立了事实基础。

一、调查方法

1. 问卷调查法。为了了解人民对医疗服务的满意情况，我们准备了医疗服务的满意度的调查问卷，其中，选择题15道，填空题4道，共19道题。通过这些问卷，得出调查结果，并对所得结果进行系统分析，从而把握广西社会各阶层人民对医疗服务的满意情况。

2. 个别访谈法。为了深入了解人民医疗服务的满意度，我们在调研过程中开展了与个别人的交流访谈，了解他们对医疗服务的满意情况，了解群众对"看病难、看病贵"现象的认识，同时，也增强我们对医疗公正的了解。

3．开展座谈会。为了更好地了解广西社会各阶层对医疗服务的满意状况，我们调研小组到达各自调查研究地点后，会请求当地相关部门给我们介绍调研地点，我们这边与调研地点联系时，会事先请求对方给我们安排座谈会，主要是与当地各个阶层的代表交流，我们每个队员都可以向他们提问题，这样可以加深我们对他们工作的了解，感受他们是如何从细节、从实际的生活中做到医疗公正。

4．资料、文献收集分析法。课题组成员通过网络、学校图书馆、中国知网等方式收集了一些关于广西医疗卫生状况的书籍、文章、新闻报道，掌握了充实的资料，为调研做了充分准备。还通过与各地医疗卫生统计部门联系，收集该地相关的医疗卫生的统计资料；收集媒体上介绍的该地市医疗卫生人民满意的典型资料。

二、广西医疗卫生的基本情况调查

（一）问卷调查

参加本次问卷调查的人数共171人，其基本情况如下：从性别上看，男性62人，占36.26%，女性109人，占63.74%；从年龄上看，18岁以下2人，占1.17%，18—35岁85人，占49.12%，35—50岁76人，占44.44%，50—65岁8人，占6.43%；从职业上看，学生1人，占0.58%，党政机关干部5人，占2.92%，企事业单位职工159人，占92.98%，社区居民或农民6人，占3.51%。调查与培育和践行社会主义核心价值观的171人中，从学历上讲，本科及本科以上79人，占46.20%，大专72人，占42.11%，高中17人，占9.94%，初中及以下3人，占1.75%；从政治面貌来看，中共党员67人，占39.18%，共青团员14人，占8.19%，民主党派7人，占4.09%，群众83人，占48.54%。

1．在对医疗公正的内涵认识上存在分歧，没有真正理解医疗公正的内涵。关于对医疗公正的内涵的认识，据表1显示，92.4%的人认为医疗公正的内涵是人人平等，共享医疗资源；4.68%的人认为医疗公正应人人平均享有医疗资源；2.34%的人认为医疗公正就是谁有钱谁享有医疗资源。

表1　对医疗公正认知度调查

您心中的医疗公正是什么样子的?	选项	百分比（%）
	A. 人人平均享有医疗资源	4.68
	B. 人人平等，共享医疗资源	92.4
	C. 谁有钱，谁享有	2.92

2. 人民群众对医疗公正的重要性认识还不够。对医疗公正的重要性的认识：86.55%的人认为医疗公正与每个人密切相关，需真正落实到位，13.45%的人则认为这是少数人的事，既没有必要，也与我无关。据表2显示，84.21%的人认为实现医疗公正非常必要并能够实现，15.21%的人认为非常有必要但难以实现，还有0.58%的人则认为说不清。

表2　对医疗公正的重要性的看法

您认为是实现医疗公正有必要吗?	A. 非常必要，能够实现	B. 非常必要，难以实现	C. 说不清，不懂
	84.21%	15.21%	0.58%

3. 人民群众的参与程度不高。关于对实现医疗公正的途径认识，83.04%的人认为重点是政府部门的事情，42.69%的人认为是医疗行政部门的事情，只有15.79%的人认为实现医疗公正要每个人参与。

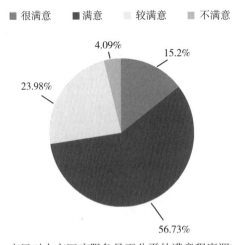

图1　市民对本市医疗服务是否公平的满意程度调查统计图

据图1显示，大部分市民对本市医疗服务的公平性较为满意，并希望本市进一步落实医疗公正的政策，为市民提供更好的、更加公平的医疗服务。一方面，我们看到了大部分的受访群众对当前医疗服务的公平性给予了肯定态度。另一方面，我们看到依然有不少社会群众认为当前医疗服务的公平性不够好，在"您对本市医疗服务的公平性是否满意"的调查中，不满意的占了4.09%，说明了我们医疗服务的公平性需要继续努力，也还有需要改善的地方。

（二）广西卫生与健康现状的调查分析

1. 人民群众健康水平显著提高，总体优于全国平均水平

近年来，广西在医疗卫生领域取得显著成就，人们健康水平和身体素质显著提高，与2010年相比，2015年全区人均预期寿命提高了1岁，达到76.93岁；孕产妇死亡率从18.88/10万下降到14.18/10万；婴儿死亡率从7.65‰下降到4.58‰；5岁以下儿童死亡率从9.28‰下降到6.25‰。健康指标居西部地区前列且优于全国平均水平（见表3）。

表3 2015年广西及全国健康水平指标情况

指标	全国	广西
人均预期寿命 / 岁	76.3	76.93
孕产妇死亡率 /10 万	20.1	14.18
婴儿死亡率 /‰	8.1	4.58
5 岁以下儿童死亡率 /‰	10.7	6.25

注：数据来源于《2016中国卫生和计划生育统计年鉴》《2016年广西卫生统计提要》

2. 卫生资源持续增加，但总量依然不足，且卫生资源分布不均

近年来，广西医疗服务能力进一步加强，但总量仍然低于全国及西部等其他地区水平（见表4）。并且卫生资源分布不均，结构也不合理，乡镇基层医疗机构卫生资源与城市大医院间卫生资源差距悬殊，而且由于病人涌向大医院现象频繁，导致一大部分地区的乡镇卫生院床位大量闲置现象严重。

表4 2015年广西与全国及东、西部地区医疗服务能力情况

地区	每千人口卫生技术人员/人	每千人口执业（助理）医师/人	每千人口注册护士/人	每万人口全科医生数/人	每千人口医疗卫生机构床位数/张
全国	5.8	2.2	2.4	1.37	5.11
东部	6.2	2.4	2.5	1.83	4.85
西部	5.8	2.1	2.3	1.06	5.44
广西	5.7	1.9	2.4	0.97	4.47

注：数据来源于《2016中国卫生和计划生育统计年鉴》《2016年广西卫生统计提要》

3. 基层医疗卫生机构人力资源状况

调查发现：基层乡镇卫生院人员学历与职称水平普遍偏低（见表5和表6），数据来源于《2017中国卫生和计划生育统计年鉴》《2017年广西统计年鉴》以及某市乡镇卫生院2016年的有关报表。

表5 2015—2016年广西某市乡镇卫生院在职人员学历情况

单位：人

辖区	研究生	大学本科	大专	中专及中技	技校	高中	初中及以下
A区	1	16	106	136	1	4	10
B区	0	49	221	285	1	19	15
C县	2	42	324	620	6	13	57
D县	0	50	458	805	3	70	71
E县	0	111	631	1572	10	137	177
F县	0	30	264	616	5	28	36
G县	2	145	674	1033	5	76	107
合计	5	443	2678	5067	31	347	473

x^2=236.839， P=0.000

表6 2015—2016年广西某市乡镇卫生院在职人员职称构成情况

单位：人

辖区	副高及以上高级职称	构成比	中级职称	构成比	初级职称	构成比	不详	构成比	无职称	构成比
A区	0	0.00%	30	10.90%	217	79.20%	15	5.50%	12	4.40%
B区	3	0.50%	75	12.70%	324	54.90%	147	24.90%	41	6.90%

辖区	副高及以上高级职称	构成比	中级职称	构成比	初级职称	构成比	不详	构成比	无职称	构成比
C县	1	0.10%	59	5.50%	730	68.60%	193	18.10%	81	7.60%
D县	2	0.10%	106	7.30%	1012	69.50%	196	13.50%	141	9.70%
E县	5	0.20%	123	4.70%	1362	51.60%	902	34.20%	246	9.30%
F县	5	0.50%	54	5.50%	485	49.50%	378	38.60%	57	5.80%
G县	17	0.80%	225	11.00%	1321	64.70%	280	13.70%	199	9.70%
合计	33	0.40%	672	7.40%	5451	60.30%	2111	23.30%	777	8.60%

x^2=685358，P=0.000

（三）广西医疗卫生现状的调查分析

通过对广西部分地市及乡镇的医疗现状的初步调查，课题组发现：广西医疗卫生条件有了很大的改善，人们对医疗服务水平的不断提升感到非常满意，人们对医疗公正的满意度不断提高，但也存在医疗资源分配不均衡、医疗卫生人员结构不太合理等问题，并且人员素质需进一步提升。广西的医疗卫生状况在西部具有代表性，与西部其他省市情况非常相似。这些调查为课题的进一步开展奠定了事实基础。

参考文献

中文文献

一、中文专著

[1][宋]程颢、程颐：《二程集》，王孝鱼点校，中华书局1981年版。

[2][宋]陆九渊：《陆九渊集》，锺哲点校，中华书局2020年版。

[3][明]王阳明：《王阳明全集·传习录上》，广陵书社2010年版。

[4]范文澜：《中国通史简编》，河北教育出版社2000年版。

[5]王成菊、张多来：《医学伦理学》，国防科技大学出版社2000年版。

[6]陈实功：《外科正宗》，中医古籍出版社1999年版。

[7]周一谋：《历代名医论医德》，湖南科学技术出版社1983年版。

[8]黄玉顺：《中国正义论的形成》，东方出版社2015年版。

[9]辞海编辑委员会：《辞海》（第七版）第四卷，上海辞书出版社2020年版。

[10]杨泽波：《儒家生生伦理学引论》，商务印书馆2020年版。

[11]刘时工：《爱与正义》，中国社会科学出版社2005年版。

[12]范瑞平：《当代儒家生命伦理学》，北京大学出版社2011年版。

[13]高兆明：《黑格尔法哲学原理导读》，商务印书馆2020年版。

[14]姚大志：《正义与善：社群主义研究》，人民出版社2014年版。

[15]陶黎宝华、邱仁宗、陈浩：《价值与社会》第二集，中国社会科学出版社1998年版。

[16]徐复观：《中国人性论史·先秦篇》，上海三联书店2001年版。

[17]秦泗河：《医生、医术与人文》，清华大学出版社2007年版。

[18]谈新敏：《公民科学文化素质研究》，郑州大学出版社2005年版。

[19]甘自恒：《创造学原理与方法：广义创造学》，科学出版社2003年版。

[20]刘大椿：《科学活动论、互补方法论》，广西师范大学出版社2002年版。

[21]葛兆光：《中国思想史》第一卷，复旦大学出版社2013年版。

[22]周辅成：《西方伦理学名著选辑》（下），商务印书馆1987年版。

[23]包利民、[美]M.斯戴克豪思：《现代性价值辩证论：规范伦理的形态学及其资源》，学林出版社2000年版。

[24]林远泽：《儒家后习俗责任伦理学的理念》，联经出版事业股份有限公司2017年版。

[25]杨伯峻：《孟子译注》，中华书局2020年版。

[26]甘绍平：《人权伦理学》，中国发展出版社2009年版。

[27]王明：《抱朴子内篇校释》，中华书局1985年版。

[28]龚群：《追问正义》，北京大学出版社2017年版。

[29]苗力田：《亚里士多德全集》，中国人民大学出版社1994年版。

[30]任继愈：《中国哲学史》（第5版）第二册，人民出版社1996年版。

[31]翟晓梅、邱仁宗：《生命伦理学导论》（第2版），清华大学出版社2020年版。

[32]施卫星：《生物医学伦理学概述》，浙江教育出版社2010年版。

[33]杜治政、许志伟主编：《医学伦理学辞典》，郑州大学出版社2003年版。

[34]孟建伟：《论科学的人文价值》，中国社会科学出版社2000年版。

[35]汪子嵩等：《希腊哲学史》第一卷，人民出版社2014年版。

[36]孙正聿：《哲学通论》，复旦大学出版社2007年版。

[37]辜鸿铭：《中国人的精神》，青岛出版社2020年版。

[38]张岱年：《中国哲学大纲》，商务印书馆2021年版。

[39]梁漱溟：《人心与人生》，上海人民出版社2005年版。

[40]万俊人：《政治自由主义：批判与辩护》，广东人民出版社2003年版。

[41]樊浩：《伦理道德的精神哲学形态》，中国社会科学出版社2019年版，

[42]樊浩：《伦理精神的价值生态》，中国社会科学出版社2007年版。

[43]王海明：《公正平等人道：社会治理的道德原则体系》，北京大学出版社
    2000年版。

[44]赵汀阳：《论可能的生活》，中国人民大学出版社2004年版。

[45]高亮华：《人文主义视野中的技术》，中国社会科学出版社1996年版。

[46]孙慕义：《后现代生命伦理学——关于敬畏生命的意志以及生命科学之善与
    恶的价值图式：生命伦理学的新原道、新原法与新原实（上）》，中国社会
    科学出版社2015年版。

[47]李秋零主编：《康德著作全集》（第6卷），中国人民大学出版社2007年版。

[48]王一方：《医学人文十五讲》，北京大学出版社2006年版。

[49]高兆明：《黑格尔〈法哲学原理〉导读》，商务印书馆2010版。

[50]陈独秀：《陈独秀文集》第1卷，上海人民出版社1993年版。

[51]梁启超：《饮冰室合集》第四册，中华书局1989年版。

[52]梁启超编著，彭树欣整理：《梁启超修身三书》，上海古籍出版社2016年版。

[53]赵汀阳：《论可能的生活》（第2版），人民大学出版社2020年版。

[54]北京大学哲学系外国哲学史教研室：《西方哲学原著选读》，商务印书馆
    1981年版。

[55]鲁刚、郑述普：《希腊罗马神话词典》，中国社会科学出版社1984年版。

[56]夏勇：《人权概念的起源》，中国政法大学出版社1997年版。

[57]慈继伟：《正义的两面》，生活·读书·新知三联书店2001年版。

[58]艾恺：《世界范围内的反现代化思潮》，贵州人民出版社1999年版。

[59]张岂之：《中国思想学说史先秦卷》（上），广西师范大学出版社2007年版。

[60]冯友兰：《中国哲学史》，中华书局1961年版。

二、译著

[1]中共中央马克思恩格斯列宁斯大林著作编译局：《马克思恩格斯文集》第3卷，人民出版社2009年版。

[2]北京大学哲学系编译：《十八世纪法国哲学》，商务印书馆1979年版。

[3]北京大学哲学系外国哲学史教研室：《十八世纪法国哲学：西方古典哲学原著选辑》，商务印书馆1963年版。

[4][古希腊]柏拉图：《柏拉图全集》第一卷，王晓朝译，人民出版社2002年版。

[5][古希腊]亚里士多德：《尼各马可伦理学》，廖申白译注，商务印书馆2004年版。

[6][古希腊]亚里士多德：《政治学》，吴寿彭译，商务印书馆1995年版。

[7][古希腊]伊壁鸠鲁：《自然与快乐》，包利民等译，中国社会科学出版社2004年版。

[8][古希腊]希波克拉底：《希波克拉底文集》，赵洪钧、武鹏译，中国中医药出版社2007年版。

[9][德]马克斯·韦伯：《伦理之业：马克斯·韦伯的两篇哲学演讲》，王容芬译，广西师范大学出版社2008年版。

[10][德]马克斯·韦伯：《新教伦理与资本主义精神》，于晓、陈维纲等译，生活·读书·新知三联书店出版社1987年版。

[11][德]罗哲海：《轴心时期的儒家伦理》，陈咏明、瞿德瑜译，大象出版社2009年版。

[12][德]汉斯·格奥尔格·伽达默尔：《诠释学I真理与方法》，洪汉鼎译，商务印书馆2019年版。

[13][英]汤因比、[日]池田大作：《展望二十一世纪：汤因比与池田大作对话录》，荀春生等译，国际文化出版公司1985年版。

[14][英]米尔恩：《人的权利与人的多样性：人权哲学》，夏勇、张志铭译，中国

大百科全书出版社1995年版。

[15][法]爱弥尔·涂尔干：《职业伦理与公民道德》，渠东等译，上海人民出版社2001年版。

[16][英]麦金泰尔：《德性之后》，龚群等译，中国社会科学出版社1995年版。

[17][印]阿玛蒂亚·森：《以自由看待发展》，中国人民大学出版社2002年版。

[18][美]爱德华·希尔斯：《论传统》，傅铿、吕乐译，上海人民出版社2014年版。

[19][美]约翰·罗尔斯：《正义论》，何怀宏等译，中国社会科学出版社1988年版。

[20][美]约瑟夫·P.德马科、理查德·M.福克斯：《现代世界伦理学新趋向》，石毓彬、廖申白、程立显等译，中国青年出版社1990年版。

[21][澳]彼得·辛格：《生命，如何作答：利己年代的伦理》，周家麟译，北京大学出版社2012年版。

[22][美]维克托·R.福克斯：《谁将生存？健康、经济学和社会选择》，罗汉、焦艳、朱雪琴译，上海人民出版社2000年版。

[23][美]艾里克斯·弗罗伊弗：《道德哲学十一讲·世界一流伦理学家说三大道德困惑》，刘丹译，新华出版社2015年版。

[24][美]麦金泰尔：《谁之正义？何种合理性？》，万俊人等译，当代中国出版社1996年版。

[25][美]汤姆·比彻姆、詹姆士·邱卓思：《生命医学伦理原则》（第5版），李伦等译，北京大学出版社2014年版。

[26][美]萨顿：《文艺复兴时期的科学观》（上），郑诚、郑方磊、袁媛译，上海交通大学出版社2007年版。

[27][英]阿伦·布洛克：《西方人文主义传统》，董乐山译，生活·读书·新知三联书店出版社1997年版。

[28][美]迈克尔·桑德尔：《自由主义与正义的局限》，万俊人等译，译林出版社2001年版。

[29][美]德沃金：《至上的美德：平等的理论和实践》，冯克利译，江苏人民出版社2003年版。

[30][美]德沃金：《认真对待权利》，信春鹰、吴玉章译，中国大百科全书出版社2002年版。

[31][美]博登海默：《法理学：法哲学及其方法》，邓正来、姬敬武译，华夏出版社1987年版。

[32][加]金里卡：《当代政治哲学》，刘莘译，上海三联书店2004年版。

[33][法]利科：《爱与公正》，韩梅译，华东师范大学出版社2006年版。

[34][法]托克维尔：《旧制度和大革命》，冯棠译，商务印书馆2012年版。

[35][德]奥特弗利德·赫曼：《作为现代化之代价的道德：应用伦理学前沿问题研究》，邓安庆、米更生译，上海世纪出版集团2005年版。

[36][法] 爱弥尔·涂尔干：《职业伦理与公民道德》， 渠东等译， 上海人民出版社 2006年版。

[37][英]罗素：《伦理学和政治学中的人类社会》，肖巍译，中国社会科学出版社1992年版。

[38][英]戴维·米勒：《社会正义原则》，应奇译，江苏人民出版社2008年版。

[39][英]齐格蒙特·鲍曼：《生活在碎片之中：论后现代道德》，郁建兴、周俊、周莹译，学林出版社2002年版。

[40][英]齐格蒙特·鲍曼：《后现代伦理学》，张成岗译，江苏人民出版社2003年版。

[41][英]穆勒：《功利主义》，叶建新译，中国社会科学出版社2009年版。

[42][英]边沁：《道德与立法原理导论》，时殷弘译，商务印书馆2000年版。

[43][英]罗素：《西方哲学史》（下），马元德译，商务印书馆2018年版。

[44][英]卢克斯：《个人主义》，阎克文译，江苏人民出版社2001年版。

[45][英]G.E.摩尔：《伦理学原理》，长河译，上海人民出版社2003年版。

[46][美]约翰·罗尔斯：《正义论》，何怀宏等译，中国社会科学出版社2009年版。

[47][美]罗伯特·诺齐克：《无政府、国家和乌托邦》，姚大志译，中国社会科学出版社2008年版。

[48][美]德沃金：《至上的美德：平等的理论与实践》，冯克利译，江苏人民出版社2007年版。

[49][美]麦金泰尔：《伦理学简史》，龚群译，商务印书馆2019年版。

[50][美]R.特里尔：《毛泽东传》，胡为雄、郑玉臣译，河北人民出版社1989年版。

[51][美]爱因斯坦：《爱因斯坦文集》，方在庆译，海南出版社2000年版。

[52][德]费尔巴哈：《费尔巴哈哲学著作选集》（上卷），荣震华、李金山译，商务印书馆1984年版。

[53][德]康德：《实践理性批判》，关文运译，广西师范大学出版社2002年版。

[54][德]叔本华：《叔本华论说文集》，范进等译，商务印书馆1999年版。

[55][德]黑格尔：《小逻辑》，贺麟译，商务印书馆2020年版。

[56][德]黑格尔：《精神现象学》（下），贺麟、王玖兴译，商务印书馆2019年版。

[57][德]黑格尔：《法哲学原理》，范扬、张企泰译，商务印书馆2019年版。

[58][德]舍勒：《人在宇宙中的地位》，李伯杰译，刘小凤校，贵州人民出版社2000年版。

[59][美]马斯洛：《动机与人格》，许金声译，华夏出版社1987年版。

[60][美]福山：《历史的终结及最后之人》，黄胜强、许铭原译，中国社会科学出版社2003年版。

[61][意]卡斯蒂廖尼：《医学史》（上卷），程之范译，广西师范大学出版社2003年版。

[62][意]卡斯蒂格略尼：《世界医学史》第一卷，北京医科大学医史教研室译，商务印书馆1986年版。

[63][英]休谟：《人性论》，关文运译，商务印书馆1980年版。

[64][美]乔治·萨顿：《科学的历史研究》，刘兵等译，科学出版社1990年版。

[65][美]威利斯·哈曼：《未来启示录》，徐元译，上海译文出版社1988年版。

[66][英]贝弗里奇：《科学研究的艺术》，陈捷译，科学出版社1984年版。

[67][英]休谟：《道德原则研究》，曾晓平译，商务印书馆2001年版。

[68][英]亚当·斯密：《道德情操论》，蒋自强等译，商务印书馆1997年版。

[69][美]塞缪尔·弗莱施哈克尔：《分配正义简史》，吴万伟译，凤凰出版传媒集团、译林出版社2010年版。

[70][美]约瑟夫·本·戴维：《科学家在社会中的角色》，赵佳苓译，四川人民出版社1988年版。

[71][德]海德格尔：《林中路》，孙周兴译，上海世纪出版集团2008年版。

[72][德]胡塞尔：《欧洲科学的危机和超验现象学》，张庆熊译，上海译文出版社1988年版。

[73][奥]维特根斯坦：《逻辑哲学论》，韩林合译，商务印书馆2019年版。

[74][美]考夫曼：《存在主义：从陀斯妥也夫斯基到沙特》，陈鼓应等译，商务印书馆1987年版。

[75][美]迈斯纳：《毛泽东与马克思主义、乌托邦主义》，中共中央文献研究室《国外研究毛泽东思想资料选辑》编辑组译，中央文献出版社1991年版。

[76][美]斯图尔特·施拉姆：《毛泽东的思想》，中共中央文献研究室《国外研究毛泽东思想资料选辑》编辑组编译，中央文献出版社1990年版。

[77][美]L.J.宾克莱：《理想的冲突：西方社会中变化着的价值观念》，马元德等译，商务印书馆1986年版。

[78][美]恩格尔哈特：《生命伦理学基础》，范瑞平译，北京大学出版社2006年版。

[79][美]赫舍尔：《人是谁》，隗仁莲译，贵州人民出版社1994年版。

[80][德]恩斯特·卡西尔：《人论》，甘阳译，上海译文出版社2004年版。

[81][英]罗素：《西方哲学史》（上），何兆武、李约瑟译，商务印书馆2018年版。

[82][英]安东尼·吉登斯：《第三条道路：社会民主主义的复兴》，郑戈译，北京大学出版社2000年版。

三、中文期刊

[1]俞吾金：《幸福三论》，《上海师范大学学报》（哲学社会科学版）2013年第2期。

[2]韩跃红：《社会公平正义何以增进幸福》，《西部学刊》2013年第5期。

[3]王慧：《"医疗特权"何时休》，《人民论坛》2007年第12期。

[4]常江：《仁爱与正义：当代中国社会伦理的"中和之道"》，《哲学研究》2014年第2期。

[5]冯泽永：《医学伦理学与生命伦理学的联系与区别》，《医学与哲学》2020年10月（第41卷第19期，总第654期）。

[6]沈铭贤：《好的伦理评审：人文关怀加上吹毛求疵》，《中国医学伦理学》2007年第4期。

[7]尚杰：《哲学治疗的可能性》，《江苏行政学院学报》2017年第2期。

[8]张立文：《中国哲学的现代价值：当今世界的病态与治疗化解之道》，《中国人民大学学报》2005年第2期。

[9]陈瑛：《伦理学的应用与应用伦理学》，《学习与实践》1996年第7期。

[10]廖申白：《论西方主流正义概念发展中的嬗变与综合》（上），《伦理学研究》2002年第11期。

[11]高兆明：《人民的正义：正义理论的中国问题意识》，《南京师大学报》（社会科学版）2013年第2期。

[12]孙慕义：《生命伦理学的知识场域和现象学问题》，《医学与哲学》（人文社会医学版）2008第2期。

[13]张舜清：《略论儒家生命伦理精神及其理论渊源：以"生"为视角》，《伦理学研究》2010年第6期。

[14]韩跃红、孙书行：《人的尊严和生命的尊严释义》，《哲学研究》2006年第3期。

[15]郭齐勇：《儒家的公平正义论》，《光明日报》2006年2月28日第12版。

[16]范瑞平：《构建中国生命伦理学：追求中华文化的卓越性和永恒性》，《中国医学伦理学》2010年第4期。

[17]宋志明：《中国文化正义精神论》，《北大中国文化研究》2015年。

[18]王晓升：《平等的悖谬——从否定辩证法的视角看》，《道德与文明》2016年第4期。

[19]黄玉顺：《荀子：孔子之后最彻底的儒家》，《社会科学家》2015年第4期。

[20]林存光：《追求仁道的正义：古典儒家的正义论探析》，第四届世界儒学大会学术论文集。

[21]李德顺：《西方传统重"以正为义"，而中国传统重"以义为正"：中西"正义"理念之异同》，《北京日报》2020年6月29日第1版。

[22]姜丽：《人的脆弱性、依赖性与"正义的慷慨"：麦金泰尔正义思想的新维度》，《道德与文明》2018年第5期。

[23]俞吾金：《培植公平正义观念的文化土壤》，《中国社会科学》2009年第1期。

[24]陈劲红：《论生命健康权与医疗公正》，《东南大学学报》（哲学社会科学版）2007年第12期。

[25]邵风：《一种功利主义的正义理论何以可能：以约翰·密尔为中心的考察》，《天府新论》2021年第1期。

[26]何怀宏：《诺齐克的权利正义论：兼评诺齐克与罗尔斯之争》，《外国哲学》（第13辑）。

[27]张艳梅：《医疗保健领域的功利主义理论》，《医学与哲学》（人文社会医学版）2008年第9期。

[28]张艳梅：《论丹尼尔斯医疗保健公正理论》，《医学与哲学》（人文社会医学版）2007年第4期。

[29]高兆明：《平等权利：正义的核心》，《探索与争鸣》2011年第11期。

[30]谭培文：《罗尔斯〈正义论〉的西方批判的批判》，《社会科学家》2018年第1期。

[31]徐珍：《社会平等：内部构成、复杂性及其实现方式》，《齐鲁学刊》2019年第2期。

[32]陈第华：《公共卫生资源的分配正义：以共享发展为中心的考察》，《探索》2016年第3期。

[33]邱仁宗：《实现医疗公平路径的伦理考量》，《健康报》2014年04月18日。

[34]徐斌：《共享：实现公正的当代形式》，《马克思主义理论学科研究》（双月刊）2018年第1期。

[35]朱伟：《卫生资源公平分配：权利的视角》，《伦理学研究》2009年第1期。

[36]李成旺：《消弭"环境决定论"与"意见支配世界"的逻辑悖谬：马克思历史唯物主义生成的另一种路径》，《马克思主义与现实》2017年第4期。

[37]李振良、孟建伟：《技术与美德之间：西方医学人道主义思想渊源》，《医学与哲学》2013年第10期。

[38]刘月树：《托马斯·帕茨瓦尔的医学伦理思想》，《医学与哲学》2013年第10期。

[39]许志伟：《医患关系的本质：医生的专业视角及其伦理意蕴》，《医学与哲学》2005年第2期。

[40]许志伟：《中国当前的医疗危机与医护人员的专业责任和使命》，《医学与哲学》（人文社会医学版）2006年第9期。

[41]韩跃红：《科学真的无禁区》，《科学对社会的影响》2005年第2期。

[42]杜治政、赵明杰：《医学人文与临床医学结合的若干构想：广州医学专业与医学人文结合研讨会的倾听与思考》，《医学与哲学》（人文社会医学版）2009年第6期。

[43]沈建波：《"善"与"正义"："共享"发展理念的双重价值维度》，《当代世界与社会主义》（双月刊）2020年第2期。

[44]段伟伟：《共享发展：马克思主义公平正义观的时代体现》，《人民论坛》2019年3月下。

[45]韩保江：《推动共享发展，促进社会公平正义》，《党的文献》2020年第5期。

[46]杨国荣：《重思正义：正义的内涵及其扩展》，《中国社会科学》2021年第5期。

英文文献

一、英文专著

[1]Rosamond Rhodes， Margaret P.B， Anita Silwers.Medicine and Social Justice.New York：Oxford University Press，2002.

[2]Norman Daniels，Just health care，New York：Cambridge University Press，1985.

[3]Rosamond Rhodes， Margaret P.B.， Anita Silwers.Medicine and Social Justice，New York：Oxford University Press，2002.

[4]Beauchamp T.L., Childress J.F., Principles of biomedical ethics, 4th ed. London: Oxford University Press, 1994.

[5]Gordon B.L., Medieval and Renaissance Medicine, London: Peter Owen, 1959.

[6]Percival T., Medical Ethics, Manchester: S. Russell, 1803.

二、英文期刊

[1]Harcum, E. R., & Rosen, E. F., "Perceived dignity of persons with minimal voluntary control over their own behaviors", Psychological Reports, 1990（67）.

[2]Full, R. W., & Gerloff, P. A., Dignity for all: How to create a world without rankism, San Francisco, CA, US: Berrett-Koehler Publishers, 2008（78）.

[3]Norman Daniels. Equity and Population Health: Toward a Broader Bioethics Agenda, The Hastings Center Report, 2006（4）.

[4]James Dwyer .Setting Limits, Enhancing Democracy, The Hastings Center Report, 2003（3）.

后　记

　　本书是教育部人文社会科学规划基金项目"'共享发展'理念下西部民族地区医疗公正的理论建构和实现路径研究"的重要成果，也是本人从事生命伦理学研究的第二部专著。第一部专著《生命伦理视域：青少年患者自主权及其限度研究》是在本人博士论文基础上完善而成的，该专著是为青少年患者理应拥有自主权而作。此次，第二部专著是为医疗实践中该如何公正对待病人而著。青少年患者也好，医疗中的病人也好，他们都是社会的"弱者"，关注他们的利益，关爱他们的生命，这是本人从事生命伦理研究的出发点，也是本人以学术为业的初心和使命。

　　关于生命伦理学视域中的医疗公正研究，国内外研究成果不多，本书从生命伦理学的视角对实现医疗公正之路进行了艰辛探索，不敢预言它在该领域将产生多大影响，也不敢保证它能带来多大的实际效果，只敢坦言这部著作是本人多年来辛勤汗水的结晶。在第一章中，生命伦理学对生命本体的回答，凝结了本人多年来对"人是什么、人是谁"的不懈追思；在第二章中，本人提出"仁爱的正义"观念是儒家生命伦理学的正义内涵，仁爱和正义，正像韦伯提出的价值理性和工具理性，对于一个社会的稳定和发展非常重要，正如车之两轮、鸟之两翼，缺一不可。"以伦理看待生命"，这是儒家正义思想对制定医疗政策的启示；第三章对国外医疗理论进行了详细梳理和辩证分析；第四、五章是本书的重点，这两章以马克思主义公正观为指导，以人民的正义、人民共享医疗发展成果为主线，阐明了实现医疗公正的理念和路径。

　　全书贯穿着医学的人文本性思想，通篇洋溢着人文主义精神，展现着人性的光辉和人文的情怀。伦理学就是对人类存在的反思，"什么是好生活?什么样的生活是值得一过的生活？"这是伦理学学者的终身使命。对这样一个时代的反思，学者们从来就没有停止过。贝尔经过对资本主义世界的反思，指出当今世界"经济冲动力"逐渐占据了主导地位，由此带来的消费主义越来越成为压倒一切的力量，现代价值秩序被"经济冲动力"控制和支配；韦伯的结论是现代性个体遭遇的是一个利益甚嚣尘上、精神失落、价值颠倒、道德模糊、躲避崇高的时代；卢卡奇把整个世界描绘成一个"物化"的世界；弗洛姆说，社会成了"一个管理着人所创造的机器技术的复杂的社会机器"；马尔库塞宣称，在这个物化的世界生活着的人就成为由商品逻辑所控制的、失去了超越性和乌托邦精神的"单向度的人"……

　　重建失落的精神世界，正是当下伦理学界学人不可推卸的责任。伦理精神的建构首先要着眼于"伦理实体"的建构，教育人们学会"伦理地思考"，所谓伦理地思考，就是从人类整体、从实体（精神）出发而不是从原子式个体出发进行思考。人不仅是一个生物—物理性的存在，更是一个伦理—价值性的存在，伦理精神性存在更能凸显人的存在意义和价值，这是人之为人的根本所在，这才是真正的人性。有意识地建立和扩展每个人各自的人性，以便使作为一个整体的人性得以充实丰富，这种任务本是人人都应承担的，然而，即使只有很少几个人认真对待这项任务，我们也无权放弃自己的责任（杜维明语）。本书如能为此尽到一点绵薄之力，也就心满意足了。

　　本书的完成首先要感谢马东景博士，在他的不断鼓励和积极参与下，本书才最终得以完成，尤其是第四章内容，倾注了他的大量心血和汗水。还要感谢吴兆龙博士，全书的注释都是由他悉心整理的。最后，对辽宁人民出版社贾勇编辑的周到安排与细致工作，谨表示衷心感谢!

李杰

2023年6月18日